全国高等中医药院校教材

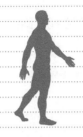

实验推拿学

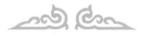

（供针灸推拿学等专业用）

主编

房 敏 姚 斐

上海科学技术出版社

图书在版编目（CIP）数据

实验推拿学 / 房敏，姚斐主编． -- 上海 ：上海科学技术出版社，2024. 10． -- （全国高等中医药院校教材）． -- ISBN 978-7-5478-6837-9

Ⅰ．R244.1

中国国家版本馆CIP数据核字第2024SC3773号

实验推拿学

主编 房 敏 姚 斐

上海世纪出版（集团）有限公司 出版、发行
上海科学技术出版社

（上海市闵行区号景路 159 弄 A 座 9F － 10F）

邮政编码 201101　　www.sstp.cn

上海新华印刷有限公司印刷

开本 787×1092　1/16　印张 15.25

字数 300 千字

2024 年 10 月第 1 版　2024 年 10 月第 1 次印刷

ISBN 978 － 7 － 5478 － 6837 － 9/R · 3116

定价：60.00 元

内容提要

> 实验推拿学是一门结合了传统推拿技术和现代科学实验方法的学科。它用现代科学技术研究推拿对机体的作用、作用规律、作用原理以及应用技术的科学,旨在通过实验研究来验证和完善推拿技术,提高推拿治疗的科学性和有效性。

> 本教材由绪论、五个章节及附录组成,绪论介绍了实验推拿学的主要任务、基本内容、学习方法及实验推拿学发展简史。第一章介绍了实验推拿学的研究方法。第二章介绍了实验推拿学常用的检测技术。第三章从推拿手法的角度对实验研究进行阐述,详细介绍了手法的参数和效应机制,并给出了 13 个手法研究的实验指导。第四章从推拿功法的角度对实验研究进行叙述,重点介绍了推拿功法的生物效应及机制,并给出了 9 个功法相关的实验指导。第五章从推拿治疗的角度介绍临床各科的实验研究,包括骨伤科疾病、内科疾病、妇科疾病、儿科疾病、五官科疾病,以及 8 个推拿治疗常见疾病研究的实验指导。附录主要介绍了动物实验基本技术、历年国家自然基金推拿和功法中标项目、专有名词缩写。

> 本书在中医理论和推拿学术特点的基础上,利用现代科学技术手段进一步促进推拿理论与实践的发展,进一步促进推拿现代化的实现。本书体现了中医机制和现代机制的结合,体现了效应表达与机制阐述的结合,体现了定性与定量的结合,体现了微观和宏观的结合,体现了局部和整体的统一。

> 本书既可作为高等中医院校实验推拿学教材,又可作为从事推拿医疗、教学、科研和推拿器材研制生产的工作人员的参考书。

编委会名单

主 编

房　敏(上海中医药大学)　　　　　姚　斐(上海中医药大学)

副主编

吴云川(南京中医药大学)　　　　　刘俊昌(新疆医科大学)

林志刚(福建中医药大学)　　　　　肖　彬(上海中医药大学)

冯　跃(成都中医药大学)　　　　　张　静(上海中医药大学)

尤艳利(海军军医大学)

雷龙鸣(广西中医药大学)

编 委　　(按姓氏汉语拼音排序)

安光辉(上海中医药大学)　　　　　李应志(云南中医药大学)

程艳彬(上海市中医药研究院)　　　李中正(吉首大学)

陈幼楠(北京中医药大学)　　　　　吕子萌(安徽中医药大学)

郭光昕(上海中医药大学)　　　　　牛　坤(海南医科大学)

郭现辉(河南中医药大学)　　　　　齐凤军(湖北中医药大学)

孔令军(上海中医药大学)　　　　　盛　锋(上海中医药大学)

李　炳(复旦大学)　　　　　　　　王晓东(浙江中医药大学)

李　洁(河北中医药大学)　　　　　谢芳芳(上海中医药大学)

李乃奇(南方医科大学)　　　　　　姚重界(上海中医药大学)

李蔚江(上海中医药大学)　　　　　朱清广(上海市中医药研究院)

李　武(湖南中医药大学)

编写说明

> 　《实验推拿学》教材融入了推拿手法、推拿功法、推拿诊疗优势病种的三大板块,内容比较详实。手法和功法是推拿的核心技能。手法是被动治疗,从力学作用过程分析,包括力的发动、力的传递和力的效应。功法是主动治疗,通过形体、呼吸和意念锻炼,调整人体的精气神,相应的调节运动能力、心肺功能和脑部活动。无论手法,还是功法,最终都是为了诊疗疾病。单纯的手法、功法研究,以及与适宜病种的结合研究在侧重点上各有不同,因此,本教材进行了分别阐述。本教材附录部分还提供了国自然项目信息和专有名词缩写,为读者提供研究参考,使内容更加丰富。

> 　本教材插入思维导图的形式,图文并茂,通过图片的形式对主要文字内容进行梳理,使思路更清晰。本教材在学习目的和学习要点中明确了思政的元素,这切合现代专业课程发展的需要,实验证实推拿的有效性更容易让学生感受推拿职业的认同感。编写团队试图在内容和形式等方面打造有温度、有广度、有深度的专业教材。通过对本教材的学习,能够知晓实验推拿学的相关基础理论知识;能够根据实验步骤熟练操作推拿实验;能够自主创新设计推拿实验;能够初步形成推拿专业科学研究的思路。

> 　本教材纳入了编写团队成员的实验研究成果,进一步完善成果的转化。《实验推拿学》教材的编写,实验推拿学课程的开展,不仅促进了教师团队的建设,更重要的是培养学生的探索精神。本科生、研究生、留学生都迫切需要在实验中更深入解读推拿的作用原理,推拿实验的设计将为学生提供更广阔的思考空间。

> 　本教材的编写还获得了全国各地区、各高等中医药院校长期从事推拿专业临床、教学与科研的教师团队的大力支持,积极参与了本教材的编写与审稿。本教材采取主编负责制,各副主编协助编、审、校相关章节。具体分工如下:绪论,由姚斐编写,尤艳利审稿;第一章实验推拿学的发展简史,由姚斐、张静编写,尤艳利审稿;第二章实验推拿学的研究方法,由安光辉、陈幼楠编写,肖彬审稿;第三章实验推拿学常用的检测技术,由程艳彬、郭现辉、李炳编写,肖彬审稿;第四章推拿手法的实验研究,由张静、孔令军、盛锋编写,吴云川、程艳彬审稿;第五章推拿

功法的实验研究,第一节推拿功法的生物效应及机制,由郭光昕、李乃奇、朱清广编写,林志刚、安光辉审稿;第二节推拿功法实验指导,由谢芳芳、李洁编写,冯跃审稿;第六章推拿治疗临床各科的实验研究,第一节、第二节、第三节、第四节、第五节,由张静、李中正、李武、牛坤编写,雷龙鸣、李蔚江、郭光昕、谢芳芳审稿;第六节推拿治疗常见疾病实验指导,由肖彬、姚重界、李应志编写,刘俊昌、郭光昕审稿;附录一动物实验基本技术,由李蔚江、吕子萌编写,张静、姚重界审稿;附录二历年国家自然基金推拿和功法中标课题,由张静、齐凤军摘录,肖彬、姚重界审稿;附录三缩写检索,由张静、王晓东编写,肖彬、姚重界审稿。主编房敏、姚斐进行统稿、校正及各项具体工作安排的协调。同时非常感谢全国各大中医院校及附属医院专家们的大力支持,在编写以及通稿审稿中给予莫大的帮助,使得书稿能够顺利出版成册。

> 本教材引用了大量现代文献研究及观点,未能广泛全面征求意见,在此表示诚挚的歉意!期待本教材能为从事推拿专业的师生们、同行们提供教学、临床、科研的借鉴和参考,也为推动推拿专业的进一步发展增砖添瓦。由于编写能力和精力限制,期待、恳请同行们多提宝贵意见!

《实验推拿学》编委会

2024 年 7 月

目 录

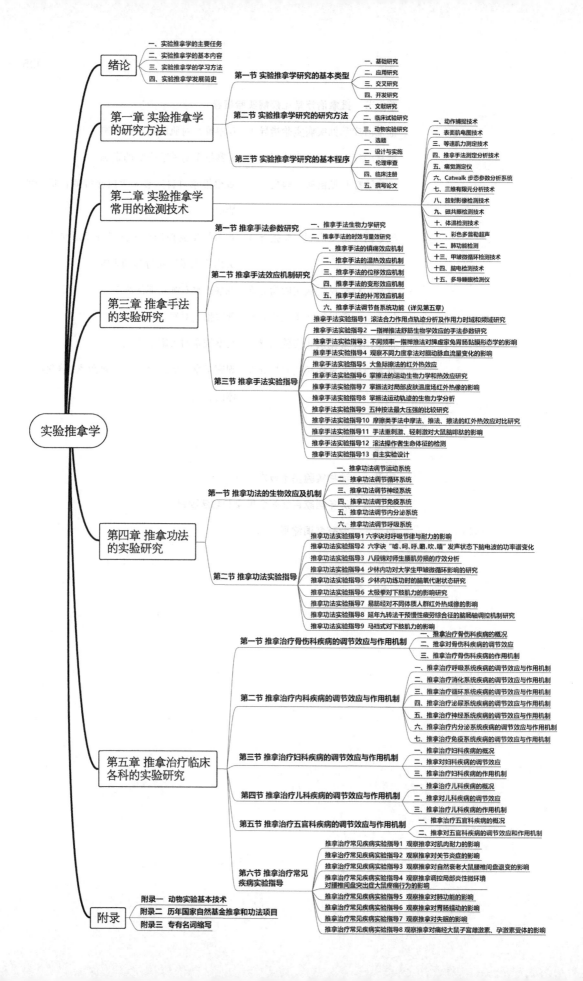

实验推拿学

绪论
- 一、实验推拿学的主要任务
- 二、实验推拿学的基本内容
- 三、实验推拿学的学习方法
- 四、实验推拿学发展简史

第一章 实验推拿学的研究方法
- 第一节 实验推拿学研究的基本类型
  - 一、基础研究
  - 二、应用研究
  - 三、交叉研究
  - 四、开发研究
- 第二节 实验推拿学研究的研究方法
  - 一、文献研究
  - 二、临床试验研究
  - 三、动物实验研究
- 第三节 实验推拿学研究的基本程序
  - 一、选题
  - 二、设计与实施
  - 三、伦理审查
  - 四、临床注册
  - 五、撰写论文

第二章 实验推拿学常用的检测技术
- 一、动作捕捉技术
- 二、表面肌电图技术
- 三、等速肌力测定技术
- 四、推拿手法测定分析技术
- 五、痛觉测定仪
- 六、Catwalk 步态参数分析系统
- 七、三维有限元分析技术
- 八、放射影像检测技术
- 九、磁共振检测技术
- 十、体温检测技术
- 十一、彩色多普勒超声
- 十二、肺功能检测
- 十三、甲皱微循环检测技术
- 十四、脑电检测技术
- 十五、多导睡眠检测仪

第三章 推拿手法的实验研究
- 第一节 推拿手法参数研究
  - 一、推拿手法生物力学研究
  - 二、推拿手法的时效与量效研究
- 第二节 推拿手法效应机制研究
  - 一、推拿手法的镇痛效应机制
  - 二、推拿手法的温热效应机制
  - 三、推拿手法的位移效应机制
  - 四、推拿手法的变形效应机制
  - 五、推拿手法的补泻效应机制
  - 六、推拿手法调节各系统功能（详见第五章）
- 第三节 推拿手法实验指导
  - 推拿手法实验指导1 滚法合力作用点轨迹分析及作用力时域和频域研究
  - 推拿手法实验指导2 一指禅推法舒筋生物学效应的手法参数研究
  - 推拿手法实验指导3 不同频率一指禅推法对脾虚家兔胃肠黏膜形态学的影响
  - 推拿手法实验指导4 观察不同力度拿法对颈动脉血流量变化的影响
  - 推拿手法实验指导5 大鱼际擦法的红外热效应
  - 推拿手法实验指导6 掌擦法的运动生物力学和热效应研究
  - 推拿手法实验指导7 掌振法对局部皮肤温度场红外热像的影响
  - 推拿手法实验指导8 掌振法运动轨迹的生物力学分析
  - 推拿手法实验指导9 五种按法最大压强的比较研究
  - 推拿手法实验指导10 摩擦类手法中摩法、推法、擦法的红外热效应对比研究
  - 推拿手法实验指导11 手法重刺激、轻刺激对大鼠脑啡肽的影响
  - 推拿手法实验指导12 滚法操作者生命体征的检测
  - 推拿手法实验指导13 自主实验设计

第四章 推拿功法的实验研究
- 第一节 推拿功法的生物效应及机制
  - 一、推拿功法调节运动系统
  - 二、推拿功法调节循环系统
  - 三、推拿功法调节神经系统
  - 四、推拿功法调节免疫系统
  - 五、推拿功法调节内分泌系统
  - 六、推拿功法调节呼吸系统
- 第二节 推拿功法实验指导
  - 推拿功法实验指导1 六字诀对呼吸节律与耐力的影响
  - 推拿功法实验指导2 六字诀"嘘、呵、呼、呬、吹、嘻"发声状态下脑电波的功率谱变化
  - 推拿功法实验指导3 八段锦对师生腰肌劳损的疗效分析
  - 推拿功法实验指导4 少林内功对大学生甲皱微循环影响的研究
  - 推拿功法实验指导5 少林内功练功时的脑氧代谢状态研究
  - 推拿功法实验指导6 太极拳对下肢肌力的影响研究
  - 推拿功法实验指导7 易筋经对不同体质人群红外热成像的影响
  - 推拿功法实验指导8 延年九转法干预慢性疲劳综合征的脑肠轴调控机制研究
  - 推拿功法实验指导9 马式对下肢肌力的影响

第五章 推拿治疗临床各科的实验研究
- 第一节 推拿治疗骨伤科疾病的调节效应与作用机制
  - 一、推拿治疗骨伤科疾病的概况
  - 二、推拿对骨伤科疾病的调节效应
  - 三、推拿治疗骨伤科疾病的作用机制
- 第二节 推拿治疗内科疾病的调节效应与作用机制
  - 一、推拿治疗呼吸系统疾病的调节效应与作用机制
  - 二、推拿治疗消化系统疾病的调节效应与作用机制
  - 三、推拿治疗循环系统疾病的调节效应与作用机制
  - 四、推拿治疗泌尿系统疾病的调节效应与作用机制
  - 五、推拿治疗神经系统疾病的调节效应与作用机制
  - 六、推拿治疗内分泌系统疾病的调节效应与作用机制
  - 七、推拿治疗免疫系统疾病的调节效应与作用机制
- 第三节 推拿治疗妇科疾病的调节效应与作用机制
  - 一、推拿治疗妇科疾病的概况
  - 二、推拿对妇科疾病的调节效应
  - 三、推拿治疗妇科疾病的作用机制
- 第四节 推拿治疗儿科疾病的调节效应与作用机制
  - 一、推拿治疗儿科疾病的概况
  - 二、推拿对儿科疾病的调节效应
  - 三、推拿治疗儿科疾病的作用机制
- 第五节 推拿治疗五官科疾病的调节效应与作用机制
  - 一、推拿治疗五官科疾病的概况
  - 二、推拿对五官科疾病的调节效应和作用机制
- 第六节 推拿治疗常见疾病实验指导
  - 推拿治疗常见疾病实验指导1 观察推拿对肌肉耐力的影响
  - 推拿治疗常见疾病实验指导2 观察推拿对关节炎症的影响
  - 推拿治疗常见疾病实验指导3 观察推拿对自然衰老大鼠腰椎间盘退变的影响
  - 推拿治疗常见疾病实验指导4 观察推拿调控局部炎性微环境对腰椎间盘突出症大鼠疼痛行为的影响
  - 推拿治疗常见疾病实验指导5 观察推拿对肺功能的影响
  - 推拿治疗常见疾病实验指导6 观察推拿对胃肠蠕动的影响
  - 推拿治疗常见疾病实验指导7 观察推拿对失眠的影响
  - 推拿治疗常见疾病实验指导8 观察推拿对痛经大鼠子宫雌激素、孕激素受体的影响

附录
- 附录一 动物实验基本技术
- 附录二 历年国家自然基金推拿和功法项目
- 附录三 专有名词缩写

绪　论

本章节学习目的	＞　通过对本章节的学习,明确实验推拿学的内涵、学科框架体系、发展历程、学习方法,为后面各章的深入学习奠定基础。了解实验推拿学的历史、发展过程,从而懂得传承和发展的意义。
本章节学习要点	＞　实验推拿学的概念;实验推拿学的主要任务;实验推拿学的基本内容;实验推拿学的学习方法;实验推拿学三个阶段的重要事件。
本章节课程思政	＞　本章节通过对实验推拿学概念等的介绍,初步调动学生对推拿实验的兴趣,逐步培养学生对推拿专业的认可度和职业认同感。同时引导学生进入实验推拿学的历史长河,使学生了解到科研实验的成果不是一蹴而就的,而是经过一代又一代人的艰苦努力和积累而成的。通过实验推拿学发展史的学习,让学生对中医推拿研究的历史使命感进一步增强。

实验推拿学(experimental Tuina science)是在中西医的科学理论指导下,应用现代科学技术和实验方法,研究推拿学的基础理论、治疗规律、推拿效应和作用机制,探索推拿对人体生命活动影响规律的一门学科。它是推拿学科的重要组成部分,也是推拿学科的分支。它是中医推拿学发展的重要基础。

推拿学历史悠久、内涵丰富,具有疗效确切、无毒副作用的特色和优势,在临床各科得到广泛应用,成为中医学中特色浓厚、不可或缺的重要组成部分。近年来,随着科技的不断进步,推拿学也备受国内外社会的广泛关注,不仅在临床应用上,更重要的是在学科发展和科学研究方面都取得了显著成就。当然,在推拿学科飞速发展的道路上,我们也发现了很多的不足。在科技快速发展、医疗市场竞争日益激烈的今天,如何客观评价推拿的临床疗效、如何揭示推拿的作用机制、如何进一步推动推拿学的发展,并使其得到国际社会的认可,是所有推拿工作者共同面临且必须解决的问题。实验推拿学的创立与发展是解决这一问题的关键,也是推拿学发展的客观要求。

推拿实验离不开各学科的交叉,西医学的迅速发展,既为中医学的发展提出了严峻的挑战,也为中医学的发展奠定了良好的基础。目前,循证医学(evidence-based medicine,EBM)、解剖学、影像医学、神经电生理学、生物力学、分子生物学,甚至基因工程等各学科的技术和方法已经被广泛地应用到推拿学的研究之中,并取得了大量的研究成果,有效地推动了推拿学科的发展。实验推拿学是推拿学科的新起点,其在推拿文化传承的基础上不断创新,既深度挖掘推拿学的精髓,又将把推拿学推向新的高度。

一、实验推拿学的主要任务

实验推拿学就是合理利用现代科学技术与传统推拿技术进行有效的融合,通过一系列的推拿实验来发现、验证、解决推拿应用过程中出现的问题。对实验推拿学的学习和探讨,既能为推拿学科培养复合型人才,又能进一步促进推拿学科的发展,还能够促进推拿学科的产学研共同进步。

(一) 阐明推拿的作用机制

实验推拿学通过现代科学技术手段,能够深入探究和阐明推拿的作用机制。推拿实验的研究有助于揭示推拿手法对人体生理和病理状态的具体影响,以及这些影响是如何发生的。实验推拿学将从生物力学、神经内分泌、血液循环、免疫调节等多方面阐明推拿的作用机制。通过生物力学的实验研究,可以量化推拿手法对肌肉、关节、韧带等组织的作用力和压力分布,从而了解推拿如何通过力学刺激促进局部血液循环、缓解肌肉紧张和疼痛。推拿手法对神经系统(nervous system)的影响,包括对感觉神经的激活、对中枢神经系统(centre nervous system, CNS)的调节作用,以及如何通过神经反射途径影响肌肉张力和内脏功能。通过观察推拿后局部和全身血液循环的变化,研究推拿如何促进血液流动,改善微循环,以及这些变化如何与疼痛缓解和组织修复相关联。实验推拿学还关注推拿对内分泌系统和免疫系统(immune system)的影响,研究推拿如何通过调节激素水平和免疫细胞活性来促进身体健康和疾病恢复。通过细胞和分子水平的研究,探讨推拿如何促进受损组织的修复和再生,包括对细胞增殖、迁移和分化的影响,以及对炎症反应的调节作用。通过这些多层面、多角度的研究,实验推拿学不仅能够为推拿临床实践提供科学依据,还能够推动推拿学科的发展,使其在现代医学体系中占据更加重要的地位。

(二) 促进推拿学科的发展

实验推拿学的另一个重要任务是促进推拿学科的进一步发展。推拿手法标准化更有利于手法的推广应用;推拿手法生物力学的研究更有助于提高推拿治疗的效果;推拿诊疗机制的研究更有助于推拿操作的专业化水平。总之,实验推拿学能够不断充实、发展推拿学。

另外,推拿学不能只是停留在推拿文化和推拿技法的传承上,推拿学还需要不断地创新。实验推拿学在现代科学理论的指导下,运用实验研究的方法,为推拿学的创新提供了一个有利的平台。随着智能机器的发展,现在已经出现了替代人工推拿的智能产品。推拿学科未来的发展也将面临巨大的变革和挑战。推拿学科的发展也必须坚持科技为先,充分发挥科技创新在推拿学科发展中的关键作用。

(三) 促进产学研的转化

实验推拿学不仅能培养专业人才,促进推拿学科发展,还能够促进产学研的融合与转化。实验推拿学不只是一门课程,它涉及推拿教学、推拿临床、推拿科研、推拿相关技术支持各领域的交叉发展。通过对实验推拿学的学习,学生能够将实验研究与临床实践相联系,并学会以实验研究验证和指导临床。在临床应用过程中,推拿专业人员再次发现问题,需要通过推拿实验进行破解,同时又促进了实验推拿学的不断扩展。推拿的临床与实验需要推拿相关产品与技术的支持,同时推拿相关产品和技术也会因推拿临床与实验的需求而不断创新发展。为了很好地满足推拿临床和实验的实际需求,参数稳定性好、临床实用性强、美观便携式的产品必然会应运而生。"以学助产,以产促研",推动推拿学科产学研一体化,才能更好地为中医药事业和经济社会的发展服务。

(四)培养创新型推拿人才

人是社会发展进步的主导,人才更是一个学科发展最重要、最宝贵的资源。推拿学科的发展依赖于学科人才的培养,要实现可持续发展,就需要培养能够熟练掌握推拿手法技巧、精通推拿学及相关学科理论,同时又具备科研能力与创新思维的高素质推拿学专业人才。培养新一代的创新型推拿人才是实验推拿学的重要任务。通过对实验推拿学的学习,可以使学生明确推拿的生物效应和作用机制,初步了解一些推拿相关的经典研究设计和研究成果,从而激发学生的创新思维,提高学生发现问题、分析问题和解决问题的能力。

推拿专业人才的培养对象既包括推拿专业的学生也包括推拿专业的教师。在新时代,现代科技的推动下,推拿专业教师不仅应该能够讲授推拿专业的基本技能及临床应用,还需要传授给学生科学研究的思路与方法,让学生能够懂得推拿专业的作用机制,要知其然也要知其所以然。那么,推拿专业教师队伍的建设也是推拿人才培养很重要的一个方面。

(五)促进国际交流与合作

实验推拿学作为一门结合传统中医推拿与现代科学技术的学科,不仅在国内有着重要的地位,也在国际上逐渐受到重视。通过国际交流与合作,实验推拿学能够促进不同文化和医学体系之间的相互理解和知识共享。

1. 学术交流与研讨会 通过组织和参与国际学术会议、研讨会和工作坊,实验推拿学的研究成果能够得到更广泛的传播。这些活动为来自不同国家和地区的专家学者提供了交流平台,促进了推拿学科的新理论、新技术和新方法的国际共享。

2. 合作研究项目 实验推拿学的研究者可以与国际同行开展合作,共同申请和执行研究项目。这种合作有助于整合不同国家和地区的研究资源,提高研究的质量和效率,同时也有助于推动推拿学科的国际化进程。

3. 人才培养与交流 通过学者访问、学生交换和联合培养等项目,实验推拿学能够促进人才的国际流动。这不仅有助于提升学生的国际视野和跨文化交流能力,还能够加强不同国家和地区在推拿学科领域的合作与理解。

4. 标准化与规范化 实验推拿学的国际交流有助于推动推拿治疗的标准化和规范化工作。通过国际标准的制定和推广,可以提高推拿治疗的质量和安全性,使其在全球范围内得到更广泛的认可和应用。

5. 传统医学与西医学的融合 实验推拿学的国际合作有助于传统中医推拿与西医学的融合。通过跨学科的研究和实践,可以探索推拿在西医学体系中的新角色和新应用,推动传统医学的现代化和国际化。

总之,实验推拿学的国际交流与合作不仅有助于提升该学科的国际影响力,还能够促进全球医学资源的共享和医学知识的传播,为全球健康事业的发展做出贡献。

二、实验推拿学的基本内容

本教材从推拿手法、推拿功法、推拿治疗三个方面,详细介绍了推拿手法标准化及效应机制研究、推拿治疗作用机制研究、推拿功法的生物效应及机制研究。这三方面的研究即是本教材的基本内容。

(一)推拿手法标准化及效应机制研究

标准化是中医药现代化和国际化的基础和先决条件。推拿手法在临床应用中,同一种手法由不同医者操作,会呈现出不同的作用效果;而不同的操作手法、不同的操作力度和不同的操作时间不但直接影响临床疗效,也不利于推拿手法的传承、推拿学科的发展和国际化。因此,亟待深入开展推拿手法的标准化研究。本教材从推拿手法的力学形态、生物力学参数(刺激强弱、频率、节律研究、作用力方向、作用点)重点阐述了推拿手法的生物力学研究。推拿手法标准化研究还体现在推拿手法的时效与量效的关系上。推拿手法时间因素与疗效之间,手法时间段-点的选择与疗效之间,单次手法治疗时长与疗效之间,两次手法治疗的间隔时长与疗效之间,手法总的治疗次数与疗效之间,患者一般情况影响治疗时长与疗效之间都存在着密切时效联系。推拿手法作用力的大小与刺激量,作用力的方向、角度与刺激量,作用力的频率与刺激量,受力面积与刺激量与推拿治疗效果之间则存在明显的量效关系。

推拿手法的操作之所以能够治疗疾病,能够产生时效与量效的关系,那么,推拿手法必然存在其内在的效应机制。推拿手法能够改变人体局部的生物效应变化,比如推拿手法能够改变关节的错位,升提下垂的脏器,使肌肉发生位移,还能够使肿块、条索变小或消失,能够缓解肌肉的紧张度,解除筋膜的粘连等;推拿手法还能够产生温热的效应,推拿手法能改变机体的温度;推拿手法还能够产生一定的补泻效应,能够改变机体的寒热虚实;最重要的是推拿手法具有镇痛效应,能够增强痛阈。

无论是推拿单个手法的标准化,还是组合手法的效应机制研究,本教材都力争系统而全面的展现推拿的这些效应及其作用机制,并为推拿临床疗效提供有力的科学证据,同时也有助于进一步拓宽实验推拿学的研究范围和研究思路。

(二)推拿功法的生物效应及机制研究

推拿功法是推拿学科重要的组成部分,也是推拿学科的特色之一。推拿功法具有强身健体,防病保健,功能康复的作用。功法锻炼通过外在躯干的活动带动内部气机的升降开合,从而调整气机、培育正气。功法锻炼对身体有着整体的影响,对机体运动、循环、神经、内分泌(internal secretion)、免疫等各个系统均产生良性调节作用。医生可以通过针对性、计划性指导患者进行功法锻炼,有效预防和治疗疾病,从而提高临床疗效。同时,推拿临床医生也能够通过功法锻炼,增强体质,有效避免职业性损伤。

(三)推拿治疗作用机制研究

推拿手法应用于诊疗疾病是推拿手法存在的最基本的价值。推拿手法诊疗疾病的机制也必然是手法与疾病协同作用的结果。本教材从临床应用的角度出发,将推拿治疗作用机制研究以推拿临床各科分类为主线进行阐述,主要包括了骨伤科疾病、内科疾病(包括呼吸、消化、循环、泌尿、神经、免疫、内分泌等系统)、妇科疾病(包括生殖系统)、儿科疾病、五官科疾病这五个方面的推拿治疗调节效应与作用机制。不同科目的调节效应和作用机制各有异同,相同科目中的不同疾病或同一疾病不同的发病时期也存在异同的机制,这也从侧面证明了中医的"异病同治,同病异治"的理论。

推拿功法的长期锻炼,蓄积内力,激发潜能,还能够增强推拿医生手法操作的指力、耐力和巧力。推拿医生临床操作时需要有一定的指力、臂力、腰腿力,以及身体的整体力量。习练推拿功法可以有效提升推拿医生手法的持久性、有力性、均匀性、柔和性,最终达到手法功力深透于患者体内。

目前,关于推拿功法的生物效应和机制研究相对较少,难以满足推拿学科发展的需要,因此,本教材加入了推拿功法的生物效应及机制的相关章节,以期为推拿功法的相关研究提供思路。

三、实验推拿学的学习方法

学好任何一门课程都有一定的学习方法,实验推拿学的学习也需要通过有效的方法来达成。本教材列举了学好实验推拿学的方法以供参考。

(一)储备大量医学基础知识

学好实验推拿学需要积累大量的各领域基础知识。实验推拿学是一门交叉性很强的学科。这不仅体现在中西医学科的交叉,更多地体现在现代科学多门学科的交叉。多学科交叉是实验推拿学的活力所在,也是实验推拿学学习的难点。广泛积累多学科的知识,熟练掌握多学科技能有助于实验推拿学的学习效果。因此,学生要学好实验推拿学,需要大量阅读医学期刊文献、书籍、电子资料等,不断学习新知识,了解新动态。学生还可以通过参加学术会议,了解最新学术进展。

(二)积极动手参与推拿实验

学好实验推拿学需要有较强的动手能力。实验推拿学课程有大量的实验操作,无论是人体实验,还是动物实验,都需要动手操作,较强的动手能力可以增强实验的信度和效度。学生要积极争取动手操作的机会,积极参加实验课程,只有这样,才能学好实验推拿学的课程,才能深刻理解推拿实验的内涵与机制。

积极培养科学研究的兴趣,保持严谨的学习态度,不断培养勇于探索的精神,坚持创新的动力也是学好实验推拿学的影响因素。学好实验推拿学的方法还有很多,学生可以结合自身的特点,采用个性化的学习方法。实验推拿学在推拿专业人才的共同努力下,必然能够越来越完善,科学性、实用性也会越来越强。我们共同期待实验推拿学的长足发展。

(三)完成实验报告,撰写科研论文

学好实验推拿学需要有科学研究的思维。科学思维,也称科学逻辑,即形成并运用于科学认识活动、对感性认识材料进行加工处理的方式与途径的理论体系;它是真理在认识的统一过程中,对各种科学的思维方法的有机整合,它是人类实践活动的产物。在科学认识活动中,科学思维必须遵守三个基本原则:在逻辑上要求严密的逻辑性,达到归纳和演绎的统一;在方法上要求辩证地

分析和综合两种思维方法;在体系上,实现逻辑与历史的一致,达到理论与实践的具体的历史的统一。当学生具有一定的科学思维,具有一定的发现问题、分析问题、解决问题的能力,才能学好实验推拿学。认真完成实验报告,撰写科研论文是培养科研思维的好方法。

四、实验推拿学发展简史

推拿是人类最古老的一门医术。作为中医的重要诊疗方法之一,推拿千百年来始终守护着人们的健康。随着社会的不断发展进步,推拿专业也必然与时俱进,不断完善。由于历史、社会文化及科学技术水平等多种因素的影响,推拿的相关研究多停留在文献理论研究和临床实践探索方面,但是现代科学技术的进步、国家政策的引导与扶持、推拿专业人士不断探索的渴望等因素使实验推拿学成为了推拿专业发展的必然。实验推拿学的发展,可概况为三个阶段。

(一)奠基阶段

20 世纪 50 年代至 80 年代是实验推拿学的奠基阶段。20 世纪 50 年代,推拿学被正式列入国家教育体系。1956 年中国第一所推拿专科学校,即上海中医学院附属推拿学校在上海成立,并为培养和壮大推拿学人才做出了积极的贡献;1958 年上海成立第一个推拿门诊部;1979 年上海中医学院招收针灸推拿本科生;1986 年,上海中医学院推拿系成立,并招收了全国第一批推拿学硕士研究生,在培养大量的临床推拿医师的同时,初步开始了对推拿历史和文献的发掘与整理工作,并开展了对推拿的生理作用和治疗机制探讨等方面的研究工作;1987 年成立中华全国中医学会推拿学会,为推拿专业的教学、临床、科研等提供交流的平台,这些都为实验推拿学的发展奠定了坚实的基础。

(二)拓展阶段

20 世纪 90 年代至 20 世纪末是实验推拿学的拓展阶段。1991 年,成立了上海市中医药研究院中医推拿研究所,它是国内最早建立的,也是当时全国唯一一家专业性推拿科研机构。1997 年,上海开始招收推拿学博士研究生。自从推拿研究所成立以后,推拿作用机制的现代实验研究全面展开了。与此同时,以天津、长春为代表的全国各地的推拿专业也相继发展起来,在全国推拿临床规模不断扩大的同时,推拿学实验研究的范围也在不断扩大。从临床疗效观察发展到推拿作用机制研究;从人体试验研究发展到动物实验研究;从文献整理研究发展到应用循证医学的方法开展推拿临床标准化研究,这些都标志着实验推拿学这门学科在全国范围内正在飞速发展。

(三)发展阶段

进入 21 世纪至今,实验推拿学主要以推拿手法标准化研究,以及推拿的生物效应机制研究为主。这一时期标志着实验推拿学已经进入到全面总结、整理和持续发展的阶段。

2006 年,在北京召开的中华中医药学会推拿分会,第九届推拿学术年会暨浙江省中医药学会推拿分会继续教育项目论文汇编中,赵毅等提出推拿手法量化是推拿学科发展的必由之路。

2008 年国家中医药管理局在上海和天津设立了推拿学科的三级实验室,分别为推拿生物力学实验室和推拿手法生物效应实验室。两个实验室的设立促进了推拿学科与分子生物学、细胞生物学、生物化学、生物力学等多学科的交叉研究,为实验推拿学的发展开辟了一个新的领域。

推拿生物力学实验室主要方向是生物力学测试和临床步态分析,是全球首个非英语国家全认证运动实验室。除了推拿生物力学实验室外,上海市中医药研究院中医推拿研究所还设有推拿神经生物实验室,方向是推拿镇痛生物效应研究。研究所自成立以来,长期同加拿大渥太华大学、复旦大学脑科学研究院、中科院心理研究所、南方科技大学生物医学工程系等开展合作研究和研究生联合培养工作。

推拿手法生物效应实验室,从研制推拿手法力学信息测试仪器、推拿手法规范化研究、推拿手法模拟治疗仪器的研制或引进三个部分进行推拿手法的实验研究。推拿手法从影像学技术、生物力学技术、电生理技术、免疫学技术、生物化学技术、组织学技术、生物学技术等方面进一步探讨其生物学效应。

随着实验推拿学的不断发展,全国各级别重大项目中,推拿学科也有了一席之地,不断有新的科学研究项目获得基金资助。原上海中医药大学附属岳阳医院院长房敏教授(现任上海中医药大学附属曙光医院院长、上海市中医药研究院中医推拿研究所所长),以及长春中医药大学的王之虹教授,分别于 2007 年和 2013 年获得了国家重点基础研究发展计划(973 计划)中医专项立项;2008年,天津中医药大学第一附属医院推拿科的王金贵教授主持了《"十一五"国家科技支撑计划·腰椎间盘突出症中医综合治疗方案的规范化研究》;在推拿标准化方面,2011 年国家中医药管理局发布了《中医养生保健技术规范·全身推拿》《中医养生保健技术规范·脊柱推拿》《中医养生保健技术规范·少儿推拿》三部推拿相关技术操作规范;2014 年,天津中医药大学第一附属医院推拿科的王金贵教授立项并主持了《国家中医药管理局中医"治未病"标准制修订项目·脏腑推拿技术操作规范制定》工作。到目前为止,国家自然基金项目中,推拿相关项目也不断推陈出新(详情请看附录二)。基于全国推拿学科在推拿标准化研究方面的突出表现,2016 年,世界卫生组织(World Health Organization, WHO)邀请长春中医药大学、天津中医药大学、上海中医药大学、南京中医药大学四家单位联合制定《WHO 推拿实践操作规范》,这充分证明了在实验推拿学相关研究成果的大力支撑下,我国的推拿学科已经引领世界,并得到了世界医学界的重视。

参考文献

[1] 赵毅,季远.推拿手法学[M].北京:中国中医药出版社,2013.
[2] 高爽,王金贵,孙庆,等.推拿手法及其生物学效应实验研究内涵基本框架构建[J].辽宁中医药大学学报,2014,16(2):104 - 107.

第一章
实验推拿学的研究方法

本章节学习目的
> 通过对实验推拿学的研究方法的学习,能够初步掌握一些实验的方法和技巧,为将来的科学研究打下坚实的基础。

本章节学习要点
> 实验推拿学研究的基本类型、研究方法、基本程序。

本章节课程思政
> 推拿学实验研究是有一定程序和方法的,只有严格按照科学的程序和方法进行研究,才能为实验打下良好的基础,才能在此基础上进行创新。推拿学实验研究必须要有严谨的态度,科学的方法,才能保证实验研究的专业性。

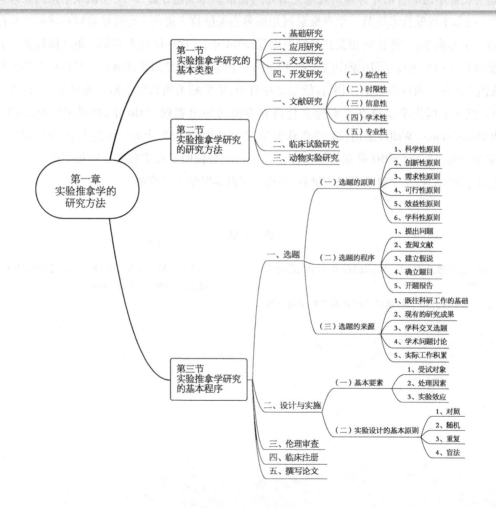

| 第一节 |

实验推拿学研究的基本类型

医学研究活动区别于医疗活动和教学活动。医学研究具有探索性、创新性、继承性、连续性、集体性的特点,其主要任务是揭示人体生命本质,研究疾病发生、发展的现象和机制;认识健康与疾病相互转化的客观规律;认识人与环境的关系;将感性材料上升为理性知识,以更发达、更丰富、更经济的技术、方法和手段为防治疾病、提高健康水平服务。推拿学的实验研究同其他科学研究一样,主要分为以下几类。

一、基础研究

基础研究注重科学解释世界,重在理论领域的发展和创新。推拿的基础研究指为推拿学科增加科学技术知识,解决未知领域的理论问题,获得有关现象和事实的基本原理而进行研究工作。基础研究不考虑特定的实际应用或使用目的,推拿的基础研究属于医学基础研究的组成部分。例如推拿的基础理论研究、作用机制研究、手法的时效关系与量效关系研究等,其研究成果多为新观点、新理论等。由于对研究手段要求高、探索性强,故研究周期较长,其研究成果可以对本学科的发展产生积极和深远的影响。

二、应用研究

应用研究注重运用研究成果积极改变世界,重在新技术、新方法的应用。此类研究以临床应用为目的,主要是为了增加科学技术知识而进行的创造性活动,一般从本学科特定的实际目的或目标出发予以考虑。推拿的应用研究属于医学应用研究的重要组成部分。如推拿治疗某些疾病的研究、推拿手法可视化、量化、规范化的研究等。这些研究的特点是以推拿基础研究或其他学科所提供的研究理论和成果的基础之上,解决推拿临床中的具体问题,以提高临床水平和疗效。推拿应用研究一般是在理论和方法比较成熟的基础上开展的,具有实用性强、风险小等优点。此类研究技术路线清晰,方法具体可行,研究成果的推广具有较强的应用价值,对临床的发展具有重要意义。

三、交叉研究

用其他领域某种研究范式或研究结论,让其脱离原有的研究环境,再把其他领域的技术和方法应用于推拿研究,突破推拿研究相对固定的研究范式,从而得出不同的结论,或者得出不同的侧重点;甚至能对于推拿领域和所交叉领域的边界进行重新定义等。学科交叉融合是科学发展的鲜明特征,交叉学科孕育着重大创新机遇,资助交叉科学研究是科研基金机构的重要导向、是科技界关注的焦点和热点。如COVID－19疫情期间,上海中医药大学和湖北中医药大学推拿团队合作根据振动类手法有宣肺排痰作用在临床一线开展机械振动手法治疗新冠病毒感染的临床试验研究，这就是推拿学科、西医学呼吸科、生物医学工程学的交叉研究。如果在一个疾病领域做出特色，取得相应学术地位，不仅需要在推拿领域深耕，更需要其他学科交叉融合，不断研究获得高质量的研究成果。

四、开发研究

开发研究是实验研究的发展，此类研究是运用基础研究和应用研究的成果，开发研制新产品，或对现有已应用的产品进行技术工艺方面的改进，是以生产新产品或完成工程技术任务为主要内容而进行的研究活动，如推拿手法测定仪、推拿治疗床、推拿治疗椅、膏摩药剂的研制等。推拿学科的开发研究涉及学科交叉研究，此类型研究所采用的理论基础和技术都较为成熟，既往成功的开发性研究多涉及医疗器械、理疗设备、点穴或膏摩介质等。本学科领域开发研究具有可控因素较多、风险低、成功率高、经济效益明显的特点。

基础研究、应用研究、交叉研究和开发研究是整个科学研究系统中互相联系的环节，它们在一个国家、一个专业领域的科学研究体系中协调一致地发展。交叉研究是创新性研究的新方向。随着社会的发展，各种学科间不再局限于单纯的某一领域的研究，而是跨学科，跨领域研究，像生物和物理、化学间的各种交叉研究的成果服务于医学等各种领域。同时，推拿学科的研究还和康复医学、运动医学、神经外科、生物工程等领域交叉融合，这也适应了医学的发展需求。

科学研究应需要足够的支撑条件，如需有一支合理的科研队伍、必要的科研经费、完善的实验装备以及开放的实验场所等。推拿实验学是本学科的发展的重要的基础和保障。

| 第二节 |

实验推拿学研究的研究方法

实验推拿学的研究主要包含文献研究、动物实验和临床试验三部分。应该说所有的研究都必然从文献研究开始，动物实验和临床试验的研究结果都会产生研究数据，这些数据会成为文献为后续的研究打下基础。动物实验的研究是为临床试验服务的，某些推拿试验具有无创和无毒副作用的特点，可以直接开展临床试验。

一、文献研究

文献研究是在大量收集、阅读原始文献的基础上，经过综合、分析思考、归纳而写成的研究成果。文献综述是常见表述形式，常带有作者的评述性见解。文献研究具有以下特点。

（一）综合性

综述是根据研究者所选的特定专题，搜集大量的资料，组织布局编辑而成。综合性要求文献检索查全。

（二）时限性

文献综述具有时限性。其时限跨度可根据文献获取数量、难易程度、是否满足研究要求而定，如强调"新进展"则时限跨度一般为近2~3年；如着重回顾发展过程，总结经验教训，则跨度可为近10年甚至更长。

（三）信息性

与书籍相比较，较短的发表周期和同行专家评议制度可提高医药期刊论文信息性和权威性，定期举办的学术会议论文具有更强的时效性。从多途径搜集某一专题资料信息，可以帮助科研人员敏锐地发现前人研究的空白和不足之处。研究工作者在此基础上确立研究方向，评估研究收益和风险，制定研究策略。

（四）学术性

综述研究既要综合归纳，又要分析探讨；既能看到学科发展的脉络，又能展望学科前景。综述可大可小，既对学科领域开展综合评述，又可针对某一点深挖做专题讨论。

（五）专业性

由于文献综述综合性、时限性、信息性和学术性的特点，合格的文献检索基本功是综述的基石，扎实的学科专业基础知识必不可少。综述撰写者一般来说需要严格的训练，综述撰写者需要对本学科具有深厚的情感。从事推拿科研的工作人员需要持久的学术发展规划规划，经过一定时期地训练，文献综述的质量和水平会不断提高。人类活动和特定的历史背景有密切关系，文献综述不可脱离其特殊的历史背景。

二、临床试验研究

临床研究以人为试验对象，以临床疗效观察、分析或对比为主，研究者通过科学设计，严格控制干预措施，进行疗效评估。临床研究一般可分为回顾性研究和前瞻性研究。回顾性临床研究是从以往临床病例资料中，选择某一时间段临床资料进行整理、分析，以从中总结经验、找出规律、指导实践的研究。回顾性临床研究的特点是对已有的临床资料按统一的标准进行整理分析。回顾性临床研究也属文献研究的范畴。前瞻性临床研究可依据研究者选题和设计而开展，要求详细记录临床资料，通过对这些资料的统计分析，得出某一结论。总之，临床研究中，前瞻性研究比回顾性研究要求高，其成果的学术水平更具有领先性。

临床试验研究需要详细的临床资料，统一的诊断和疗效判定标准。相对标准的干预措施对科学的试验结论有重要意义。推拿具有地域性特色，不同流派有自己的特色手法和操作程序，明确手法名称和手法参数，规范临床操作流程，对学科发展至关重要。

近年来，循证医学方法在临床研究日益受到重视。它重视从系统研究中获取依据，使研究的结论建立在具有说服力和充分证据的基础上，从而使临床的诊疗手段或方法更具有效性和安全性。系统研究包括基础医学科学研究,但主要是指临床上有关诊断、预防、治疗和康复措施的研究。同时,循证医学亦注重临床实践中个人经验与从系统研究中获得的科学证据、结论相结合,以提高临床医生的诊断和治疗水平。

三、动物实验研究

动物实验研究能弥补临床研究之不足,能进行许多在人身上不能进行的研究(特别是创伤性研究),获得许多人体研究中无法取得的信息和认识,有助于研究向纵深发展。在动物身上可复制出人类疾病的模型进行研究分析,以探讨推拿治疗该病的效应与机制。如灌大白兔冰水造成肠易激综合征(IBS)模型,然后行腹部推拿手法治疗,观察脑内某些生化指标或形态学指标的变化及脑-肠互动来研究腹部推拿对肠易激综合征的治疗机制,从而为推拿治疗各种疾病抉择最佳治疗方案提供科学理论依据。

实验动物为科学进步做出了贡献,同时科学家也在不断研究实验动物的替代新方法,比如通过实验室里培养的动物和人类细胞替代活体动物供科学家们进行毒性测试;通过计算机模拟模型预测化合物对人体的影响;用"器官芯片"和"微器官"等3D培养技术复制人体器官功能;用能分裂成身体任何细胞的干细胞作为动物实验的替代物等。

由于实验动物和人体之间具有较大差异,动物实验结果不能机械地、不经分析地直接推论到人体,所以动物实验不能完全取代临床实验。实验研究和临床研究相互结合、互相补充,动物实验应以临床事实开展研究设计和评估研究结果,临床试验需要动物实验的研究结果作为参考和启示。

| 第三节 |

实验推拿学研究的基本程序

实验推拿学的科学研究按照相应的程序进行研究有助于提高研究效率进而获得科学证据。一般科学研究过程应遵循以下程序模式:选题(文献检索→建立假说)→设计与实施→撰写论文。

一、选题

科研选题是科研工作的起点,也是科学研究的首要内容。对研究生而言,选题具体表现为开题,即决定要研究、探讨和解决什么问题的过程。

(一)选题的原则

1. **科学性原则**　科学性原则要求选题要以一定的科学理论和事实材料为依据,研究者通过阅读分析文献资料结合个人或所属团队的经验体会,经过归纳、演绎、类比、逻辑推理进而形成科学假说。研究者必须思路清晰,对所选方向有深刻的理解和认识,需要具有充分的科研依据,不能与现有科学规律和理论相矛盾。

2. 创新性原则 创新性是科研选题应具备的重要条件,是科学研究的价值所在,也是科研课题得以成功的根本保证。创新性对于某个学科而言,可以是填补相关研究的空白点;对于以前的研究而言,可以是对前人研究的补充、完善、发展、解决以前存在的疑点和争议问题;已有的理论不能完全解释的自然现象或客观事实。选题可以发现新规律、新理论,或发明新技术、新疗法、新工艺、新产品,或将已有的先进技术应用于新领域。创新可以是全新或具有不同程度的新颖性。盲目重复的研究,没有创新的选题对科研资源是没有意义的消耗,对于个人和社会都是一种浪费。

3. 需求性原则 选题需要综合考虑研究的科学价值、实用价值和经济价值,尽量选择医疗卫生事业中有重要意义或亟待需要解决的关键问题。需求性原则要求科研工作者结合自身专业属性和学科发展阶段开展相应研究。

4. 可行性原则 科研离不开个人努力,持续高质量的研究成果离不开团队协作,同时与团队科研能力与科研水平、科研仪器及试剂、足够的科研经费有密切关系。

5. 效益性原则 医学类科研课题的选题,要立足为人民健康服务的原则,着眼于疾病的诊断、治疗、预防、康复和保健,兼顾课题的经济效益、社会效益、生态效益和学术价值。

6. 学科性原则 科学研究本身没有学科界限,但是学科发展离不开本学科工作者持续努力。研究者应该对本学科优势有足够的信心,对技术特点有清醒的认识,应该以本学科发展为己任,开展持续高质量的研究。

(二) 选题的程序

1. 提出问题 在推拿的科研、教学、临床工作中,经常会遇到各种各样的问题,通过收集相关资料、横向联系及思索,或与其他学科碰撞,从而形成初始想法。它具有突发性、偶然性和瞬间性、可遇难求的特点,所以研究者应善于捕捉,及时地记录下这种初始的意念,并反复思考分析,不断总结规律。研究者善于发现问题、提出问题、总结问题,要培养自己的观察能力,并养成勤于思考的习惯,从而提出观点→演绎推理→总结思考,进一步发展成假说。

2. 查阅文献 初始想法只是研究者的一个粗浅和局限的认识,通过文献检索可以判断是否具有创新性、可行性和科学性。文献检索可以起到掌握前沿、发现问题、完善假说、避免重复、扩大视野的作用。查阅文献、收集信息贯穿课题研究的全过程。查阅文献需要有明确研究的方向,确定所需文献的主题范围、时间跨度、地域、载体类型等。查阅文献需要检索工具,确定检索途径和方法,研究者可根据既定的文献标识,如作者名、文献名、主题词、关键词等进行检索。检索完成后,可以用文献管理软件(endnote、医学文献王等)对检索到的文献进行管理,即对文献进行分类整理、评价鉴定、筛除重复,以及核对重要文献的出处等。全面、准确、迅速地收集真实可靠的文献,是决定文献研究质量的关键。应尽量使用第一手资料,若材料来源不真实,就不能采用评价结果。

3. 建立假说 初始想法成型后,围绕初始想法,经过文献检索后,在理论上对所研究的问题,运用所掌握的资料和事实对其进行合理而充分地解释及论证,把已确立的但有待证明的理论认识称为工作假说,这是科研选题的核心内容。工作假说的建立,需要运用形式逻辑和辩证逻辑,采用类比、归纳和演绎推理的方法进行反复验证;所建立的假说要具有科学性、推测性、系统性和验证性等;此假说要基于现代临床基础,同时突出传统中医特色。

4. 确立题目 在确立了课题思路和研究方法后,就要给计划研究的内容立题。一个优秀的课题要有一个精彩的、让人一看就想了解的题目,具有简明、具体、新颖、醒目的特点,它能高度概括本研究的内容,是全篇文章的题眼,如"腹部推拿术对单纯性肥胖脂联素、瘦素的影响""摆动类手法的标准化研究"等。课题的名称要求用较少的文字明确地表述将要研究的内容,且尽量将研究内容的创新性在题目中表现出来;题目鲜明突出,引人注意,能激起读者强烈的阅读欲望。

5. 开题报告 开题报告是一份初步研究计划,要将这份计划进行开题论证。对于研究生来说就是开题答辩,请相关专业的专家进行评议审核,讨论此课题的可行性。这有利于发现问题、完善设计,甚至否定选题。开题时应集思广益,注意倾听不同的学术观点与思路,并进行整合分析,最终选择最佳方案。

(三)选题的来源

1. 既往科研工作的基础 参考利用本单位或本人的研究基础和研究经验,在前期工作的基础上,进一步深入研究,筛选确定科研题目。

2. 现有的研究成果 通过研究国内外本学科和相关学科的研究成果,学习和借鉴他人的研究手段和研究方法,并进行理论和技术创新,确定科研题目和方向。

3. 学科交叉选题 推拿学与解剖学、生理学、影像学、生物力学、运动医学等多个学科具有密切的联系,分析总结学科间的交叉点并进行深入研究,能够产生具有创造性的研究成果。

4. 学术问题讨论 对于同一问题、同一现象,不同的学者有着不同学术见解。对于同一病症,不同流派有着不同的认识,甚至产生激烈的争论。学术讨论和学术争鸣可以为科研选题提供方向和灵感。

5. 实际工作积累 目前临床主流技术方法未能解决的病症,可能在民间有能人可以治愈,医生未能治愈的,患者可能机缘巧合自己找到了治愈方法。在临床、教学和科研工作中,要善于总结经验、发现问题。特殊病例、诊断问题、治疗问题、病因问题等都可以成为科研选题的切入点。

二、设计与实施

科研设计分为专业设计和统计学设计。专业设计主要是应用专业理论知识,设计用什么样的实验观察内容验证假说,从而保证实验结果的有用性、创新性和先进性。统计学设计又称为实验设计,主要从统计学角度设计实验的观察分组、统计方法等,以最小的误差获得最优的研究结果和最可靠的研究结论。

实验设计必须包含3个基本要素:受试对象、处理因素和实验效应。实验设计还涉及随机、对照、盲法等统计学基本原则。

(一)基本要素

1. 受试对象 受试对象又称实验单位或实验对象。在推拿科研中,根据研究目的的不同,受试对象可以是人和动物,也可以是某个器官、组织、细胞、亚细胞或血清等生物材料。根据受试对象的不同,实验常分为动物实验(实验对象为动物)和临床试验(受试对象通常为患者)。受试对象对被施加的处理因素应有较高的敏感性,实验动物尽可能选择对处理因素的反应与人近似的动物,同时考虑其可行性和经济性。

2. 处理因素　又称干预因素,指研究者根据研究目的施加于受试对象,在实验中需要观察并阐明其效应的因素。处理因素只有一个的实验为单因素实验,处理因素不止一个的实验为多因素实验。

处理因素应有较强的特异性和稳定性,在整个实验过程中应标准化,保持同一性。在推拿研究中,处理因素可以是推拿手法或推拿功法,可以是单一的也可以是一系列的。应明确推拿的部位、推拿手法的刺激参数等。

与处理因素同时存在,能使受试对象产生效应的其他因素称非处理因素。实验中,在确定处理因素的同时,还需根据专业知识和实验条件,找出重要的非处理因素,以便进行控制,排除混杂因素的干扰。

3. 实验效应　指处理因素作用于受试对象后,出现的实验反应。实验效应一般用观察指标来表达,指标按其性质可分为计数(含等级)指标和计量指标。观察指标的选择应注意以下几个方面。

确定的观察指标应与实验研究目的有本质的关联性,它能够确切地反映处理因素的效应。观察指标应具有客观性。受试对象的主观感觉、记忆、陈述或实验者的主观判断结果是主观指标。借助测量仪器和检验等手段来反映结果是客观指标,具有较好的真实性和可靠性。尽管主观指标易受研究者和受试对象心理因素的影响,但是很多临床疗效评估就是患者的主观感受,研究者可选用业内标准量表,尽可能使主观感觉客观化是保证实验效应稳定的重要方法。观察指标应具有特异性和灵敏性。特异性高的指标易于揭示事物的本质特点而不易受其他因素的干扰,可减少假阳性率。灵敏度高的指标可更好的凸显处理因素的效应,减少假阴性率。观察指标要求有较高的精确度和一定的精密度。此外,对指标的观察或测量应避免偏性,指标的观察或测量若带有偏性,会影响结果的比较和分析。如研究者的心理常偏向于阳性结果,医生常偏向于新疗法组等。为消除或最大限度地减少这种偏性,在设计时建议采用盲法。

(二) 实验设计的基本原则

为了使实验能够较好地控制随机误差,避免系统误差,以较少的实验对象取得较可靠的信息,达到经济高效的目的,实验设计时必须遵循统计学基本原则和试验设计技巧。

1. 对照　对照是科研设计基本原则中的首要原则。它是将受试对象分为两组或多组。各组除了要观察研究的被试因素外,实验组与对照组的一切其他有可能影响到实验结果的条件应尽量相同,这样才能排除其他影响因素,从而观察到处理因素与非处理因素之间的效应区别,对实验观察的项目做出科学结论。常用的对照方法如下:

(1) 空白对照:对照组在不施加任何处理因素的条件下,对被研究者进行观察、研究。

(2) 实验对照:实验对照指在一定实验条件下所进行的观察、对比。如观察当归液穴位注射对于偏头痛的作用,为了排除水液作用的效应,应该设立相同穴位用注射用水治疗的对照组。

（3）标准对照：以标准值或正常值作为标准以及在标准条件下进行观察的对照。如在观察、评价某种推拿疗法对某病的疗效时，为不延误的治疗，可用公认的有效药物、有效疗法的标准作对照。

（4）自身对照：推拿前后的自身对比观察，或是对照与实验在同一对象身上进行。如身体对称部位的比较观察或同一对象在观察的不同时期接受不同的疗法，然后比较它们的差异。这种方法也称为自身交叉对照。

（5）相互对照：采用不同的随机分组，分别接受不同的实验处理，然后比较各实验组之间的差异。例如几种药物治疗同种疾病，比较各种药物的治疗效果。

（6）配对对照：根据研究目的，把对实验结果有影响的有关条件（如年龄、性别、病情、病程等）相近似的对象配成对子，再把这个对子中的研究对象随机分配到各比较组中去。一般说来，配对对照的抽样误差最小，统计学效率最高。

（7）历史对照：是以自己过去的研究结果或他人的研究结果（文献资料）与本次实验结果的对照。这种对照要注意比较资料之间的可比性，要考虑到既往资料中的研究情况和条件与本次实验是否一致。一般来说，很难保持一致性，所以一般不宜采用此种对照。

（8）安慰剂对照：空白对照的特殊类型，目的是为了克服心理因素的影响。为此在不损害患者健康的条件下，对受精神因素影响较大的慢性疾病，应尽量采用安慰剂作对照。常用的口服西药的安慰剂是乳糖，注射剂常用生理盐水。但是在推拿学实验中，安慰对照还存在不少问题，如怎样给予安慰推拿刺激的问题等，也是推拿学科研过程中需要解决的问题。

2. **随机**　随机化是指被研究的样本是从总体中任意抽取的，每个观察单位都有同等的机会被抽取或分配到某一组。随机化可使抽取的样本能更好地代表总体及使各比较组之间有更大的可比性。如推拿研究中，对照组和实验组除研究因素不同外，其他非研究因素（如年龄、性别、病情轻重、病程等）应尽量保持一致，而达到这一目的主要手段之一就是随机化。常用随机抽样的方法如下。

（1）简单随机化：如抛硬币、抽签、摸球、查随机数字表、操作计算器的随机数字键等，将受试者分配到不同的组别。

（2）区组随机化：根据研究对象进入研究的时间顺序，分为几个含有相等例数区组然后再将区组内的研究对象分配到不同的组别分层随机化，根据对疾病转归、预后可能产生影响的有关因素（如年龄、性别、病情、病程等），将纳入研究的受试者分为若干个层次然后在层内将受试者随机分配到不同的组别中。

3. **重复**　有两个含义：一是样本数必须足够大，在一次实验中有充分的重复；二是样本具有与相应总体的同质性。重复原则的研究类别及常用措施有临床研究，严格按照研究目的来规定临床研究对象的性质和范围，保证临床研究有足够的样本量；动物实验研究，选择相同的实验动物，相同的因素包括品系、性别、年龄、体重、清洁度、饲养条件、健康状况及产地等，保证造模相同，尽可能给予类似的治疗或刺激。

4. **盲法**　在研究的过程中，指标的观察、数据的收集、结论的判断等，应在不知道研究对象的分组前提下进行，以克服来自研究者或受试者的主观因素而造成的结论偏倚。盲法的特点与分类如下。

（1）单盲法：在实施一个实验方案时，对于研究对象的分组或施加实验因素等情况，只有研究者知道，而研究对象不知道。其特点是单盲法不能避免观察者的主观因素的影响。它获得的结论的客观性与可信度低于双盲法。

（2）双盲法：实施一个实验方案时，对于研究对象的分组或施加实验因素等情况，研究者和研究对象双方都不知道，而只有第三者（实验结果的资料分析者或监督执行者）才知道。其特点是双盲法可避免研究者与研究对象两方面心理因素的影响，从而得到较为客观的结果，应尽力推广。

三、伦理审查

伦理审查是研究型论文不可或缺的一部分，在初审环节便直接决定着投稿的"命运"，是文章顺利入审的"通行证"。凡是涉及人的生物医学研究，无论是前瞻性研究、横断面研究、回顾性研究，还是在人体上或使用取自人体的标本等进行的研究，抑或是采用心理学、流行病学、社会医学方法对人群进行的调查研究，都需要得到受试者的知情同意并通过伦理委员会审批，若是前瞻性临床试验还需要在世界卫生组织国际临床试验注册平台一级或二级注册机构上进行临床试验注册。

按照世界卫生组织国际临床试验注册平台的规定，凡是申请注册的临床试验均需提供伦理审查批件，各单位伦理审查委员会的审查批件均为有效。凡未经伦理审查的临床试验也可在中国注册临床试验伦理审查委员会申请伦理审查。中国注册临床试验伦理审查委员会由资深各专业临床医学家、临床试验专家、医疗卫生服务用户代表、律师及药物公司代表组成，宗旨是保障受试者权益、审查临床试验的科学性、评估安全性、帮助研究者完善其研究方案和促进注册。临床试验伦理审查是收费服务项目。

以上是涉及人的生物医学研究的伦理审查要求。对于动物实验研究，国际兽医学编辑协会也曾发布《关于动物伦理与福利的作者指南共识》，规范了相关规范。

实验者要注明动物的名称、种系、等级、来源、动物许可证号、数量、性别、年龄、体质量、饲养条件、健康状况和实验中动物处死方法，并说明是否经过相关伦理委员会审查，或说明是否遵循国家或机构的有关实验动物管理和使用的规定。

各类实验动物的饲养、应用或处置必须以充分的理由为前提，需以当代社会公认的道德伦理价值观兼顾动物和人类的利益。动物研究伦理指南详见国际兽医学编辑协会《关于动物伦理与福利的作者指南共识》。

研究报告应说明国际实验动物 3Rs 中心（NC3Rs）ARRIVE 指南所列的基本要素：本研究方案经由＊＊＊医院实验动物伦理委员会审批（批号：ABC1234），在＊＊＊（临床试验注册机构）注册（注册号：ABC1234），符合实验室动物管理与使用准则。

四、临床注册

临床试验注册是医学研究伦理的需要，是临床试验研究者的责任和义务。所有在人体中和采用取自人体的标本进行的研究,包括各种干预措施的疗效和安全性的有对照或无对照试验(如随机对照试验、病例-对照研究、队列研究及非对照研究)、预后研究、病因学研究和包括各种诊断技术、试剂、设备的诊断性试验,均需注册并公告。

本研究方案经由＊＊医院伦理委员会审批(批号:ABC1234),在＊＊＊(临床试验注册机构)注册(注册号:ABC1234),所纳入患者均签署知情同意书。

中国临床试验注册中心全部注册程序均为在线申报。

1. **注册账户** 首先在中国临床试验注册中心网站上建立申请者账户:点击 ChiCTR 首页右侧的"用户登录"区的"注册";弹出个人信息注册表,请将你的信息录入此表后点击"注册",就生成注册账户。

2. **登录** 返回 ChiCTR 首页,在"用户登录"区输入您的用户名和密码,点击"登录"就进入用户页面。

3. **注册新项目** 点击用户页面上方的"新注册项目",则出现注册表,在第一行的语言选择项选择"中、英文"注册;将标注有红色"＊"号的栏目填完后,点击注册表最后的"提交";如一次填不完注册表内容,可分步完成,每次均需选择"未填完",并点击注册表下方的"保存";所有内容填完后请选择"待审核"和"保存",然后点击"提交";在未完成审核前,申请表内容均可修改。

4. **上传附件** 所有申请注册的试验均需提交伦理审查批件复印件(扫描后在注册表中"伦理批件"上传文件中提交);所有申请注册的试验均需提交研究计划书全文和受试者知情同意书(模版可在本站"重要文件"栏中下载)(电子版在注册表中"研究计划书"上传文件中提交),仅用于审核,不公开。完成后的统计结果,注册时无须上传,可在试验完成之后再上传,在试验完成之后再选择是否公开。

五、撰写论文

医学科研论文是医学科学研究工作的书面总结,是交流、传播医学科技信息的基本形式。按论文资料来源可分为原著、编著两种;按论文写作目的分为学术论文和学位论文。医学科研论文的撰写应遵循以下几个要求。

1. **创新性** 医学科研论文应有新的发现或发明,如临床研究应有新方法、新方案,且疗效更好;基础研究应选题新颖、方法先进,有新发现或新观点。

2. **科学性** 医学科研取得的预期结果或能解决的相关问题,具有可重复性,可从课题设计的合理性、研究方法的精确性、资料处理的科学性、实验结论的客观性等方面评价和体现。

3. **逻辑性** 医学科研论文是通过实验研究或临床医疗观察材料,经分析、综合、抽象、概括及推理后的总结,具有极强的逻辑性。

4. **规范性** 学术论文编写的标准化和规范化是使其格式和体例规范化,语言、文字和符号规范化,技术和计量单位标准化,以便于学术论文的检索和传播,促进学术成果的交流和使用。学术论文编写规则(GB/T 7713.2—2022),2023 年 7 月 1 日起实施。

5. **实用性** 医学是一门应用科学,除少数纯理论研究的论文之外,绝大多数医学论文应结合医疗、预防的工作实际,力求解决临床实际问题。论文的实用价值越大,其指导作用也就越大,越具重要性。

6. 可读性 医学科研论文应结构严谨、层次清楚、图表清晰、语言通顺、表达精练准确,具有良好的可读性。切忌华丽辞藻的修饰,脱离实际的夸张。

第二章
实验推拿学常用的检测技术

本章节学习目的 > 通过对实验推拿学常用的检测技术的学习,初步认识推拿实验相关的检测技术,并逐步将这些技术应用于推拿的科学研究中。

本章节学习要点 > 十五个常用检测技术的名称和基本内容。

本章节课程思政 > 对常用推拿实验检测技术的学习可以让学生认识到传统中医和现代科学技术结合的必要性。现代的检测技术在推动传统中医推拿的发展与创新上发挥着重要的作用。中医推拿的发展也为现代检测技术的发展提供了新思路。

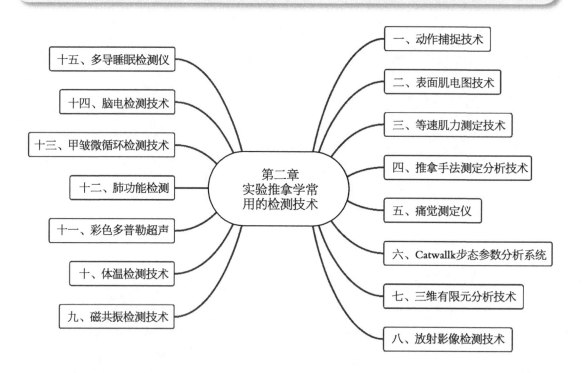

一、动作捕捉技术

动作捕捉技术被普遍认为是起源于 1915 年费舍尔(Fleischer)发明的影像描摹(rotoscope)——一种通过追踪真人动作片段来制作动画电影过程的技术。后来被广泛应用于动画制作、人体工程学、生物力学研究等多个领域,其实质就是利用外部定位系统对物体在三维空间中的运动进行数据记录和姿态还原的技术,它通过捕捉被测物的空间位置(三维坐标),来获取与之相关的速度、加速度等运动学数据。

典型的运动捕捉设备一般由四个部分组成:① 传感器,是固定在运动物体特定部位(如主要关节部位)的追踪装置,传感器感受运动物体运动位置的变化并提供给信号捕捉设备,一般传感器的数目多少决定了动作捕捉的细致程度。② 信号捕捉设备,如高分辨率红外摄像机,负责位置信号的捕捉。③ 数据传输设备,将信号捕捉设备采集的大量运动数据快速准确地传输到计算机系统进行处理。④ 数据处理设备,包括计算机硬件及数据处理软件,借助计算机对数据高速的运算能力将动作捕抓系统捕捉到的数据修正、处理,实现三维模型真正、自然的运动。

常用的运动捕捉技术根据其工作原理可分为机械式、声学式、电磁式和光学式。

机械式运动捕捉系统通过把目标运动物体与机械结构相连接,物体运动带动机械装置,依靠机械装置感受器跟踪、记录运动物体的运动轨迹。该方法的优点是精度高,成本低,可实时测量,可同时捕捉多个人体动作,但因机械结构对人体的动作阻碍和限制很大,因此使用操作极不方便。

声学式运动捕捉系统通常由发送器、接收器和处理单元组成,发送器是一个固定在运动物体体表的超声波发生器,接收器一般由三个超声探头呈三角形排列组成,处理系统通过测量声波自发送器到接收器的时间或相位差,计算并确定接收器的位置及方向。该方法的设备成本较低,但精度不高,且易受噪声、气压、湿度、温度等因素的干扰。

电磁式运动捕捉系统主要由发射源、接收传感器和数据处理单元构成。接收传感器被固定在运动物体的关键位置并通过电缆或无线方式与数据处理单元相连;发射源向运动物体所在空间发出按一定时空规律分布的电磁场;随着运动物体在电磁场中运动,数据处理单元利用磁场的强度计算出每个传感器的空间位置和方向。该方法具有操作简单、实时性强、信息量大、精度适中、成本低等优点,但对环境要求严格,场地附近不能存在电子设备、金属物品等,否则会造成电磁场的畸变。

光学式运动捕捉系统通过监视和跟踪目标上特定光点完成运动捕捉任务。通常使用6~8台高清相机环绕排列于检测场地,在运动物体的关键部位贴上特制的标志或发光点,相机连续拍摄运动物体的运动并将图像序列保存下来,然后再进行分析和处理,计算出运动过程中每个标志或发光点的空间位置变化,进而得到运动轨迹。该方法操作方便、实时性强、速率高,但设备价格昂贵、数据处理工作量大,复杂运动时不同部位的标志可能发生遮挡或混淆。

二、表面肌电图技术

表面肌电图(sEMG),也称运动肌电图或动态肌电图,其检测电极为皮肤表面电极,用来记录外周运动单位电位的信号变化情况。表面肌电图记录时不需将电极片刺入皮肤,具有客观性、实用性、无创性等特点,在运动医学、康复医学、神经科学、骨科等临床和研究领域等应用广泛,已成为分析和研究神经肌肉功能最主要的方法之一。

常用的分析方法有时域分析和频域分析:时域分析被用来评价肌力水平、肌肉激活模式、肌肉贡献率和多肌群协调性,主要包括均方根振幅(RMS)、平均振幅(MA)、积分肌电(IEMG)等;频域分析常用来评价肌肉的疲劳程度和收缩特性,主要包括中位频率(MF)、平均功率频率(MPF)及其衍生指标 MPF 斜率和 MF 斜率等。

sEMG 可以反映肌肉活动和中枢控制特征的变化规律,能够实时、准确地反映肌肉活动状态及功能状态。有学者应用 sEMG 观察推拿手法对腰突症患者腰背伸肌群腰背伸肌群疲劳程度及肌力的影响,相比于对照组牵引组,推拿手法治疗后腰突症患者腰背伸肌群 60°/s 及 120°/s 角速度状态下 MPF、IEMG 均有显著改善($P<0.05$),并且推拿手法在改善腰背伸肌群疲劳程度方面疗效显著($P<0.05$)。

有学者利用表面肌电图技术,通过采集分析推拿㨰法过程中各种肌电波讯号的频率、波幅、时序,明确㨰法施术过程中不同动作阶段的主动肌、拮抗肌、协同肌的分类及其相互关系,并阐明各参与肌肉收缩的运动时序,结果表明"㨰法动作的产生是由肱三头肌和肱二头肌协同收缩引起的伸肘及前臂外旋和肱桡肌及旋前肌群协同收缩引起的前臂内旋动作,带动术手着力部位在中立位的两侧所作的往复滚动"。这段关于㨰法施术过程的总结,以客观描记的肌电图资料中各参与肌肉的肌电信号在时间轴上的先后分布为依据,反映了肌肉工作的顺序与参与肌群之间的配合,使㨰法研究有了新的标准和量化方法,是手法量化中较重要的研究成果,为以后的研究提供了必要的理论、实践依据。

三、等速肌力测定技术

等速运动是指在受试关节运动过程中依照预设速度保持匀速运动,测试过程在关节运动的全范围提供顺应性阻力,肌肉用力仅使肌肉力量增加、力矩输出增加,而不改变运动过程中角速度的大小,即运动速度恒定。建立在这一运动原理上的测试技术即等速肌力测定。这一技术目前已在运动科学研究领域及康复医学研究领域得到较为广泛的应用,用于肌肉功能评价和运动损伤后的肌力训练,其最主要的优点是客观、准确、重复性强且敏感性高,而且能够提供肌肉力学性能确实的量化结果,具有相对较高的可靠性,是目前评定肌肉功能的最优选择。

等速肌力测定常见指标包括峰力矩、相对峰力矩、峰力矩角度、峰力矩时间、疲劳系数、总功、疲劳系数、屈伸肌峰力矩比值、关节活动范围等。有学者应用等速肌力测定技术观察"以痛为腧"手法与㨰法治疗对早中期膝骨关节炎(knee osteoarthritis, KOA)患膝关节功能的影响,研究发现:"以痛为腧"手法与㨰法均能改善早中期 KOA 患者 60°/s 角速度伸肌峰力矩和 180°/s 角速度屈肌峰力矩;㨰法更利于屈肌肌力的改善,"以痛为腧"更利于伸肌肌力的改善。等速肌力测定技术具有结果精确、重复性好,可以提供大量具体数据,为观察推拿治疗疾病的疗效观察及生物力学机制的阐明提供了可靠的测量手段。

四、推拿手法测定分析技术

推拿作为一种徒手治疗方式,其手法种类繁多,但最终都要通过力的形式作用于人体体表,其治疗过程分为推拿作用力的产生、推拿作用力的传递及推拿作用力的生物学效应。推拿作用力的相关要素直接决定推拿刺激量的大小,而推拿时手法刺激量的大小直接对推拿的生物学效应产生影响。推拿手法刺激量的规范化关系到实验结果的可靠性、稳定性及可重复性的问题,对推拿手法的刺激量进行科学的量化是推拿学科向前发展的必由之路。

为了解决推拿手法刺激量的规范化问题,国内外的推拿研究者都做了大量有价值的研究探索。研究者认为,推拿作为一种徒手操作的非药物治疗方法,其本质是一种机械力学刺激,推拿手法能否取得良好生物学效应主要取决于推拿手法的刺激强度、手法作用时间及手法作用力的频率,但也与疾病的性质、操作者的手法功力、手法的操作方式、着力面积、时间长短等因素有关。基于对手法刺激量的认识,20 世纪 80 年代山东中医药大学王国才教授课题组研发了推拿手法动态曲线测试仪器,用现代电子仪器对推拿手法进行生物力学测定,该仪器可以测定、记录并显示各主要推拿手法力的大小、周期、频率、节律、力的变化速度等参数信息,并以典型动态曲线的形式进行记录、显示。在此基础上,研究者对推拿手法测定仪进行进一步升级,开发出能够对推拿手法力学参数进行实时显示、定量化及作用力三维分析处理的Ⅰ型中医推拿手法测力分析仪。

推拿手法测定仪的成功研制使推拿手法从单纯被感知发展到三维显示手的力学参数特征的实时动态波形描述,实现了对推拿手法操作过程的准确监测和手法质量操作正确与否的客观评价,对推动推拿手法动力学研究和手法规范化操作进程大有裨益。

也有研究者通过用摄像等影像学手段拍摄各种特异性手法的 3D 运动图像,图像处理后获取数值信息,分析对比得出影响手法效应的生物力学运动学特征参数(如手法动作的幅度、频率、旋度等);并将特异性手法在手法测试仪上进行操作测试,对记录获取的信息进行时域和频域处理,分析对比得出影响手法效应的生物力学动力学特征参数及变化规律(如手法作用力强度、作用力轨迹、应力、应力梯度等)。在此基础上进行中医特异性手法生物动力学规范化研究,通过建立㨰法和一指禅推法力学模型,在此基础上采用小波变换、Fourier 分析方法分析手法动力学参数中的周期相似度和波形相似度及信号均匀性,从而规范了软组织手法和调整手法的客观标准。上述工作为对推拿手法进行计算机模拟及实验推拿模拟仪的研制提供了前提。

五、痛觉测定仪

痛觉测定仪是指用来测量痛觉阈限的仪器。使用的测痛仪除机械的(毛发针、弹簧针)以外,还有辐射热的、电流的、化学的、电热的和温控的等。推拿实验中常用的痛觉测定包括机械足反射阈值(paw withdrawal threshold, PWT)和热缩足反射潜伏期(paw withdrawal latency, PWL)。通常使用 Von - Frey 纤维丝测定 PWT,使用热辐射痛觉测量仪测量 PWL。两种测定方法能精确地控制刺激强度,可测量到接近于"纯粹"的痛觉,其实验结果还可以重复,因而在推拿镇痛实验研究中得到广泛的应用。

六、Catwalk 步态参数分析系统

步态分析系统是一种自动化的计算机辅助的步态分析技术,是一个完整的定量评估鼠类模型中动物脚步和步态的封闭式步形台,对动物不采取任何强迫措施,能够准确地评估动物的脚步和步态,从而获得自然步态。此系统主要由含内置荧光灯的玻璃板(跑步台)、玻璃下方的高频摄像头、数据传输转换系统等组成,它的核心技术是脚印光亮折射技术:由发光二极管发射出来的光散射到玻璃板内,光线完全在玻璃板内反射,当动物在通道内行走过程中,爪印与玻璃板接触时,该区域内的光线将朝反的方向折射,高频摄像机位于玻璃板下方,将会捕捉到这些光亮区域,并将信

号发送到步态分析系统的计算机中,进行离线或在线分析。Catwalk 自动步态分析系统根据每个脚爪的位置、大小、接触面积、压强、不同时间点脚爪之间的相互关系,计算出步态的时间(动态)和空间(静态)参数。此技术可以用于推拿实验研究疼痛和功能障碍动物模型(如腰突症动物模型)造模后步态参数的检测。

七、三维有限元分析技术

有限元分析法(finite element analysis, FEA)是利用有限数量的模拟量对无限单元的真实结构进行模仿,将各种形质构造数学化后进行计算的过程,是矩阵结构在力学领域中的延伸。FEA 技术最初应用于航空领域,后来 Rybcidki 等其引入到骨科,催生了骨外科学——生物力学这一新生的交叉学科。伴随着计算机技术和影像技术的迅猛发展,FEA 技术在骨科、运动医学、康复医学、口腔医学等领域大量应用并取得丰硕的研究成果。

FEA 技术也被应用与推拿生物力学机制研究之中。有学者 FEA 技术应用比较不同运动状态下正常与退变腰椎节段三维有限元模型的应力变化特点及量效关系,借此分析中医推拿手法对退变腰椎节段力学调衡作用机制。研究发现,中医推拿手法作用后可改变椎间盘内的应力分布,一定程度地扩大椎管内的空间,减小神经根所受的应力;中医推拿手法通过对人体退变腰椎节段力学环境的调衡发挥改善和治疗腰椎间盘病变的作用。FEA 技术的应用为阐明中医推拿手法诊治脊柱退行性疾病的生物力学机制的研究提供新的研究思路。

八、放射影像检测技术

放射影像检测是利用 X 线、核素的 γ 线等,透过人体后,使人体内部结构和器官在荧光屏上或胶片上显出影像,从而了解人体形态结构、生理功能及病理变化。推拿临床常用的两种放射影像检测方法包括 X 线检测和 CT(computed tomography)检测。

X 线是基于人体内不同结构的脏器结构对 X 线吸收的差别进而透射成像。一束能量均匀的 X 线投射到人体的不同部位,由于各部位组织对 X 线吸收的不同,透过相应部位的 X 线强度亦不同,最后投影到一个检测平面上。检测器把 X 线强度转换为光强度,摄像机又将光信号转换成与检测到的 X 线量相匹配的电子信号,再通过模/数转换器将电子信号转换为数字信号,最终即形成一幅人体的 X 线透射图像。研究者通过使用量化 X 线测量技术评估脊柱推拿手法对腰椎不稳症腰椎稳定性的影响,观察脊柱推拿手法对不稳定节段(L4~L5)椎体在矢状位上的位移、腰椎松弛度的变化。结果表明,脊柱推拿手法可调整腰椎不稳症患者的椎体间异常运动,进而改善了脊柱稳定性,初步明确了脊柱推拿手法治疗腰椎不稳症的机制,为脊柱推拿手法的临床应用提供影像学依据。

CT,即电子计算机断层扫描,它是利用精确准直的 X 线束、γ 射线等,与极高灵敏度的探测器一同围绕人体的某一部位作一定厚度的断面扫描,由探测器接收透过该层面的 X 射线,转变为可见光后,由光电转换变为电信号,再经模拟/数字转换器转为数字,即每个体素(即图像形成的处理中对选定层面分成若干个体积相同的长方体)的 X 射线衰减系数或吸收系数,再排列成矩阵,经数字/模拟转换器把数字矩阵中的每个数字转为由黑到白不等灰度的小方块,即像素(pixel),并按矩阵排列,即构成 CT 图像。CT 具有扫描时间快、图像清晰等特点,可用于多种疾病的检查。研究者应用 CT 检测技术对理筋手法联合颈椎调整手法治疗颈椎病"骨错缝"的作用机制进行研究,治疗前后采用 Philips64 排螺旋 CT 从颅底扫描至 T1 椎骨水平的长度范围,获得容积数据,重建层厚 0.625 mm,再采用 ITK-SANP 软件根据 CT 数据完成每一节段颈椎骨骼的重建,比较 3 组治疗前后颈椎 C2、C3、C4 椎骨三维空间的变化。结果显示理筋手法联合颈椎调整手法可调整颈椎病患者的颈椎三维空间位置,改善颈椎功能,这可能是其治疗颈椎病"骨错缝"的机制之一。

九、磁共振检测技术

功能磁共振成像在近些年来已取得充分发展,技术成熟。神经影像技术已经在疼痛机制和 KOA 生理病理机制研究中的广泛应用,尤其是静息态功能磁共振成像已经被广泛应用到认知科学、神经科学、运动医学、临床药物镇痛机制、中医针刺和中医推拿的脑机制研究中。研究人员已经初步绘制了涉及慢性疼痛中枢发病机制的大脑区域,已经发现涉及了大脑的边缘叶、脑岛、前扣带回、右前额叶回的相关变化,还通过检测针刺引起的脑反应,揭示了部分针刺镇痛的中枢机制。

研究人员通过静息状态功能磁共振成像(rs-fMRI)采集及分析技术发现,慢性疼痛患者表现出内侧前额叶默认模式网络(DMN)的功能连接(FC)改变,以及前扣带回皮质(ACC)的区域均一性(ReHo)改变。这些结果大大提高了对慢性疼痛中枢机制的认识。

研究表明,推拿治疗疼痛的疗效确切,但推拿镇痛的机制尤其是中枢镇痛机制仍然不清楚,这阻碍了其在临床实践中的广泛应用。目前,多数研究是基本脑磁共振成像的功能变化进行的探索,但是对于建立在 KOA 慢性疼痛发生的早期、中期脑中枢结构改变的基础上进行脑功能变化机制的研究较少。静息态功能磁共振成像技术具有在临床人体研究中无创伤、可重复的优势,具有很好的空间分辨率和时间分辨率,受试者易配合,弥补了传统神经生物学方法在临床 KOA 研究中的一些不足之处。有学者应用静息态功能磁共振成像技术观察推拿治疗膝骨关节炎后引起的脑区功能活动变化及脑区间的协同作用,研究表明,以丘脑脑区为主的功能活动改变可能是推拿干预 KOA 的中枢镇痛机制。静息态功能磁共振成像技术也为研究推拿中枢镇痛机制提供了一条途径。

十、体温检测技术

人体内部的温度即为体温,维持恒定的体温,是保证正常新陈代谢和生命活动进行的必要条件。测量体温是疾病诊断常用的检查方法,分为口腔测温、腋下测温和肛门测温三种。

目前在市面上常用的测量体温的仪器种类繁多,最常见的且是最为准确的是水银体温计,也称为玻璃体温计。这种体温计放在腋下,等待 5~10 分钟,体温计上就可以显示出比较准确的温度值,这就是患者的体温。额温计、耳温枪也是临床上常用的测量体温的仪器,是利用检测额头或鼓膜所发出的红外线光谱来测定体温,其检测原理是根据黑体辐射理论,不同温度的物体所产生的红外线光谱也不同,利用可以精确至 0.1℃ 的温差电堆红外线侦测器检测,经过微计算机转换读数而显现出实际体温。水银体温计和耳温枪都需要专人针对个体进行测量,耗费人力、时间,检测效率较低。

除此之外,还有一些科技含量比较高的体温测量仪器,比如 WFHX-68A 便携式红外体温计、DL-700A 红外热像仪等,其原理也是利用红外线对体温进行测量,但此类测温技术具有非接触、快速、方便、直观、安全等特点,克服了传统的体温计、额温计、点温计和耳温计等仅针对个体测量耗时多、易交叉感染等不足,非常适合于在机场、码头、车站、医院和商场等人流量较大的场合进行体温快速排查。

体温检测技术在观察小儿推拿手法对外感患儿的即时退热效果研究中应用较多。研究人员将 150 例外感发热患儿随机分为推拿组、布洛芬组、推拿加布洛芬组,每组 50 例。推拿组予特定穴推拿,布洛芬组予布洛芬混悬液,推拿加布洛芬组同时予特定穴推拿和布洛芬混悬液治疗。各组疗程均为 4 小时,观察治疗前 5 分钟及治疗后 5 分钟、4 小时的体温变化情况。研究结果表明:特定穴推拿治疗小儿外感发热的短期疗效较好且不易反弹;而加用布洛芬后,未见明显的协同增效作用,反会影响疗效。

十一、彩色多普勒超声

彩色多普勒超声又称彩超,是一种医用设备,适用于全身各部位脏器超声检查尤其适用于心脏、肝、胆、胰腺、脾、肢体血管以及妇产等检查诊断。彩色多普勒超声是目前最先进、可靠、准确、应用最广泛的超声检查方法。其成像原理是超声波探头产生高频超声,发射的声束遇到流动中的红细胞,两者的相对运动就产生多普勒效应。如果血流迎向探头,反射频率则高于发射频率;如果血流逆向探头,反射频率则低于发射频率。彩色多普勒成像就是将这种频率的变化用彩色编码的方式叠加在普通的黑白图像上,进而直接计算出血液流动的速度、病变前后的压力差等。也就是说"彩超"中的彩色信号是血流信号。医生可以根据声波的强度确定相应的组织器官状况,并对判断疾病的性质起到重要的依据。其仪器灵敏度远高于普通 B 超检查。基本上可以发现 2 毫米以上的实性病变,可以清楚地判断病变的大小与分布。

研究者彩色多普勒超声观察推拿对右腘窝动脉及身体其他有关部位血流动力学产生的影响,结果表明推拿可以使血管阻力下降,平均血液流速及血流量相应增加。且对推拿(揉法)各组成要素进行分析后发现,揉法以 120 次/分钟的频率、7 公斤中等力度、时间 5 分钟最为适宜。

十二、肺功能检测

肺功能检查是呼吸系统(respiratory system)疾病的必要检查之一。主要用于检测呼吸道的通畅程度、肺容量大小,对于检出肺、气道早期病变,评估肺部疾病的病情严重程度及预后,评估治疗方法的疗效等方面有重要的临床价值。一般通过肺功能测定仪完成。

肺功能检测主要包括通气功能检测和换气功能检测检查。检查肺功能需要受检者在检测医师指导下,按照口令做吸气和呼气动作。肺功能测定仪上根据气流变化识别吸气、呼气的波形,并根据波形的变化判断通气功能与换气功能障碍。肺功能检测是呼吸系统疾病的重要检测手段,但属于功能学检查,需要结合影像学检查一起来综合判断疾病的轻重。

研究者应用肺功能检测技术观察小儿推拿对小儿哮喘急性期肺功能损害变化的影响。结果表明,小儿推拿手法可以改善急性期哮喘大气道肺功能。

十三、甲皱微循环检测技术

微循环是完成循环系统基本职能的最小功能单位,其形态与功能状态变化与整个机体尤其是循环系统的功能密切相关。观察人体微小毛细血管的变化,是研究微循环、观察血流变的重要指标。凡可能引发微循环变化的疾病,如各种原因的休克、弥散性血管内凝血、严重创伤及烧伤、血液病、肾炎、某些急性传染病(如流行性出血热)、结缔组织病、变态反应病等,均可通过观察甲皱微循环的变化,显示疾病的病理变化过程,并评估治疗效果。目前临床上人体外周微循环检查的部位较多,甲皱、球结膜、舌、口唇、齿龈、口腔黏膜、皮肤等处均可采用,其中甲皱微循环检查是目前临床上最常用的了解机体微循环状态的方法。

研究者应用 WX-9 型微循环显微仪观察大学生练功前后甲皱微循环的变化情况,探讨推拿功法少林内功锻炼对手部温度的影响。经过 12 周少林内功锻炼,功法组大学生甲皱微循环的血流速度、输入枝管径、输出枝管径、袢顶管径较本组锻炼前均有显著差异。结果表明 12 周的少林内功锻炼能够有效改善大学生甲皱微循环。

十四、脑电检测技术

脑电波(electro encephalo gram, EEG)是指大脑在活动时,大量神经元同步发生的突触后电位经总和后形成的,是脑神经细胞的电生理活动在大脑皮层或头皮表面的总体反映。脑电波监测广泛应用于其临床实践中。脑电波中包含了大量生理与疾病信息,通过对脑电波的检测,可以为脑部病变的鉴定提供依据。常用的是脑电图检测,即通过按照一定规则放置在头皮上的电极对脑电波活动的过程进行记录,固定在头上导电电极感应到脑电波微弱的电压变化,通过差分、放大、滤波,数模转换等一系列手段最终将电信号变成脑电波的原始数据,进而客观量化地反映被测者当下意识、疼痛、情绪、睡眠四大大脑功能状态的变化,从而帮助临床医生了解到被测者的大脑状态。

研究通过应用脑电波检测技术对腹部推拿治疗心脾两虚型原发性失眠(PI)的疗效进行临床评估,发现证实了腹部推拿对心脾两虚型 PI 患者的大脑活动,尤其是额部与枕部具有一定的影响作用,且证明了经腹部推拿治疗后长期失眠导致的精神紧张与疲劳困倦感有较好的疗效,为腹部推拿治疗心脾两虚型 PI 及其他同类研究提供科学依据。

十五、多导睡眠检测仪

多导睡眠监测(polysomnography, PSG)是诊断睡眠呼吸暂停低通气综合征(obstructive sleep apnea hypoventilation syndrome, OSAHS)最重要的检查。通过夜间连续的呼吸、动脉血氧饱和度、肌肉运动、脑电图、心电图、心率等指标的监测,可以了解打鼾者有无呼吸暂停、暂停的时间、暂停的次数、发生暂停时最低动脉血氧值以及对身体健康影响的程度,便于制定临床治疗方案和定量评估手术或其他治疗效果,是国际公认的诊断睡眠呼吸暂停低通气综合征的金标准。

但由于需要专门设备和环境,费用昂贵、工作量大,检查程序繁复、患者等候时间长,其临床普及性受到限制。近年来,各种便携式睡眠监测仪在临床逐步应用。研究者通过研究观察了便携式睡眠监测仪在诊断阻塞性睡眠呼吸暂停低通气综合征中的作用,采用泰科 Sandman 多导睡眠仪

（PSG）和瑞思迈 Aplink 便携式睡眠监测仪,对 108 例怀疑患有 OSAHS 的对象采用两种监测仪进行监测,进而比较各指标的差异,观察便携式睡眠监测仪的敏感性、特异性。结果表明便携式睡眠监测仪对诊断 OSAHS 有高敏感性、特异性,可用于临床常规诊断。

参考文献

[1] 郭光昕.推拿干预膝骨关节炎 MRI 多模态技术的中枢镇痛机制研究[D].上海:上海中医药大学,2020.

[2] 姚斐,安光辉,田健材,等.推拿功法少林内功对大学生甲皱微循环影响的研究[J].中华中医药杂志,2019;34(11):5443.

[3] 陈彦飞,赵勇,鲁超.有限元分析技术在膝关节生物力学研究中的应用现状[J].中国中医骨伤科杂志,2019;27(08):81.

[4] 周智毅,张亚峰,周悦,等.量化 X 线测量技术评估脊柱推拿手法对腰椎稳定性的影响[J].中国中医骨伤科杂志,2018;26(1):10.

[5] 胡冠宇.腹部推拿对心脾两虚型失眠患者定量脑电图变化影响的研究[D].长春:长春中医药大学,2018.

[6] 秦大平,张晓刚,聂宏忠,等.不同运动状态下模拟人体腰椎结构特征变化的有限元分析[J].医用生物力学,2017;32(4):355.

[7] 娄冉,黄克勤,王亭,等.特定穴推拿治疗小儿外感发热的短期疗效观察[J].上海中医药杂志,2016;50(12):60.

[8] 邓佳南,龚利,李建华,等."以痛为输"手法对早中期膝骨关节炎患者等速肌力的影响[J].中国中医骨伤科杂志,2015;23(6):35.

[9] 田福玲,李旗,崔建美,等.小儿推拿对小儿哮喘急性期肺功能损害预防作用的研究[J].针灸临床杂志,2014;30(9):47.

[10] 晋发,蔡伟,杨健,等.便携式睡眠检测仪对 OSAHS 的诊断价值[J].世界睡眠医学杂志,2014;1(5):287.

[11] 樊星.等速肌力测定分析膝关节骨关节炎对膝关节屈伸肌群影响[D].长沙:中南大学,2013.

[12] 朱清广,房敏,潘磊,等.推拿手法对颈椎病"骨错缝"的治疗作用[J].中医杂志,2012;53(2):129.

[13] 周楠,房敏,朱清广,等.推拿手法治疗腰椎间盘突出症腰背伸肌群生物力学特性评价研究[J].中华中医药杂志,2012;27(3):562.

[14] 宋和兰,崔瑾.中医推拿手法三个要素的研究述评[J].贵阳中医学院学报,2011(3):80.

[15] 陈波,崔瑾,谢西梅,等.体外压力刺激对大鼠"足三里"穴筋膜组织成纤维细胞合成释放基质金属蛋白酶1、基质金属蛋白酶抑制剂1、前列腺素 E2 和胰岛素样生长因子1的影响[J].中国组织工程研究与临床康复,2010(15):2756.

[16] 张红参,丰芬,范宏元,等.近年来推拿手法刺激量参数研究概况[J].辽宁中医药大学学报,2009(7):52.

[17] 张琴明,朱清广,房敏,等.推拿三步改良法治疗腰椎间盘突出症临床疗效分析[J].上海中医药大学学报,2008(1):27.

[18] 赵毅,孙鹏,安光辉.推拿手法量化是推拿学科发展的必由之路[C]//中华中医药学会推拿分会.中华中医药学会推拿分会第九届推拿学术年会暨浙江省中医药学会推拿分会继续教育项目论文汇编.上海中医药大学针灸推拿学院,2006:5.

[19] 邱桂春.常用推拿手法的力学测定及临床意义[D].广州:第一军医大学,2005.

[20] 曾庆云.揉法动作原理的运动生物力学研究[D].济南:山东中医药大学,2003.

[21] 余洪俊.表面肌电图评价肌肉的功能状况[J].中国临床康复,2002(23):3514.

[22] 刘新华,朱樑,周信文,等.彩色多普勒超声观察中医推拿对动脉血流动力学影响[J].医用生物力学,1996(4):228.

[23] 周信文,许世雄,谢志勇,等.中医推拿手法测力分析仪 FZ－Ⅰ型的研制及揉法合力作用点轨迹分析[J].医用生物力学,1996(3):179.

[24] 王国才,毕永昇,张素芳,等.推拿手法动态曲线的测定及应用[J].山东中医学院学报,1982(1):72.

第三章
推拿手法的实验研究

本章节学习目的	> 通过对推拿手法的实验研究的学习，对推拿手法的作用机制有更深入的认识，从而能够更好地推广应用。
本章节学习要点	> 推拿手法的参数（生物力学、时效与量效）、推拿手法效应机制（镇痛、温热、位移、变形、补泻）、推拿手法的实验及设计。
本章节课程思政	> 本章节对于推拿功法研究的介绍，让学生能够从功法的侧面，深入量化地研究推拿功法的作用机制。功法动手实验的设计也进一步培养学生的实践能力和创新能力，在实验中把理论转化为成果。

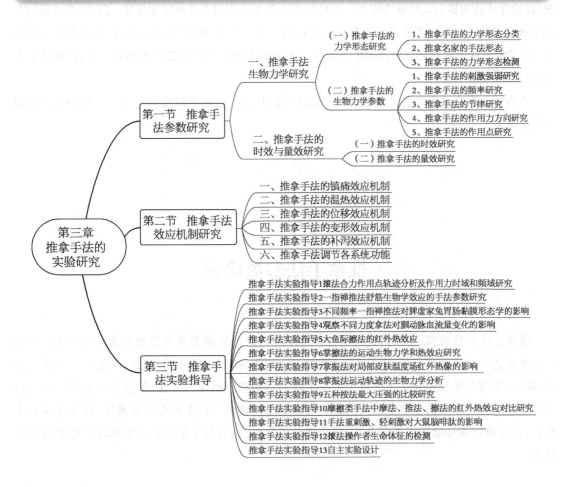

推拿手法是用手或肢体其他部位,运用各种特定的技巧动作(包括特定的肢体被动运动),施术于人体的特定部位或穴位等位置,来防治疾病的一种中医外治疗法。推拿具有防治疾病、强身健体的作用。推拿临床疗效的主要影响因素包括三个方面:一是手法的效能;二是受术部位的经络与腧穴的特异作用;三是受术时人体的生理病理状态。推拿临床疗效影响因素可能单独起作用,也可能关联起作用。推拿手法效能主要体现在时效关系和量效关系上。对于推拿手法时效关系和量效关系的科学研究,不仅能够推动推拿临床疗效的提高,还能够促进推拿学科的进步与发展。与此同时,推拿手法的效能需要达到一定的标准范围才能真正起作用,因此,还必须运用现代科学技术来研究推拿手法的标准化。

同时手法中要求的"有力"不是单纯的力量,而是一种外来信号刺激。生物力学是应用力学原理和方法对生物体中的力学问题进行定量研究的学科。随着生物力学的引入,推拿手法力量大小、频率快慢、作用时间长短等逐渐规范,推拿的功效也得到大幅提升,并且为推拿的效应机制研究奠定了基础。

推拿手法是推拿治疗疾病的关键,手法作用力是治疗效果的始动因素,其中不仅有功力,也有巧力,正如《医宗金鉴·正骨心法要旨》手法总论中所言:"机触于外,巧生于内,手随心转,法从手出。"推拿以不同手法组合施力于患者体表各部位,通过力的渗透和传递,调节机体的病理、生理状况,以治疗疾病和提高人体健康水平。正确的手法动作是作用力的前提和保证。因此,手法研究是推拿研究的基础。推拿手法的作用和应答过程有三步:① 施术者力的发动;② 受术者对力的接受;③ 受术者受力后局部及全身的生物效应。手法的生物力学研究是应答的第一步,研究结果对应答后两步至关重要。

下面就从推拿手法参数研究、推拿手法效应机制研究、推拿手法实验指导三大部分分析探讨和研究推拿手法。

| 第一节 |

推拿手法参数研究

推拿手法参数研究,主要是通过对各种推拿手法进行运动力学分析和生物力学分析。本教材中手法运动力学侧重分析主要包括力的大小(刺激强弱)、方向、作用点,以及推拿手法的形态、频率、节律等的规范化。本教材中手法生物力学侧重分析单一手法、组合手法的手法合力对人体各组织器官影响的生物学效应机制。推拿手法参数研究便于规范手法操作,便于临床技术推广,还能够加强推拿手法的安全性,减少意外的发生,也有利于推拿各流派名家手法的继承与创新。

一、推拿手法生物力学研究

推拿手法的参数研究在很大程度上是推拿手法运动力学研究。运动力学通常指物体的运动。推拿手法运动力学,即指对推拿手法运动进行力学参数的研究。手法运动力学研究是手法生物力学的重要部分,是施术者正确施力于受术者从而达到治疗效果的前提。

(一)推拿手法的力学形态研究

1. 推拿手法的力学形态分类 推拿手法按照手法动作形态特点进行分类,一般分为摆动类手法、摩擦类手法、挤压类手法、叩击类手法、振动类手法、运动关节类手法等。摆动类手法具有摆动的特点,常用手法有一指禅推法、拨法、揉法、缠法;摩擦类手法具有与体表之间相互摩擦的特点,常用手法有摩法、擦法、推法、搓法、抹法、刮法、扫散法、推桥弓;挤压类手法具有与体表之间相互挤压的特点,常用手法包括按法、点法、压法、拿法、捏法、捻法、拍法、击法、拨法、踩跷法;叩击类手法具有叩击的特点,常用手法有击法、拍法、弹法、鸣天鼓;振动类手法即具有振动特点的手法,常用的有振法、抖法;运动关节类手法即可以使关节产生运动的手法,常用的有摇法、背法、拔伸法、扳法、屈伸法等。

2. 推拿名家的手法形态 推拿已经有两千多年的历史。在其发展过程中,逐渐形成了一些推拿流派,如一指禅推拿、擦法推拿、内功推拿、脏腑推拿等流派。这些流派有各自的擅长手法,比如一指禅推拿之一指推法、擦法推拿之擦法、内功推拿之平推法、脏腑推拿之选揉法等。有学者就各流派主要手法的典型动态曲线图加以整理,初步分析了各名家手法的基本特点,如朱春霆式一指推法特点是用拇指中峰略偏桡侧处着力,悬腕约120°,摆动节奏明快,摆幅适中,指力轻柔而着实。动态曲线图总结其特点为轻、快、平稳、深透、前摆力与回摆力几乎相等。王纪松式一指推法的特点是用拇指中峰着力,悬腕约100°,摆动时拇指关节自然伸屈,摆幅较大,动作稳健,节律均匀,指力圆匀而重实。动态曲线图总结其特点为稳、圆、重着、柔和、深透。又如丁季峰擦法动态曲线图表明手法周期较一指禅推法为长,频率适中,垂直手法波振幅高,上升支陡峭,上升角大,波峰尖锐,下降支降至前谷水平后,回摆波又明显升起,振幅可高达主波的1/3至1/2,波峰亦锐。轻型擦法之纵向、横向波在基线上呈蠕动形。中、重型擦法的纵向,曲线显示前冲力小,横向曲线接近基线。说明擦法的特点是受力面积大,垂直压力强,柔和深透,波形丰富。总之,采集、分析推拿名家手法的生物力学动态曲线图,可以更好地学习和促进各流派名家手法的继承和发扬,并可以为手法的教学工作提供新的思路、方法及量化指标,极大地推动了推拿教学的发展。

3. 推拿手法的力学形态检测 有学者通过计算机三维分析发现,擦法操作时上肢关节的运动学特征与擦法合力轨迹的变化存在着密切的关系。当操作者的第5掌指关节及小鱼际吸附于治疗部位,前臂主动摆动,带动手臂手背来回滚动时,产生"心形"合力轨迹,最好的操作轨迹就是"心型"轨迹;当操作者以基本相同的运动方式操作,但腕关节摆动幅度较大,以致在前臂前摆时第5掌指关节略提起,则产生"葫芦形"的合力轨迹;若操作者在滚动过程中小鱼际完全吸附于治疗部位,或来回摆动时力量不足,则出现"8字形"的合力轨迹;而以掌指关节滚动时,则出现"棒槌形"的合力轨迹。141例擦法合力作用点轨迹按几何特征分析总结,结果显示:"心形"的占30.9%,"葫芦形"占 14.5%,"8 字形"占 23.0%,"棒槌形"占 24.3%,其他形占 7.3%。

（二）推拿手法的生物力学参数

运动力学参数被用来描述各种手法的运动力学特征。它由运动学参数和动力学参数两部分组成。运动学的参数包含时间参数、空间参数、时空参数，其中时间参数指时刻、时间、频率；空间参数指路程、位移、角位移；时空参数指速度、速率、角速度、加速度、角加速度。动力学参数则包含力、力矩、动量、动量矩、冲量、冲量矩、功，其中力又包括了大小、方向、作用点 3 个方面。动力学参数具有独立性、瞬时性、隐含性、生物性 4 个特征。

手法运动力学研究包括两个部分：一是手法运动学，研究施术者肩、臂、肘、腕和手等在操作过程中随时间变化的复杂动作和姿态变化；二是手法动力学，研究施术者所施力的变化以及施术者自身肩、臂、肘、腕、手内在力的变化。这两部分不是孤立存在的，两者相辅相成，紧密相关。运用生物力学的理论和方法，基于运动学与动力学参数对推拿手法进行规范化研究，对揭示手法操作原理及进一步探讨其治疗机制具有重要意义。

1. 推拿手法的刺激强弱研究　依据中医传统理论和初步的力学概念，按模糊的手法作用力度来估计，手法可能达到的层次，将手法分为 5 类：① 手法用力很轻，仅达到患者体表或皮毛，能产生放松、柔软、舒适感的，定为轻度手法；② 手法用力较轻，可达皮下、血脉组织，有行气活血的作用，能产生酸、麻、胀感的，定为较轻手法；③ 手法用力适中，可达肌肉组织，可解这镇痛、清除肌肉组织代谢产物，并能产生可忍受的酸、胀、沉重感的，定为中度手法；④ 手法用力较大，可达深层组织、筋骨或脏腑组织，能刺激神经、解除粘连、促进内脏活动，并有明显酸、麻、胀、痛感的，定为重度手法；⑤ 手法用力很大，或使用突然的爆发力，促使骨关节位置发生改变，能产生理筋整复、纠正错位功效的，定为特重手法。这种分类是从基本的力学角度手法的刺激强弱来认识手法的，属于把手法力学知识用于推拿临床的初步尝试。

2. 推拿手法的频率研究　推拿手法频率就是指单位时间内同一手法重复的次数。频率是推拿手法的一个重要物理特性，与手法的刺激量成正比关系；影响推拿手法频率范围因素有很多，如手法运动的特异性、手法力量的大小、操作者的生理条件及治疗目的等。频率变化也影响手法的力学和生物学效应，并导致不同的治疗效果。频率作为手法特征或者说是物理特性的一个组成部分，参与了推拿治疗的整个过程中，操作者如何控制手法频率、频率对手法有何影响以及不同频率对人体的作用有何差异，都是值得研究的问题。

从不同类型的手法频率来看，振动类最快；摆动类：一指禅推法与擦法相近，鱼际揉法较快，掌揉法下限较慢；叩击类：拍法与侧击法相近；摩擦类：掌擦法与掌摩法相近，挤压类最慢。把力与频率结合起来看，归属于同一类的手法，力和频率有相近趋势，如摩擦类掌摩法与掌擦法，挤压类掌按法、指按法与四指拿法，叩击类侧击法与拍法等。归属于不同类的手法，力和频率特征差别明显，挤压类力最大，频率最慢；振动类力较小，频率最快；叩击类拍法、侧击法与摆动类鱼际揉法频率上限相近，但下限差距很大。

（1）影响手法频率的因素

1）手法的幅度影响频率：不同手法的运动各有其特点，运动幅度大小也不同。运动幅度越大,则完成这一动作需要的时间也会较长,频率越慢,手法幅度与频率之间呈反比关系。比如,揉法是肱二、三头肌、前臂伸屈腕肌群及旋前、旋后肌群的协调运动,往返幅度小,其频率在每分钟120~160次;擦法要靠肩关节带动上肢运动,往返距离长,因此频率慢,为10次/分左右;振法则是由前臂伸屈腕肌群快速交替收缩放松产生,手法幅度小,因此其频率可高达600次/分左右。杨氏等对抖法的研究也证实幅度与频率存在着反比关系。

2) 手法力量的大小影响频率:从运动生物力学的基本规律得知,在功率相同的情况下,肌肉收缩速度与肌肉收缩力量也存在着一种反比关系。手法频率的快慢与肌肉收缩速度呈正比,与手法力量大小呈反比。因此,同一手法在力量较小时,频率可以较快;手法力量较大时,频率自然会减慢。频率和力量大小之间相互影响,此消彼长,此长彼消。临床上,有时为了在某一部位加大手法力量,往往需要放慢手法频率。频率慢,压力相对较小,刺激相对减弱,一般应用于表浅病变。从临床实际观察到,治疗时手法频率并非是特定力量下的最快频率,而是以手法的中等频率来进行操作的。

3) 操作者的生理条件影响频率:即使同一手法,由于操作者本身的协调性、肌肉力量、关节灵活性及柔韧性等生理条件的影响,不同的操作者手法频率也有所不同。操作者的协调性较差,灵活性、柔韧性不强,在运动频率相当快时,原动肌和拮抗肌之间的相互作用就会产生干扰,影响手法的准确性,为了达到手法标准不得不降低频率。而操作不当,手法频率过快也会增加操作者关节损伤的可能性。

(2) 手法频率对机体的有效性:多数推拿手法信号是一种周期性随机振动信号。这一随机振动的频率处于次声波范围,最高频率小于10 Hz。人体的不同器官各有其固有振动频率,其频率也多在次声频率范围,如头为8~12 Hz、胸腔4~6 Hz、心脏5 Hz、腹腔6~9 Hz、盆腔6 Hz等。人们发现次声对人体的基本作用原理是生物共振,同样,手法频率作用于人体也能引起共振。轻微的振动一般情况下对人体是无害的,如果振幅强度适当,一定频率范围的振动是起治疗作用的。一般来说,人体对4~8 Hz的振动最敏感,而2 Hz的振动对人体损伤最小。因此,常用手法的频率在2 Hz左右应该是合理的。也有学者从频率角度对擦法进行分析,认为擦法的所有分力的主要成分集中在2~15 Hz上,保持频率在120~160次/分较为合适。

手法频率对机体可以产生不同的渗透性。有学者认为手法的动力形式是影响手法渗透性的力学因素,低频振动的手法力更有利于渗透到较深的组织。而擦法热量的渗透也与频率密切相关。擦法要求使局部达到较高的温度,频率过快,皮肤温度很快升高,深层组织温度却未升高,患者难以接受;频率太慢,则热量不易积聚,温度达不到要求。因此,不同手法应选用不同频率以达到最佳治疗效果。

手法频率对治疗效果影响的古已有之。明代周于蕃说:"急摩为泻、缓摩为补",就已经观察到频率快慢影响补泻,影响治疗效果。现代一些研究也表明,轻柔和缓有节律的刺激使交感神经受到抑制,使副交感神经兴奋,具有抑制、镇静作用;急速而较重的手法刺激使交感神经兴奋,而副交感神经抑制。推拿手法应用中,剧烈运动后,为了镇静放松,多选用缓慢而轻时间较长的手法;为提高肌肉兴奋性,则选用急速而重、时间较短的手法。手法频率对血液循环也有影响。周信文等通过多普勒超声仪观察了不同频率的擦法对腘动脉的影响,发现以120次/分的频率操作,相对于60

次/分和 180 次/分的手法,血流量增加最明显。也有研究表明手法频率在一定范围内能影响血黏度。

3. 推拿手法的节律研究 很多推拿手法除了频率还需要注意一定的节律。手法操作要求施术者践行"有力、均匀、柔和、持久、深透"十字真言,才能达到真正确凿的效应。不同熟练度的施术者所展现的手法是有差异的,这种差异会直接影响治疗疾病的效果,其中手法的力度(有力)、稳定性(均匀)是影响治疗效果的重要因素。这种稳定性、均匀性即是手法节律。揉法操作时,应以尺骨为轴,桡侧围绕尺骨作节律性的内、外旋运动,压力、频率、摆动幅度都要均匀,动作协调而有节奏,手法忽快忽慢不利于治疗疾病。一指禅手法操作时,要求施术者意念集中于拇指的罗纹面或偏锋面作用于一定的部位或穴位,有节律的摆动,才能以气御邪,达到疏通经络、调整阴阳的功效。

月经周期的正常是孕育的重要基础。明代医家万全在《万氏妇人科·种子章》亦指出:"女子无子,多因经候不调,药饵之辅,尤不可缓。若不调其经候而与之治,徒用力于无用之地。此调经为女子种子紧要也。"因此,在临床治疗不孕症时,调经需得到重视,经期正常是衡量女性生理功能正常的指标。人之阴阳确有相互进退、生长收藏、终而复始、盈虚消长的变化节律,这也需要有节律的手法进行治疗。

睡眠周期的正常也是人体日常工作与生活的基础要求。五羟色胺(5 - HT)具有调节睡眠-觉醒周期,延长患者非快速眼动睡眠,进而达到缩短患者浅睡时长和入睡时长,增加患者睡眠深度的目的;多巴胺(DA)则具有维持机体兴奋性和觉醒状态的作用,当其水平下降时可以有效减少睡眠过程中觉醒的次数,进入保障睡眠的完整性;而脑源性神经因子(BDNF)水平的异常则与患者神经衰弱状态和失眠症状密切相关。经本研究发现,失眠研究组在治疗后 BDNF 和 5 - HT 水平明显高于对照组,而 DA 的水平明显低于对照组,由此表明在常规西药治疗的基础上联合中医推拿手法治疗有助于调节患者神经递质(neuro transmitter)水平。究其原因可能与中医推拿手法有关。节律性的手法刺激可以对患者的自主神经系统产生有效的调节作用,抑制大脑皮层的异常放电和过度兴奋状态,从而达到恢复大脑皮层及相关神经系统的平衡。中医推拿可以凭借其节律性手法有效调节失眠患者的神经机制,从而达到改善患者的睡眠质量。

4. 推拿手法的作用力方向研究 推拿手法按作用力方向不同可分为垂直用力手法、平面用力手法、对称合力手法、对抗用力手法。垂直用力手法如按、点、拍、压、一指禅推、踩跷、叩击等法,都是由上往下施加不同力量手法;平面用力手法如摩、揉、擦、平推、直推、分、抹等法,都是在体表做上下、左右、前后或盘旋往返活动用力,在平面施力时也有往下的压力;对称合力手法如拿、捏等法,都是用双手(或两指)同时相对施力,其中拿、捏、拧、扯等法,还有上提的力;对抗用力手法如拔伸、牵引、斜扳等法,都是做对抗性用力。

按法是垂直用力手法的代表。按法是垂直于体表用力按压,看重手法操作的技术层面。对临床操作者来说,关注最多的是按准部位和如何省力。从受力上看,如果按压点就在体表正下方,垂直体表按压肯定是最为省力的。临床治疗时,按压点不一定就是体表正下方,有时需要调整角度和方向按准治疗点。

推法是平面用力手法的代表,推法在体表上做单向的直线运动。在临床上,推法的方向往往与疾病本身的趋势相反。比如,嗳气、呃逆可以选择向下直推背部或直推中脘穴,若要达到催吐的效果,则可以选用推上天柱骨。如果小儿便秘不易排出大便,则应推下七节骨;若小儿泄泻,且以脾虚为主则应推上七节骨。摩法也是常用的平面用力手法,肠腑中如果有实邪,则顺时针摩腹,若为单纯的脾虚,则逆时针摩腹。

拿法、捏法等除了相对方向的挤压用力之外,还有上提方向的力,这也是推拿手法的特色之处,也是手法治疗的优势之一,它对于解除粘连有显著疗效。因此,手法的治疗方向至关重要,值得进一步研究。

5. 推拿手法的作用点研究　推拿手法的作用点研究包括两个方面,一个是被操作者的受力点研究,一个是操作者的施术部位研究。

总结前人理论和经验,推拿手法的治疗效果取决于 4 个基本要素。① 作用点(穴位、经络、皮部、经筋、骨骼);② 手下感觉;③ 作用力(方向、力度、频率、持续时间);④ 功法。

推拿手法的作用点,主要根据辨病与辨证的结合。

(1) 作用点为穴位时,主要依靠患者所患疾病,局部取穴、循经取穴、辨证取穴。如腰痛患者,必定会按压肾俞、大肠俞、委中、承山等穴。腹痛患者可以在中脘穴上用一指禅指端推法进行治疗。以指代针,辨病辨证结合,作用于全身穴位。

(2) 以经络作为治疗部位时,推拿手法既可直接施术于经络,也可通过穴位刺激,间接调节经络功能。如拿五经操作,即是直接作用于督脉、双侧膀胱经、双侧胆经,也是作用在五条经络的穴位上。再比如小儿推拿中的捏脊疗法,也是同样道理。

(3) 皮部作为治疗点位时,皮部分布着丰富的神经末梢,是推拿手法作用的最浅表部位,是机体的卫外屏障。推拿手法常着力于皮部,如摩法、擦法、抹法等,具有调节营卫、宣畅气血的作用。从西医学讲,推拿手法刺激皮部能调节免疫细胞间的相互作用,调控体液免疫和细胞免疫应答。另外,推拿手法作用于皮肤感觉神经末梢,通过脊神经进行神经传导,传入脊髓,最后联系周围神经和大脑皮质中枢,从而调节脏腑,增强人体免疫力,达到防治疾病目的。《素问·皮部论》中有"是故百病之始生也,必先始于皮毛"的记载,与现代研究不谋而合。《素问·刺齐论》讲:"所谓刺皮无伤肉者,病在皮中,针入皮中,无伤肉也。"因此邪在表,作用于皮部,宜用力轻,不易重,以防邪气入里。

(4) 以经筋作为治疗点位时,经筋是十二经脉之气输布于筋肉骨节的体系,是附属于十二经脉的筋肉系统,具有结、聚、散、络的特点。而现代研究指出《黄帝内经》中所论的经筋就是指神经和筋肉两大系统。其中筋肉系统指肌膜、肌腱、筋膜、韧带及关节等处的结缔组织。而神经系统主要体现在部分周围神经系统、部分自主神经纤维、脊髓与大脑神经中枢。整体来看,经筋是由肌梭、肌腱以及韧带关节囊等具有张力本体感受性的线性组织功能连续而成的,具有形态、功能与信息感知相统一的人体有机系统组织。它在人体生成与发育中形成,是身体和脑脊髓神经系统联系互动的运动本体感知系统。"聚结""筋挛"等是经筋的病理状态,在"以痛为俞"的基础上,对经筋病症进行诊断,一般常在肌肉起止点和在肌肉或经络循行中寻找条索状反应点,并用推法、点按法、揉法、牵抖法、拿法等中等力度手法进行施术,达到祛瘀、解痉、散结、复正的作用。此外,现代研究表明机体结构紊乱可通过直接筋膜反射,特别是通过内脏躯体反射而表现为姿势异常,遵循功能整体性定律,器官适应运动系统,同样,姿势失衡将影响器官位置和功能。因此通过调理经筋,不但能够治疗筋骨疾病,还能调节脏腑功能。

(5) 以骨骼作为治疗点位时,胸椎扳法等重度手法作用于筋骨,消除松解肌筋膜粘连,纠正关节错位,从而缓解疼痛。中医有"骨正则筋柔,筋柔则骨正"的说法,通过整复骨骼,可以松解肌肉粘连,消除肌痉挛,而通过理筋手法调理经筋,又可改善骨关节病症。因此临床上常采取"筋骨并重"的治则。根据患者的不同疾病、证候和个人体质,采用不同手法作用于不同部位。

操作者的施术部位,施术点的选择也同样重要。临床上,往往根据患病的部位、性质等来确定用什么手法进行操作。随着科技的进步,推拿动力学的研究也更加深入。有学者采用在体手法测量系统对㨰法操作过程中手掌各个着力点所产生力的大小、方向及累计数值进行测量分析,结果显示:大鱼际点在总体中的比重占31.7%,其后依次为小指点30.1%、中指点16.1%、小鱼际13.9%、环指点8.2%。有学者运用Ergocheck压力检测系统对拇指指端、指腹、单掌按压、双掌按压,以及单掌按揉5种推拿手法进行测试,研究结果显示:着力面积最小的拇指指端按法的压力值最大,着力面积较大的双掌按法和单掌按揉法压力值较小。而运用压力监测系统测量按法,结果显示:施术者采用豌豆骨进行胸椎双掌叠按法按压时的作用力较掌根和大、小鱼际的作用力大,并且在呼气末进行按压时的按压力明显大于吸气末。

二、推拿手法的时效与量效研究

(一)推拿手法的时效研究

1. 推拿手法时效研究的概念　推拿手法的时效研究,一般是指针对时间因素对推拿疗效所产生的影响,以及推拿疗效随着时间相应变化规律的研究。临床诊治过程中,推拿手法操作时长及疗程是影响推拿疗效的关键因素之一。另外,推拿治疗时间的选择与患者的年龄、性别、体质、职业、生活环境,以及病情、病性、病位和手法等因素密切相关。

时间因素主要包括时间段-点和时间量。时间段-点是指选择疾病治疗的切入时刻或切入的时间段,以及推拿手法需要避开的时间段。时间量包括单次治疗时长、两次推拿治疗的间隔时长、手法治疗的频次、总的治疗次数(疗程)。

2. 推拿手法时间因素与疗效的关系　我国现存最早的医学经典巨著《黄帝内经》蕴含了大量的时间医学思想,蕴含着很多"天人相应"的养生观。《灵枢·顺气一日分为四时》认为人体生理功能变化的规律与天地四时变化的节律相协调,就一年四时而言,"春生、夏长、秋收、冬藏,是气之常也,人亦应之"。一年四时生长收藏的变更必然影响人体的功能活动。就月份而言,《黄帝内经素问·诊要经终论》云:"正月、二月,天气始方,地气始发,人气在肝;三月、四月,天气正方,地气定发,人气在脾;五月、六月,天气盛,地气高,人气在头;七月、八月,阴气始杀,人气在肺;九月、十月,阴气始冰,地气始闭,人气在心;十一月、十二月,冰复,地气合,人气在肾。"就一日而言,《素问·生气通天论》云:"故阳气者,一日而主外,平旦人气生;日中而阳气隆;日西而阳气已虚,气门乃闭。"一日之中随着自然界阳气的消长变化,人体的阳气也必然发生相应的改变。人体生理会随着时间的变化而变化,人体病理变化也受时间的影响,正如,《灵枢·顺气一日分为四时》曰:"百病者,多以旦慧昼安,夕加夜甚。"《黄帝内经》的时间哲理为现代时间医学奠定了理论基础。

（1）推拿手法时间段-点选择与疗效的关系：推拿手法治疗时间切入点或切入时间段的选择，主要是在子午流注选穴时的应用。子午流注选穴是运用天干地支配合脏腑，再结合五输穴的阴阳五行属性，推算经气流注开阖盛衰，从而按时取穴的一种古代时间疗法。基于 CiteSpace 的子午流注针法知识图谱分析研究，发现子午流注针法的研究前沿主要为失眠、便秘、脑卒中三种疾病的临床疗效观察，"失眠"在分析中突现强度最高，失眠因其特殊的时效性，启示我们在治疗上更应该善于结合择时论治。研究者运用子午流注推算法结合经穴的开合，运用推拿手法治疗失眠患者。治疗时在申时（15 时正至 17 时正）、酉时（17 时正至 19 时正）时间段开穴治疗。运用补法点按并推至阴、复溜、通谷、阴谷、京骨、太溪以补其虚；运用泻法点按束骨、涌泉，采用反推以泻其实。结果显示应用子午流注开穴推拿疗效显著。

根据阴阳的盛衰来决定推拿治疗的切入时间对治疗的效果也有影响。根据阴阳失调规律，因时调节阴阳，恢复阴阳协调是推拿治疗的总则。阳盛者阴时推拿，阴盛者阳时推拿；阳虚者阳时补阳，阴虚者阴时补阴，以达到恢复阴阳协调之目的。根据这一治则，医生对神经衰弱、高血压病、风湿病痛、失眠等病症进行择时治疗，均收到较好的效果。如神经衰弱病症，属阴不足以制阳，阳因而有余。推拿时间宜在夜间（阴时），用补阴制阳的手法治疗，可轻揉风池、涌泉、曲池、太阳穴，推抹额上，扫散头部，轻敲百会穴等，较之白天（阳时）用同样的方法治疗，具有更优的效果。风湿病痛者，证属阳气不足，无以制阴，治疗时间选择在中午阳气旺盛之时，以刚阳手法补阳治疗，可收到显著疗效。

推拿手法治疗时间切入段的选择，还体现在中风患者最好选择在发病 2 周左右，即病情相对稳定时进行；痛经强调在月经来潮的前一周进行推拿手法操作等；月经不调的治疗时间段一般选在月经经净以后开始到下一次月经来潮作为一次治疗时间段。

推拿手法还需要避开某些时间段，比如急性软组织损伤后 48~72 小时内一般不宜推拿手法治疗等。

（2）单次手法治疗时长与疗效的关系：推拿治疗疾病的疗效在很大程度上取决于单次推拿手法的治疗时长。由于病情所处阶段不同，病性寒热虚实各异，病位组织结构差异，以及推拿手法因素的影响，因此推拿手法治疗时长的选择必然影响疗效。手法治疗时，某些情况需要手法操作足够长的时间，某些情况太长时间的操作也可能导致病情加重或出现异常情况。推拿疗效的发生和发展过程，在时间上呈现特定的起落消长变化，并不是时间越长，疗效越好。临床上也应根据时效关系把握手法治疗时长。单次推拿手法治疗时长需考虑以下因素。

1）病情因素对单次治疗时长的影响：病情主要是指疾病在一段时间内发展变化的情况和趋势，同一个疾病在不同的发展阶段表现出不同的病理变化和临床表现。考虑到具体病情的个体差异、阶段性差异等因素，单次推拿手法治疗所需要的治疗时间也会有所不同。以急性闭合性软组织损伤为例，在伤后的急性炎症阶段（损伤发生即刻至伤后的 48~72 小时内），病理变化以细胞和软组织的破裂、肿胀和血管损伤为主，治疗时以制动、低温疗法为主，可配合轻度、短时、手法治疗，禁止使用大力度、深层次的手法治疗；在弹性纤维和胶原形成阶段（伤后 48 小时至 6 周），以组织结构的重建和再生为主，此时适当增加单次手法治疗的时间和力度（但对于有可能对组织结构产生影响的运动关节类手法则应慎用），对促进组织修复、减少损伤后遗症具有重要的作用。

2）病位因素对单次治疗时长的影响：不同的病变部位也决定着手法治疗时间长度的不同方案。不同部位易患疾病的种类、性质会有所不同，不同的病变部位也会有不同的解剖组织结构。躯干胸腹部位的不适多为内科疾病，脊柱四肢关节多为骨伤类疾病。躯干胸腹部位的病证往往需要更长时间的手法操作才能起效，而脊柱四肢关节部位的病证则可能在较短时间的手法操作后即刻起效。即使同样是脊柱四肢关节部位的病证手法治疗时间也可能会有不同，比如，腰骶部的肌肉比较丰厚，需要长时间的治疗才能取得满意的治疗效果；而颈项部的肌肉相对比较薄、少，使用较短的治疗时间即可。

3）手法因素对单次治疗时长的影响：手法因素对单次治疗时长的影响主要体现在两方面，一方面，取决于手法的性质；另一方面，取决于手法的熟练程度。手法性质方面，不同类别的手法，会有不同的刺激强度、操作方向等，这些因素都会影响单次治疗时长。强刺激手法可在短时间内抑制机体脏器的生理功能，达到镇痛的效果，因此强刺激手法时间宜短。轻刺激手法可缓慢兴奋活跃脏腑的生理功能，通过有节律的长久刺激，改变局部组织以及中枢神经的功能，因此轻刺激手法时间宜长。当手法单次治疗时长达到一定的有效量，那么手法操作才能起到很好的疗效，手法操作时长过大或过小都不利于病情的改善。比如，在一指禅推法的操作研究中，在压力一定的情况下，手法的热效应在短暂的潜伏期后便急速上升，在2分钟达到最高点，之后热效应保持在一定水平，不再继续上升。在点按法等刺激性强的操作中，长时间的刺激不仅不能提高疗效，还有可能导致局部肌肉的损伤，加重病情。对比而言，放松类手法需要的时间较长，而整复类手法则要求瞬间施以巧力寸劲。另外，从手法熟练程度的角度看，在相同条件下，手法熟练、经验丰富的医生所使用的治疗时间和治疗次数相对要少。

（3）两次手法治疗的间隔时长（或治疗频次）与疗效的关系：推拿疗效与治疗间隔时间之间存在一定的相关性。相关研究表明，不同手法的治疗效应的一般发展规律是经历一个潜伏期，然后上升至高峰期并维持一段时间，后下降至治疗之前的水平，这说明治疗的时间间隔是有一定限度的，临床中很多患者经历一次治疗，好转后会再度复发也说明了这一问题的广泛存在。为了保持良好的治疗效果，量化最合适的治疗时间间隔规律是治疗效应积累并维持必不可少的一环，必须引起足够的重视。推拿治疗时间间隔一般有一日多次，每日一次，隔日一次，隔几日一次，或一周二次、一周三次等。时间间隔主要根据病情的具体情况和疗效的持续时间来决定。目前，手法治疗时间间隔的一般是急性病及实热性病症的时间间隔短，慢性病症则手法治疗时间间隔较长。急性的病变来势凶猛，症状严重，机体受到的干扰破坏比较严重，这时需要缩短两次治疗的间隔时间。在慢性的持久性病变中，基于多种因素的考量，两次治疗间隔时间可以相对拉长。手法治疗间隔时间与临床疗效的作用规律尚待进一步深入研究，这将有利于指导推拿临床实践。

（4）手法总的治疗次数与疗效的关系：由于疾病的产生和发展变化都必须经历一定的过程，人体患病后各组织功能的修复也需要一定的时间，因此推拿手法只有操作足够多的次数才能达到疗效。这也就是手法治疗的疗程。由于急性病变一般病程短，祛除病因后容易恢复，所以治疗次数相对较少，疗程也比较短。在慢性的持久性病变中，机体受到致病因素的作用时间较长，产生了陈旧性的损伤，这时需要较长时间的治疗来修复损伤，需要适当增加治疗的次数来提高疗效。疾病的辨证施治时，同一疾病，不同证型，治疗次数也有差别。以小儿泄泻为例，伤食泻所需要的治疗次数较少,一般数次即可痊愈,而脾虚泻则需要较长的时间才能治愈。

(5)患者一般情况影响治疗时长与疗效的关系:由于人体相当复杂,患者的年龄、性别、体质等多因素的机制联动,均会导致推拿手法有效治疗时间量的千差万别。《医学源流论》说:"天下有同此一病,而治此则效,治彼则不效,且不惟无效,而反有大害者,何也? 则以病同人异也。"

比如年龄因素,小儿生机勃勃,发育迅速,脏腑娇嫩,病情变化较快,治疗时间和治疗次数相对要少,而成人的治疗时间和治疗次数相对要多。单就小儿言,不同年龄段手法治疗时间也不尽相同。徐谦光《推拿三字经》"独穴治,大三万,小三千,婴三百,加减良,分岁数;从吾学,立验方,宜熟读,勿心慌,治急病,一穴良;大数万,立愈恙,幼婴者,加减量,治缓症,各穴量。"

比如性别因素,男性和女性之间具有生理和病理上的差异,女性在经、孕期间则禁忌腰腹部的推拿治疗,因此手法治疗尽量避开这一时间段。

比如体质因素,身体强壮的人病后恢复能力较强,治疗时间要短;而身体虚弱的患者恢复能力较差,治疗时间要长。同样的疾病,体质不同,选用的手法不同,治疗时间也有长短差异。急性腰扭伤患者,体质强者可选用点、拨、抖、拉等重刺激手法,推拿操作时间宜短;体质弱者,可选用揉、摩、推、压等轻刺激手法,推拿治疗时间宜长。又如中风后遗症的患者,因久病体虚,则手法操作时间宜短,多次手法操作。若单次治疗时间过长,患者疼痛难忍,对病情不利。

此外,患者的职业、心理状态、既往史等对治疗时间也有一定影响。再比如,自然界的变化规律,像季节、气候、地域等也影响人体的生理和病理变化,进而影响手法治疗时间。总之,推拿手法的各时间因素并不是单独起作用的。手法治疗时间同时受到患者一般情况,疾病的各种状况,手法的特征等多方面因素的协同影响。因此,推拿手法治疗时间的选择要进行全方位考虑才能达到最佳的治疗效果。

(二)推拿手法的量效研究

1. 推拿手法量效研究的概念 推拿手法量效研究,是指对手法的刺激量与推拿疗效之间的关系进行的量化研究。推拿手法对人体的作用主要是通过力的刺激来实现的,在时间固定或确定条件下,手法刺激量主要取决于手法的动力学、运动学,以及时间量(在时效研究中有详细介绍)等因素。手法刺激量主要包括手法作用力的大小、角度、方向、方式(频率、幅度)和受力面积等五个方面。

2. 推拿手法量效研究的意义 推拿手法治疗需要达到"持久、有力、均匀、柔和、渗透"的基本要求,这种言简意赅的评判确实能反映一定的量效关系,但仍属于一种模糊的量化。近年来,量效研究并未取得实质性的突破和进展。不管是临床研究,还是实际应用,推拿治疗的标准化、规范化都是一个亟待解决的问题。不同的刺激参数通过影响手法的力学和生物学效应而产生不同的临床效果,而现代推拿治疗并没有明确的量化标准,这严重阻碍推拿学摆脱单纯经验化模式。各个刺激参数作为推拿重要的影响因素,在推拿研究中并未引起足够的重视。教学示范、科学研究、临床应用、社会推广等均需要更标准化、规范化的量化标准。此外,就像 n 个多边形中,n 值越大,越趋向于圆一样,越精细的量化研究越趋向于整体研究,越能够体现中医整体观的原则。

3. 推拿手法刺激量与疗效的关系 与药物治疗需要一定的药物剂量一样,适宜的手法刺激量也是决定推拿疗效的关键因素。刺激量过小,难以发挥治疗作用;刺激量过大,容易造成新的损伤。只有选择一个适度的刺激量,才能达到事半功倍的疗效。

(1)作用力的大小与刺激量:各种推拿手法都需要一定的力量,推拿手法中的作用力主要包括压力、拉力、扭力、剪切力和摩擦力5个方面。在人体生理可承受的范围之内,手法作用力的大小和作用疗效成正比。影响作用力大小的因素,除了操作者本身的体力和手法技术的熟练程度外,还和有无使用介质、使用何种介质有关。例如擦法,由于擦法与受力面之间形成摩擦力,摩擦力的大小与正压力和摩擦系数成正比,在同等条件下,使用油性介质、酒类介质或膏类介质后,减少了摩擦系数,使擦法不至于因为摩擦力太大而损伤皮肤,但使用的介质不同擦法所产生的刺激量或作用量也不同。

(2)作用力的方向、角度与刺激量:由于手法种类繁多、人体结构复杂,以及疾病的不同,不同的手法有不同的方向操作要求,即使同一种手法的操作,有时根据需要也会采取不同的施力方向和角度。手法的操作方向和角度对推拿的刺激量有不同的影响。例如点按法点按穴位时,在同样的条件下,作用力垂直作用于穴位时,刺激量最大。若作用力与受力面之间的角度不是直角时,则由于穴位周围的组织分担了力的部分作用,刺激量减少;比如推法操作,向心性推和离心性推,顺经脉推和逆经脉推,在推动力、速度等因素恒定的情况下,由于人体组织结构排列所决定的分解外力的水平不同,也决定了推法的刺激量或治疗效应不同。更需要注意的是,对于运动关节类的手法,其力的作用方向对手法操作成败及治疗效果有着决定性的作用。

(3)作用力的频率与刺激量:操作频率也是影响刺激量的一个重要指标。在传统的推拿理论中,频率快的手法多属于泻法,频率慢的手法多属于补法;现代推拿也认为频率快的手法具有的刺激量大,对人体的组织器官一般起到抑制作用,频率慢的手法具有的刺激量小,对人体的组织器官起到兴奋作用。

(4)受力面积与刺激量:从物理学的角度来说,相同作用力的情况下,受力面积越大,压强越小,刺激量也越小。例如,相同的条件下,肘按法和肘点法,所起到的刺激量就明显不同。同样大小的力和作用时间,拇指端点法的刺激量明显要大于掌按法的刺激量。在临床治疗上,推拿手法的刺激量和疗效存在一种复杂的关系,受到多因素影响,因此除了上面描述的影响因素外,推拿手法的量效关系还和患者的基本情况和疾病的不同种类、属性等多种因素相关,患者心理亦是影响因素之一,实际操作时需仔细进行多方面的综合考虑。此外,有学者认为推拿的刺激量可分为物理性刺激量和功能性刺激量两种,物理性刺激量主要指力的刺激,而功能性刺激量是一个模糊的概念,主要与医生的手法功力相关,手法功力较高的医生能够更好地激发经络,调整脏腑功能。

参考文献

[1] 王菁,刘旭峰,薛卫国.中医推拿疗法治疗失眠的临床疗效及安全性观察[J].贵州医药,2021,45(3):432-433.

[2] 张广明,廖彬,王奕乔,等.基于MFF压力测试系统探讨一指禅推法动力学参数[J].山东中医杂志,2021,

40(7):746-750.

[3] 林文伟."七日节律"在脏腑推拿治疗功能性不孕的应用[J].广西中医药大学学报,2021,24(2):101-104.

[4] 张健强,赵征宇,张薇,等.基于CiteSpace的子午流注

针法知识图谱分析[J].世界科学技术-中医药现代化,2020,22(8):2727-2735.

[5] 李武,蒋全睿,艾坤,等.指按法操作参数理论探讨及力学分析[J].中华中医药杂志,2019,34(12):5700-5702.

[6] 孟毅,李茹,郗妞妞,等.择时论治失眠[J].中华中医药杂志,2019,34(1):302-304.

[7] 严晓慧,严隽陶,龚利,等.基于运动生物力学分析推拿手法分类[J].中华中医药杂志,2017,32(7):3229-3231.

[8] 徐炳云.浅议推拿的时效观[J].湖北中医杂志,2003(1):49.

[9] 张怀东,林艳,彭恩临,等.运用子午流注开穴推拿治疗失眠症(附62例疗效观察)[J].按摩与导引,2002(4):61-64.

[10] 高一城,王继红,王海宽,等.推拿治疗量-效关系的研究思路及优化[J].时珍国医国药,2019,30(12):2951-2953.

[11] 樊一桦,谷鑫桂,田蓉,等.浅析推拿手法基本要素[J].光明中医,2016,31(6):786-789.

| 第二节 |

推拿手法效应机制研究

推拿疗法是人类最古老的一种外治法,代代相传,历久弥新。它通过对人体体表或内部组织与关节运用各种不同手法的外源性刺激,使体表或体内产生生物物理和/或生物化学的各种变化,达到预防和治疗疾病的目的。

推拿可以调整人体局部的生物效应,也可以从整体上调节各组织器官、各系统功能。推拿手法可以缓解疼痛,改变痛阈,尤其是手法刺激较强的止痛类手法;推拿手法可以通过摩擦生热,改变体表和体内的温度,摩擦类手法作用尤为明显;推拿手法可以改变组织器官的位置,使错位的关节复位,使下垂的脏器恢复正常等;推拿手法可以改善组织形态,使肌肉硬结或条索以及紧张度发生变化;推拿手法通过补泻的效应机制可以改变身体的寒热虚实,可以调节人体各系统功能。

一、推拿手法的镇痛效应机制

(一)疼痛的概况

1. 西医学对疼痛的认识　疼痛是多种病症所共有的一种自觉症状,也是医学和生物学领域最富有挑战性的问题之一。1979年,国际疼痛研究学会(International Association for the Study of Pain,IASP)为"疼痛"给出定义。2020年7月16日,该学会在线发布了IASP特别专家组对"疼痛"定义的修改。新版疼痛定义英文原文为:"Pain:An unpleasant sensory and emotional experience associated with, or resembling that associated with, actual or potential tissue damage."中文定义译为"疼痛是一种与实际或潜在的组织损伤相关的不愉快的感觉和情绪情感体验,或与此相似的经历"。目前,疼痛已经成为人体继呼吸、脉搏、血压、体温之后的第五大生命体征。

疼痛是一种复杂的生理心理活动,是临床上最常见的症状之一。疼痛包括两个方面:一方面,疼痛是伤害性刺激作用于机体所引起的一种痛感觉,它具有警告机体,避免伤害的作用,即痛觉可引起机体发生一系列防御性保护反应。另一方面,疼痛是个体对伤害性刺激产生的一系列痛反应,并伴有较强烈的情绪色彩,表现为一系列的躯体运动性反应和植物内脏性反应。组织的损伤无论是由疾病、炎症引起,还是由意外损伤、外科手术或其他治疗措施引起,都会产生一种有害的刺激,引起组织细胞的损伤,使细胞内的化学物质释放出来,兴奋伤害感受器,并通过传入神经将这种刺激转化为神经冲动传入中枢神经而产生疼痛觉和痛反应。无论是长期疼痛,还是短期疼痛,无论是剧痛,还是隐痛,对机体都是一种折磨,因此,从这一侧面讲,它也是一种"病"。Milton 在《*Paradise Lost*》中曾写道:"疼痛是极其痛苦的感受,是万种邪恶之最,同时是对人类耐性的极度摧残。"研究疼痛的国际权威专家 Melzack 和 Wall 也曾写道:"疼痛是一个没有国界的重大难题,解决这个难题需要全世界范围的共同努力。"

2. 中医对疼痛的认识 《素问·举痛论》曰:"通则不痛,痛则不通。"对于痛症,《黄帝内经》认为如果气血运行不畅,经脉不通,聚积生瘀,则生疼痛。引起疼痛的原因有很多,外感六淫、七情内伤、痰饮、瘀血、结石、虫症、跌打损伤等均可引起疼痛。

《黄帝内经》中"痛"出现 733 次,"疼"出现 11 次,所涉及的疼痛病证主要有头痛、颈痛、心痛、胸痛、胁肋痛、胃脘痛、腹痛、小(少)腹痛、肩背痛、四肢痛、五体(筋、脉、肉、皮、骨)痛、官窍(口、目、耳、茎、卵,等)痛,几乎涵盖了身体各个部位。

(二) 推拿镇痛的效应

推拿是最古老、最广泛地应用于缓解疼痛的方法。远古时代,当出现意外性创伤或机体疾病引起的疼痛时,原始人类最初就是通过摩擦、按压局部来缓解疼痛的。推拿镇痛,是指用推拿手法及相关技术预防和治疗疼痛的一种方法。它属于较为温和的物理治疗方法,具有调节机体生理功能从而防治疼痛的效应。

《素问·举痛论》曰:"寒气客于肠胃之间,膜原之下,血不得散,小络急引,故痛;按之则血气散,故按之痛止。"寒气从肚脐侵入腹中,寒主收引,包裹气血,使气血不得宣散,则"小络急引故痛"。这类似于西医学中的"肠痉挛"。这种腹痛往往来势急速凶猛,但易于缓解。此时如果局部施行推揉、点按等推拿手法,加快血流量,可以使气散而痛止。推拿手法治疗更加绿色安全,缓解疼痛效率高、速度快,也容易被接受。

1. 推拿镇痛效应的临床应用 研究者从伤科、内科、妇科、儿科及其他疾病的角度总结了推拿手法治疗疼痛的临床应用。

(1) 伤科疾病中,疾患多以疼痛为主症。在多种治疗方法中,推拿疗法易被接受,推拿手法缓解疼痛效果明显。伤科中的脊柱病推拿治疗,关键在于调整脊柱关节错位,减轻对脊神经根、椎动脉等的刺激和压迫。另外,推拿手法能改善疼痛部位局部血液循环,改善整体内环境,以此增强手法镇痛的长效机制。推拿手法作用于损伤的软组织,可直接促进炎液吸收,改善无菌性炎症引起的痉挛、粘连,止痉缓痛。

(2) 内科疾病中,疼痛症状也非常多。推拿治疗内科疼痛由来已久,效果明显。推拿手法直接行气活血,疏通经络、条达脏腑、增补正气,起到镇痛祛邪之效。临床上推拿治疗颈源性头痛、胃脘痛的报道相对较多,此外,还有推拿治疗胸痛、腹痛、胁肋痛等的相关报道。推拿治疗内科疾病效果很好,只是由于较为耗时等原因,在成人的内科疾病中,临床应用较少,不过在小儿内科疾病中依然广泛应用。

(3)妇科疾病中,痛经、产后身痛和乳房胀痛最为常见。推拿治疗妇科疼痛多用轻快柔和的手法,通经活络,补气养血,荣养止痛。推拿治疗"经行腹痛"时,采用温法作用于腰骶部,改善腰骶小关节紊乱状态,补益气血、温经散寒、化瘀止痛,临床效果及试验数据均比较满意;手法对于产后身痛的治疗也多立足补虚祛瘀的指导理念。乳房胀痛的推拿手法也需要轻柔舒缓,疏肝理气止痛。妇科疼痛病症会出现迁延反复的情况,推拿治疗效用明显,无毒副作用,因此社会认同度越来越高。

(4)儿科疾病中,除了小儿内科方面的疼痛,小儿肌性斜颈的治疗方案中,推拿手法依然是首选,临床对其疗效及安全性报道较多。不过,小儿肌性斜颈的推拿手法操作的规范仍需进一步明确。

(5)其他疾病引起的疼痛,虽然临床报道比较零散,但推拿手法治疗也是不错的选择。比如,推拿手法能够明显减轻牙痛患者的疼痛指数;推拿手法对癌症晚期患者有较好的镇痛效果等。研究者从另外一个角度对推拿手法治疗痛症也进行了详细阐述。推拿在临床上有效治疗软组织损伤性疼痛、脊柱病相关性疼痛、癌症晚期痛、神经性疼痛、原发性痛经、炎性疼痛等疾病。

(6)在推拿手法治疗软组织损伤性疼痛中,单纯推拿手法治疗落枕、前斜角肌综合征、肩周炎,疗效显著,治愈率均很高,表明推拿对治疗软组织损伤性疼痛疾病有独特的优势,在放松局部肌肉的同时,改善局部血运,促进炎症吸收,改善或消除局部无菌性炎症引起的痉挛、粘连,从而达到镇痛目的。推拿手法结合其他疗法治疗软组织损伤性疼痛报道也很多,推拿手法配合拔罐治疗慢性腰肌纤维炎;对于膝关节骨性关节炎的治疗,有从腰部着手推拿结合针刺治疗的,也有推拿手法结合佩戴护膝、运动疗法治疗的。

(7)在推拿手法治疗脊柱病相关性疼痛方面,疼痛和功能障碍是脊柱疾患的主要临床症状,脊柱推拿手法在调整脊柱空间序列、恢复脊柱力学平衡、减轻对神经根压迫等方面有着积极的作用,能有效地缓解疼痛。推拿治疗脊柱病相关性疼痛,临床应用十分广泛。有医生对神经根型颈椎病患者颈椎椎管 CT 数据进行统计分析,发现推拿治疗前后狭窄的平均前后径分别为(2.16 ± 0.47)mm 和(3.09 ± 0.80)mm,两者差异具有显著统计学意义。表明:推拿可以有效改善病理性脊柱结构,缓解神经压迫性疼痛。应用颈部推拿放松手法,短杠杆微调复位手法和拔伸手法治疗颈椎间盘突出症患者,大部分治疗均有效率。推拿手法可以加宽椎间隙,扩大椎间孔,使突出物回缩,减少对脊神经根的刺激和压迫,使神经根长期受压所致的充血、水肿和炎症逐渐改善,从而达到缓解疼痛,改善症状的效果。对于肋椎关节紊乱、胸椎小关节紊乱症的病例相对较少,但临床也不乏报道。自创"三步改良手法"治疗肋椎关节紊乱,扩胸对抗扳法治疗胸椎小关节紊乱,治疗效果也都值得参考。因此,整脊类推拿手法主要是针对错位的脊柱,恢复其正常的曲度,使脊柱骨关节对位、对线、对轴,改善脊柱力学平衡以防治脊柱劳损伤。

(8)在推拿手法治疗癌症晚期痛中,应用"按压腧穴镇痛法"在体表进行镇静按压的手法操作,可以放松或解除肌肉的紧张,提高疼痛阈值,使疼痛减轻。应用"推揉搓拨理筋法""推揉搓按下肢法"可以使血液循环加快,增强其抗病能力,可以使化疗药物在体内充分利用,使症状进一步缓解,从而减轻患者的精神压力,使心情愉快,这种愉快的心理状态,会成为良性心理治疗因子。由此可见,推拿可以抑制癌细胞,延缓疾病的发展,又有较强的镇痛效果,从而提高了晚期癌症患者的生活质量。

(9)在推拿手法治疗神经性疼痛中,可能需要联合其他疗法综合治疗,推拿镇痛路径并不单一,需要协同其他镇痛疗法。神经性疼痛在临床上比较普遍,也比较反复与顽固,因此联合治疗效果比较好。比如,推拿配合局部封闭治疗臂上皮神经损伤。

(10)在推拿手法治疗原发性痛经中,如果患者腰椎棘突有偏歪及压痛时采用斜扳法或旋转扳法治疗,能有效改善痛经疼痛程度。传统推拿手法能改善盆腔血流及血供而减轻或消除痛经,脊柱推拿手法能纠正脊柱(骨盆)紊乱而减轻或消除痛经,是"通则不痛"治疗原则的具体表现。

(11)在推拿手法治疗感染性疼痛中,临床上对急性乳腺炎早期施用推拿方法具有令人满意的疗效。一般而言,推拿不适宜治疗感染性疾病引起的疼痛,但对于乳腺炎的患者采用推拿治疗的疗效,也是乳腺炎患者的福音。

2. 推拿镇痛效应的临床评价方法 临床疼痛研究的对象往往是处于病痛中的患者,尤其是一些慢性疼痛性疾病。这些患者的情绪和认知能力均因为疼痛出现了明显的变化。所以,生理性的疼痛并不等于病理性的疼痛。因此,对于临床治疗疼痛的评价,除了采用一些实验性疼痛的评价方法外,还不能忽视疼痛的性质、疼痛引起的人体行为、日常生活,以及心理等方面的变化。

(1)推拿镇痛的疗效评价:临床上推拿疗法可用于腰背痛、颈部疼痛、头痛、肩关节痛、膝骨关节痛、痛经、婴儿肠绞痛等临床疾病。这些疾病可能会出现红肿热痛等不同的临床表现。推拿治疗后,各种临床症状会有所缓解或消失。患者接受推拿治疗的满意率比其他疗法要高。

以脊柱推拿为例,2012 年 MarioMillan 进行了一项系统文献综述,评价脊柱推拿疗法(spinal manipulative therapy,SMT)的镇痛效果,在 PubMed 共检索出相关文献 1 279 篇,并对其中 116 篇文章进行了进一步的分析。评价结果显示,脊柱推拿疗法通过按压等手法镇痛的效果明显并优于透热疗法。2015 年国内学者通过系统评价再评价的方法,评价脊柱推拿用于腰背及颈部相关疼痛的效果和安全性。系统评价表明脊柱推拿治疗相对于短波透热疗法、常规治疗、虚假治疗或不治疗、物理治疗、特殊锻炼等干预措施对腰背痛的疗效较好。有证据表明脊柱推拿疗法相对其他疗法能显著改善急慢性非特异性腰背痛患者的疼痛和功能状态。

(2)疼痛强度的问卷量表评价:测量疼痛的方法包括词语和数字的自我评定量表、行为观察量表和生理学方法等。量表或问卷是较为常用的方法。

1)疼痛强度的量表评价:评价量表是目前临床使用最多的一类疼痛强度评价方法,包括视觉评价量表(VAS)、数字评价量表(NRS)、语言评价量表(VRS)等。患者可以根据自己的疼痛感受选择相应的方法进行评定。这些方法设计简单且较为实用,各种方法的评价结果具有较高的相关性。VAS 在临床使用最多,是一种简单、有效的测量方法,被广泛用于评定一些药物和非药物疼痛治疗方法的疗效,它与疼痛测量的词语和数字定量表高度相关。在进行镇痛疗效评定时,最佳的方法是每次进行 VAS 的绝对值评分,即勿让患者用目前的疼痛强度占治疗前的百分比来表示,这样可以减少一些主观的倾向性。NRS 则主要适用于大多数老年人,是将疼痛程度用 0 到 10 这 11个数字表示。0 表示无痛,10 表示最痛,被测者根据个人疼痛感受在其中一个数字上记号。VRS 是将疼痛用"无痛 0""轻微痛 1""中度痛 2""重度痛 3""极其重度痛 4"表示。VRS 使用最简单,但可靠性相对也稍差,因此酌情应用。

2) 疼痛强度的问卷评价:临床疼痛是由生理感觉、情感因素和认知成分等多方面相互作用的个体感受总和,具有多向性。疼痛问卷就是对疼痛进行多向性评价的方法,其中 McGill 疼痛问卷(McGill pain questionnaire, MPQ)最具代表性,通常被认为是疼痛测量工具的黄金标准。McGill 问卷表是 1971 年 Melzack 和 Torgerson 首先建立的一种说明疼痛性质强度的评价方法。此方法将描述疼痛的 102 个词分成 3 类 16 组,其 3 类分别是感觉类、情感类、评价类。感觉类包括疼痛的时间、空间、压力、温度等;情感类包括描述与疼痛相关的紧张、自主感受和恐惧;评价类包括一组评价疼痛强度的词。检测者根据患者的感受程度,对每一个词的强度按照 1 - 5 级给予评定。

1975 年 Melzack 在上述基础上又提出了更完整、更系统的 MPQ。这一疼痛问卷从感觉、情感、评价和其他相关的 4 个方面因素以及现时疼痛强度(PPI)进行比较全面的评价。4 类 20 组疼痛描述词,每组词按疼痛程度递增的顺序排列,其中 1～10 组为感觉类,11～15 组为情感类,16 组为评价类,17～20 组为其他相关类。被测者在每一组词中选一个与自己痛觉程度相同的词。MPQ 评分包括三部分:疼痛评定指数(PRI)、选择词的总数(NWC)、现时疼痛强度。PRI 根据被测者所选出词在组中的位置得出一个数值,所有这些选出词的数值之和即疼痛评定指数。PRI 可以求四类的总和,也可以分类计算。NWC 即选出词的总和。PPI 用 6 分 NRS 评定当时患者全身总的疼痛强度。由于它从不同的角度进行疼痛评估,所以在疼痛的鉴别诊断中也起着一定的作用,成为广泛使用的临床工具和研究工具。Melzack 针对 MPQ 包括内容多,检测时间长的问题又提出了简化 McGill 疼痛问卷(SF - MPQ)。SF - MPQ 由 11 个感觉类和 4 个情感类对疼痛的描述词,以及 PPI 和 VAS 组成。所有描述词均用 0～3 表示"无痛""轻度痛""中度痛""重度痛"的不同程度。由此分类求出 PPI 或总的 PPI。

3) 简单疼痛调查表:简单疼痛调查表(brief pain inventory, BPI)又称简明疼痛问卷表(brief pain questionnaire, BPQ)与上述问卷不同,是将感觉、情感、评价这 3 个因素分别量化。此表包括了有关疼痛原因、疼痛性质、对生活的影响、疼痛的部位等描述词,以及上述 NRS(0 - 10 级)描述疼痛程度,从多方面进行评价。BPI 不仅采用 NRS 表达患者的疼痛强度,还以 NRS 从疼痛对患者的情绪、行走、其他生理功能工作、社会活动、与他人的关系和睡眠的影响等角度,对疼痛进行多方面的评价,还对疼痛的部位和性质进行全面的描述,尤其对肿瘤疼痛及其他一些慢性疼痛的评价结果显示出其全面性和有效性。BPI 是一种快速多维的测痛与评价方法。

(3) 疼痛性质的描述性评价:临床疼痛研究中,对疼痛性质的分析是很必要的。从不同的疼痛性质描述中,可以帮助疾病的诊断,因为不同器官的疼痛,其性质是完全不同的,表现为绞痛、刺痛、胀痛和放射痛等不同形式。从对疼痛部位和性质的不同描述,可以推断出引起疼痛的可能生理机制,以利于准确诊断和对症处理。判断疼痛持续形式的变化和对首次治疗的反应,对于治疗方案的制定和实施具有一定的指导意义。

(4) 疼痛相关的行为测定:疼痛常对人体的生理和心理造成一定的影响,所以疼痛患者经常表现出一些行为和举止变化,这些行为举止的变化程度可以间接地反映患者当时的疼痛程度。因此行为测定可以为临床疼痛评估提供一些较为客观的辅助依据。

UBA 疼痛行为量表(pain behavior scale,UBA)是对疼痛引起的行为变化做定量测定的有效方法。此评分法将 10 种疼痛行为按严重程度和出现时间作三级评分、患者的各项行为指标的总积分即为其疼痛行为得分。UBA 疼痛行为量表是一种使用简单、可靠、结果可信的疼痛间接评价方法,为了提高评价结果的准确性,检测人员需接受一定的培训,以统一其检测标准。

(5) 疼痛相关的生理学测定:生理学检测主要包括血尿便三大常规,以及身高、体重、血压、心率、心电、肌电等。与实验研究相比,生理学测定在临床疼痛评估中较少使用。肌电图是临床疼痛评价中相对采用较多的生理学测定方法。有学者采用肌电图评价慢性腰背痛,研究结果显示,在腰背痛发作期间,肌电图活动可以增强或减弱。此外一些紧张性头痛也可以记录到肌电图的变化。由于肌电图的变化与各种临床疼痛的关系尚不明确,所以目前肌电图只能作为临床疼痛评定的辅助形式。疼痛也常常引起血压、心率的波动,因此血压、心率也是比较常用的疼痛评估方法。

(6) 疼痛相关的生化测定:生化检测指标包括肝功能、肾功能(肌酐、尿素氮)、心肌酶、血脂、血糖、尿酸、乳酸脱氢酶(LD)、肌酸肌酶等检测项目。神经、内分泌是两大不可分割的系统,两者之间有着非常密切的联系。所以,临床上疼痛患者常会表现出一些神经内分泌变化,如血浆内皮醇含量、血浆的一些蛋白含量,以及一些神经递质如血浆和脑脊液的 β-内啡肽的变化,虽然临床上已经观察到了这些变化,但是非常特异性的血浆生化指标目前尚不肯定,所以有待于进一步深入研究。

(7) 疼痛相关的心理评估:心理评估可帮助医生明确导致患者疼痛和失能的心理因素和行为因素,阐明慢性疼痛问题对患者躯体、心理和社会功能造成的影响,并为有效治疗方案的制订和实施提供重要的信息。临床常用的心理评价工具如下。

1) 明尼苏达州多形式个性调查表常用于慢性疼痛患者个性特征的评价,可帮助医生证实临床印象,推断与患者慢性疼痛有关的个性特征和心理因素。大量研究证实,该调查表与慢性疼痛患者的特定行为特征呈低度到中度的相关性。

2) 抑郁症调查表临床上最常用的是 Beck 抑郁症调查表和流行病学研究中心的抑郁量表(DSI),研究发现,这两种工具均可有效确定慢性疼痛患者是否有严重抑郁症。

3) 活动日志虽然活动日志所记录信息的准确度问题目前尚未得到解决,但根据实践,活动日志一般足以反映患者的活动水平、用药情况和疼痛强度模式,可帮助临床医师获得宝贵的信息。

疼痛评价方法为临床疼痛的诊断、治疗方案的制定和疗效的判断提供参考依据,但任何一种方法都是从不同角度对疼痛进行主观的或间接的评价,并且多是国外研究人员根据他们的生活习惯所设计的,我国在这方面的研究尚不足,直接使用国外评价方法可能存在不适合我国国情的问题,所以要对临床疼痛做出较为客观统一的评价,还需我们作进一步深入的探索。

(三) 推拿镇痛的机制研究

推拿作为我国传统医学重要的外治手法之一,副作用小,操作简便,而且对于缓解疼痛具有立竿见影的治疗效果,值得推广和应用。但其镇痛机制还尚未明确,故需要更深入的探讨和研究。

1. 推拿镇痛的经典中医机制　经典中医理论将疼痛的病因分为两大类:"不通则痛"和"不荣则痛"。"不通则痛"多为实证疼痛;"不荣则痛"多为虚证疼痛。推拿治疗疼痛,基于经典中医理论,结合手法辨证,通气血、畅经络、调脏腑、理筋骨,契合"通则不痛""荣则不痛""骨正筋柔"的基本原则,因此在多学科的临床应用中都起到了治疗疼痛的效果。

在推拿治疗伤科疼痛的临床应用中,根据其生理病理特点,疼痛主要表现在不通则痛、不荣则痛、不松则痛、不顺则痛、不动则痛、不正则痛等。《医宗金鉴·正骨心法要旨》中也认为骨科疾患,"因跌扑闪失,以至骨缝开错,气血瘀滞,为肿为痛,宜用按摩法。按其经络,以通郁闭之气;摩其壅聚,以散瘀结之肿,其患可愈。"推拿治疗可使其"松""通""动"从而起到镇痛之效。

在推拿治疗内科疼痛的临床应用中,通过按、揉、推、拿、点、摩等推拿手法,局部取穴和远道取穴,以指代针,以痛治痛,从而使刺痛、胀痛、灼痛、冷痛、隐痛、掣痛等疼痛得以缓解,或"通"或"荣"而达到痛止之效。《黄帝内经》中提到"诸痛痒疮皆属于心""心在志为喜",而"喜按"是慢性内伤疼痛患者的具体表现,说明推拿不仅可以止痛和可以使人愉悦。"疼痛和愉悦可能是两种超出所有人想象的类似的感觉,大脑对于疼痛和愉悦的反应是相似的。推测可能存在着一个评价疼痛刺激和愉悦刺激的共享神经体系"。

2. 推拿镇痛的生物力学作用机制　推拿是一种外力作用于身体的物理治疗方法。为了缓解疼痛,推拿必须首先解除疼痛的伤害性因素。肌肉的痉挛、关节的弯曲变形是一种生物力学现象,是联系与疼痛相关的临床表现、生物力学及生物化学改变之间的纽带。人体组织以整弯、弯曲等最直观的形式表现了对负荷自发的局部反应。Wilder 首次观察了脊柱单个运动节段内主要运动平面的弯曲现象。随后又对整个腰椎部分进行了类似的观察,处于脊柱生物力学平衡点处的脊柱功能单位,随着正常生理负荷的增加或者负重劳动会产生相邻节段间不正确的移位。多块肌肉附着的复合关节,在一定程度上关节要靠节段间的肌群或韧带维持其功能的完整性,突发的或不充分的肌肉运动会使关节失去保护,发生突然性的局部移位和组织损伤。

上颈椎手法可以通过颈三叉神经复合体,以及改善肌肉链的紧张产生一种机械性的减痛效应。Nansel 及其同事,以及 Cassidy 团队的研究均表明,通过推拿治疗,可纠正不协调的脊柱活动,增加脊柱活动范围,明显缓解相关肌肉的痉挛,减轻组织的负荷,从而第一时间阻断疼痛传导的通路。国内相关研究表明,推拿手法治疗对腰椎间盘突出症(lumbar disc herniation, LDH)患者腰背伸肌的生物力学特性和颈椎病患者颈部肌群力学性能有一定影响,推拿手法可以改善肌群收缩力量、做功效率,以及协调能力,从而有利于恢复肌群的生物力学性能,因此推拿的生物力学效应是推拿镇痛调节机制的第一步。

3. 推拿镇痛的神经机制研究

(1)闸门控制学说:西医学中疼痛机制的演变大致经历了特异学说、刺激增强学说、型式学说、疼痛第四学说、心理和行为学说、闸门控制学说。尤其是闸门控制学说是现代疼痛机制研究的基础。虽然迄今为止尚无任何一种学说能全面合理解释疼痛发生的机制,但随着新的实验方法和技术的开展,疼痛学说将日臻完善。

1965 年,梅尔扎克 Melzack 与瓦尔 Wall 提出一个能够被普遍接受的疼痛理论——疼痛闸门控制理论。该理论认为,与疼痛相关的神经冲动的传导由脊髓灰质这一"闸门"机制进行调节。所有来自皮肤的初级传入冲动,无论经由粗纤维或细纤维输入,如果能顺利抵达背角第一级中枢传递细胞,则都能对它施加兴奋性影响,激活 T 细胞,并可进一步引起疼痛。闸门机制受到粗神经纤维和细神经纤维活性平衡的影响。细神经纤维促进传导过程(打开闸门),而粗神经纤维则抑制传导过程(关闭闸门)。粗纤维的传入冲动兴奋胶状质神经元,并因而关闭脊髓闸门,抑制疼痛冲动传向高级中枢,引起镇痛;而细纤维的传入冲动抑制胶状质神经元,从而使闸门开放,引起疼痛。粗纤维可兴奋胶质细胞(SG),从而加强了粗纤维末梢同 T 细胞突触联系的突触前抑制,使 T 细胞活动减弱;而细纤维则抑制胶质细胞,从而起到了去抑制作用,其结果是使 T 细胞活动加强。粗纤维传入时,开始易使 T 细胞兴奋,但由于粗纤维具有快适应特性,很快就转入抑制状态,使闸门趋于关闭。反之,细纤维的特性是慢适应,即使静息状态也呈现一些自发活动,一旦受到刺激而进入活动状态,特别在强而持续的刺激作用下,活动不断增强,则使 T 细胞兴奋也越来越强,可见细纤维的紧张性促进闸门开放。

同时,该理论认为决定疼痛的行为与体验特征的闸门机制受大脑内部过程的调节。外周传入冲动还可以通过背索内侧丘系快速到达高级神经中枢,选择性地激活脑内机制,进而通过下行控制通路改变闸门机制的敏感性,并影响闸门的调制效应。

1983 年 Melzack 和 Wall 对闸门控制学说进行了三个方面的补充完善:① 强调胶质细胞的多样性,应当有两种类型的胶质细胞,即兴奋型和抑制型;② 胶质细胞对传入纤维和 T 细胞突触联系的抑制机制,可以是突触前、突触后或二者兼有;③ 强调大量强有力的脑干抑制系统,此系统接受闸门系统传递的影响,又返回投射到背角,应当把它作为一个单独的输入进入闸门。可见疼痛产生的关键取决于外周刺激的强弱和性质、闸门的滤过、中枢的整合与感应等方面。

(2)外周水平调节机制:疼痛调节机制一般系指任何可以最终影响痛觉性质和程度的各种神经过程。主要通过两条通路来完成:一是由传入性输入产生的外周机制;二是中枢下行系统。这两条通路又都作用于脊髓背角。伤害性信息输入背角神经网络后,经下行控制和节段内控制的易化、抑制、分辨和过滤等不同的处理,最终或被阻断或获得通过,并继续上行传入高级中枢。而推拿镇痛的机制被认为与上述两条通路密切相关。

感受器的作用是把刺激转变为传入纤维上的神经冲动,而神经冲动发生的前提条件是相应刺激必须先引起感受器产生在时间和大小上对应的电变化。所以说,痛的感觉必须受到致痛物质浓度和作用时间的影响。所谓致痛物质是指那些作用于神经末梢,能兴奋痛感受器并使之产生导入冲动的化学物质。目前较为肯定的致痛物质包括缓激肽、乙酰胆碱(ACH)、H^+、K^+、PGs、SP、组胺、氧自由基等。推拿直接作用于损伤局部或特定施术部位,通过特有的机械性刺激改善局部血液循环,减少致痛物质堆积。Elkins 和 Wakim 已证实,推拿可增强水肿肢体的淋巴流动,减少水肿从而改善循环,通过促进代谢而加快致痛物质的分解与清除,恢复局部电解质和酸碱平衡,增强机体对致痛物质的抵抗力,降低其对细胞与组织的伤害。相关研究表明,推拿手法可使尿和唾液中单胺类含量升高,而血液中单胺类含量下降,进一步说明手法通过加速血液循环,将积聚在伤处的单胺类致痛物质带走,从而减轻疼痛。国内研究报道,推拿可降低腰椎间盘突出症患者外周血浆 SP 含量,且疼痛症状均有缓解,提示推拿可能通过降低外周血浆 SP 含量而发挥其镇痛效果。有实验研究证实,按压手法可抑制外周痛觉感受器,使痛觉感受器上形成的阴阳离子键结构趋于不稳定,使其爆发的神经冲动数减少,强度减弱,促使痛刺激的强度-时间曲线上移,大幅度提高痛阈,达到减轻或消除疼痛的目的。

推拿手法在治疗软组织痛症的动物实验方面也有研究,对 SD 大鼠急性痛风性关节炎模型采用捻、按、揉法,参照大鼠穴位图谱对大鼠四肢三阳三阴经及背部督脉进行推拿,每次 10 分钟,每日 1 次,共治疗 3 日。经过推拿治疗,致痛因子 K+、疼痛介质 DA 含量明显下降,说明"通法"推拿手法能通过有效抑制急性痛风性关节炎发病病理过程中的致痛因子及其诱发的疼痛介质表达,从而发挥外周镇痛作用。

（3）脊髓水平调节机制:脊髓是中枢神经系统的低级中枢,是痛觉信息加工、处理和译释的第一站,也是一个疼痛反射中枢。疼痛信息和伤害性信息经脊髓后根传入到脊髓,再经脊髓的初步整理和分析,一方面继续上升到脑的不同节段,另一方面经传出神经到肌肉、腺体等效应器,完成简单的初级反应。同时,脊髓背角 V 层有大量的特异性伤害性神经元。根据脊髓节段性抑制的研究,表明脊髓水平的 γ_2 氨基丁酸、阿片肽和 P 物质(substance P, SP),均不同程度地参与了突触前抑制和突触后抑制,从而产生镇痛效应。这可能是临床上运用华佗夹脊、"以痛为腧"、局部取穴、邻近取穴和背腧穴治疗内脏痛的神经生物学机制。从经典的闸门镇痛学说分析,在脊髓水平推拿镇痛的机制可能是通过兴奋较粗的 A 类纤维,使其传入的信息部分抑制 A 与 C 类纤维的共同投射的感觉传递纤维。如同关闭了痛觉传递的闸门,在脊髓水平就直接抑制疼痛信号传导而起到镇痛作用。

（4）推拿镇痛的脑区调节机制:脊髓以上更高级的大脑中枢通过下行纤维释放的多种神经递质对脊髓神经元进行调节,主要神经递质包括去甲肾上腺素(NA)、5 - HT、脑啡肽、γ -氧基丁酸等,这些递质可以抑制脊髓神经元的活化,从而减少外周伤害性刺激的传入。同时,下行纤维又可调节初级传入神经元,初级传入神经元的抑制可减少神经递质的释放,进而减少了对脊髓神经元的刺激。

推拿手法作用于人体特定部位时,所产生的推拿信号沿脊髓,通过脑干上升入脑区,激发多种中枢递质的释放,选择性地激活脑内镇痛机制,进而通过其下行控制通路,影响闸门的控制效应。

动物实验表明,机械性压迫体表穴位产生的上行信号到达皮层后,有可能下行抑制束旁核或经尾核的传递,阻碍痛信息的传导。机械刺激皮肤可兴奋脑干中缝核神经元,再循下行 5 - HT 能纤维抑制脊髓后角对痛信号的上传。研究者在按揉环跳穴对神经痛大鼠的镇痛效应及其中枢机制研究中采用"以痛为腧"推拿方法治疗神经痛大鼠。表明推拿具有较明显的即刻和累积的镇痛作用;推拿治疗神经痛的中枢机制与杏仁核的相关性比与中脑导水管周围灰质(PAG)更为密切。

临床试验表明,刺激华佗夹脊穴可对疼痛感受区束旁核神经元的激活起抑制作用,进而调节脊髓以上痛觉传导通路。推拿还可以通过增强静息态脑功能默认网络对双侧感觉系统和非主侧半球执行功能的连接强度,减轻颈椎病慢性疼痛患者临床症状和疼痛感受。对于腰突症患者的推拿镇痛研究中,研究者运用静息态脑功能磁共振成像技术研究脊柱推拿治疗腰椎间盘突出症的中枢镇痛效应。按揉左侧委中穴后,可引起左杏仁核、左伏隔核和左、右下丘脑信号升高,还可引起左前扣带回信号降低。这表明在疼痛处(委中穴)按揉后,能同时影响疼痛回路和愉悦回路。美国的戴维·博苏克博士的研究小组发现疼痛和愉悦可能是两种超出所有人想象的类似的感觉,他们在《神经细胞》杂志上报道疼痛和愉悦经常刺激着大脑中同样的部位——这表明大脑对于疼痛和愉悦的调制有着共同的形态学基础。研究表明,可能存在着一个评价疼痛刺激和愉悦刺激的共享的神经体系。近期研究证实脑内两个主要愉悦热点位于伏隔核和腹侧苍白球,在上述两核团的愉悦热点注射 μ 阿片受体激动剂可以帮助诱导产生对食物、成瘾药物和其他愉悦物质的奖赏性愉悦影响("喜欢")和刺激性动机("想要")。伏隔核的一个主要的愉悦信号输出结构是腹侧苍白球,它是位于伏核后部接近大脑底部的一个前脑结构,该核团是边缘系"最后共同通路"。它接受一系列愉悦相关脑区如伏隔核、杏仁核、眶额皮质、扣带前回、边缘下皮质、外侧下丘脑、腹侧被盖区、臂旁核等的投射。而且腹侧苍白球还有投射回上述部分结构,包括伏隔核和丘脑背内侧核,并通过丘脑连接到额前皮质,再返回到伏隔核和腹侧苍白球,形成边缘-皮质-边缘环路,因此从解剖上看,腹侧苍白球是调节愉悦信号的关键位置。

4. 推拿镇痛的分子机制研究 推拿治疗疼痛的分子生物学研究将推拿治疗疼痛推进向更精细、更明确的方向。引起疼痛的损伤组织会产生大量多种的炎症介质,例如组胺、5-HT、K^+、缓激肽等致痛物质。在致痛过程中一些炎症介质可使机械性刺激感受器敏化,而另一些则直接激活痛觉感受器。推拿的干预可有效地阻断炎症反应通路,促进损伤组织的修复,降低诱发疼痛因子的含量。

(1)推拿对镇痛神经递质的双向调节作用:人体内存在调节疼痛的兴奋性神经递质和抑制性神经递质,两者相互协同,共同调节疼痛信号的传导。调节疼痛的兴奋性神经递质主要包括5-羟色胺(5-HT)、ACH、儿茶酚胺(CA)等;抑制性神经递质主要包括β内啡肽(β-EP)和γ-氨基丁酸(GABA)。当人体受到伤害性刺激时,兴奋性神经递质水平升高,增加痛敏;相反,抑制性神经递质含量下降,疼痛加剧。提示疼痛可能和这两类神经递质失调有关。研究者用推拿疗法治疗软组织损伤和腰椎间盘突出症,观察血液和尿液 CA 及其代谢产物 NA 和 DA 含量,发现推拿后随着疗效不断增加患者血液 CA、NA、DA 的含量显著低于推拿前患者血液中 CA、NA、DA 的含量,而尿液中 CA、NA、DA 的含量则相反。这说明推拿治疗过程中体液内 CA 类物质是参与镇痛的主要物质之一,推拿可以有效调节体液中 CA、NA、DA 的含量,从而达到镇痛效果。采用"通法"推拿干预急性痛风性关节炎大鼠的动物实验研究中还发现推拿手法能有效抑制急性痛风性关节炎大鼠外周疼痛介质钾离子(K^+)、DA、NA 的释放。观察推拿对软组织损伤兔的实验中发现,软组织损伤兔外周血液中 β-EP 含量低于正常组,5-HT 含量高于正常组,经过推拿治疗后,软组织损伤兔外周血液中 β-EP、5-HT 含量均接近正常水平,表明推拿对参与镇痛的神经递质 β-EP 和 5-HT 也具有双向调节作用。推挽灌流法直接动态观察家兔 PAG 灌流液中 B-END 及单胺类物质的释放变化,发现轻手法和重手法都可以提高家兔的痛阈,但是两者镇痛机制存在差异:推拿重手法镇痛时 NE、DA 及 DOPAC 含量均明显下降,β-EP 含量亦有所下降;推拿轻手法镇痛时 PAG 灌流液中 β-EP 含量升高,NE、DA 及其代谢产物 DOPAC 含量均下降。研究者采用 icv 注射,电脉冲强直刺激坐骨神经作为伤害性痛刺激,探究 GABA 与 NAc 在痛觉调制中的作用时,发现外源性 GABA 可使正常大鼠 NAc 中痛反应神经元对伤害性刺激的反应减弱,表现为镇痛效应,而 GABA 的这种镇痛作用主要是通过 GABAA 受体介导的。

（2）内啡肽与镇痛机制：1975 年,苏格兰阿伯丁大学的药物学家休斯经过反复试验终于找到了这种物质——内啡肽,它是大脑和脊髓中产生的对疼痛有强烈抑制作用的多肽物质。加利福尼亚大学的激素专家还从人脑中分离出了止痛效果比内啡肽强 40~100 倍的内啡素。紧接着,美国的一些科学家又发现了一种作用比内啡素强 50 倍的脑化学物质——力啡肽。研究表明：当人的注意力集中贯注于某一事情上,会促使体内产生大量的力啡肽,这就等于切断了人体的疼痛报警,从而达到暂时止痛的效果。

在推拿镇痛机制的研究中发现,内源性阿片肽是推拿镇痛的重要物质基础。有实验研究表明,按压患者一定穴位或痛点,在获得镇痛效应的同时,患者血浆和脑脊液中的内啡肽含量均升高,且其升高幅度与其镇痛效应呈正相关。美国学者选择了 27 名健康男性青年（平均年龄 23 岁）,将其随机分为对照组、安慰组、手法组,均在手法前 5 分钟、15 分钟及手法后 5 分钟、15 分钟、30 分钟抽取静脉血,动态观察 β-EP 水平。结果显示,手法组 β-EP 明显高于其他两组,且于手法后 5 分钟达到峰值,并以此解释为何推拿具有即时镇痛的效应。研究发现,通过对疼痛局部进行推拿治疗,可降低外周血浆中致痛物质 5-HT、NA 和 DA 的含量,促进 β-EP 的大量释放和促使致痛物质八肽胆囊收缩素（CCK-8）含量恢复正常水平,同时调节血管活性物质 NO 和钙离子水平,从而改善损伤部位血液循环,加速致痛物质的运转代谢,起到镇痛作用。

大脑中内啡肽一类的物质的研究为疼痛患者带来福音,也给医生战胜疼痛提供了一件新式武器。但它们的功能十分复杂,因此,需要进行深入研究才能让疼痛这种使人痛苦的体验变得不再那么可怕。

5. 推拿镇痛的心理性机制研究 疼痛不是单一的生理方面的感觉,其产生的原因不仅仅是物理化学因素引起的。精神情志因素在疼痛发生发展中的作用越来越突出。由心理因素产生的疼痛称为"心因疼痛"。另一方面,心理因素也可以影响疼痛的程度。国际慢性疼痛综合征研究协会承认有心因性疼痛,认为有些疼痛是由妄想和幻觉引起的,单纯的心因性疼痛约占 2% 以下。

疼痛也可以分为三个维度：感觉差异性维度（sensory-discriminative dimension）、认知评估性维度（cognitive-evaluative dimension）和情绪动机性维度（emotional-motivational dimension）。三要素之间相互影响。大脑的特定区域主要处理疼痛的位置、持续时间和强度的相关信息,而另外两因素处理疼痛的不愉快体验。

中枢神经系统则在个体的以往经验、信念和态度的基础上处理感觉输入。闸门控制理论认为,疼痛在脊髓水平上受周围神经系统和中枢神经系统两种输入调节。其既有提升疼痛感知程度的易化因素（通过"打开"闸门）,也有降低其感知水平的抑制因素（通过"关闭"闸门）。此外,还有更高层次的调节疼痛感知的因素,包括注意、情绪、期望和信念。将注意从疼痛处转移可以关闭闸门,而将注意指向疼痛处会打开闸门。闸门控制理论认识到疼痛受多种因素的影响,从而改变了对疼痛表现的个体差异的理解,并进一步拓展了干预范围。心理过程不再只被看作是对疼痛的反应,其本身就是疼痛感知的原发中介因素。

当人们感到疼痛时,用手来按抚疼痛之处以缓解其不适,这是一种本能,一种常见的本体反应。在推拿临床上,我们会发现慢性痛证的患者大多在痛处"喜按"。推拿手法在治疗疼痛的同时,会给患者带来舒适感,甚至可以让久病的患者产生依赖感。推拿手法可在疼痛信号的任何传递环节上通过心理因素给予调控,其中中枢调控效应最为显著。痛信号和推拿信号都可以到达中枢大脑边缘系统的不同脑区,现已证明,边缘系统是与情绪密切相关的脑结构。根据美国研究人员研究发现脑内可能存在着一个评价疼痛刺激和愉悦刺激的共享的神经体系,推拿镇痛的心理性机制可能是推拿激活了脑内的愉悦环路与镇痛环路,降低了致痛性神经递质和提高了抑痛性神经递质,阻滞了疼痛信号的传导,从而产生舒适感,但这种舒适感需要依靠推拿治疗维持,随着推拿治疗次数的增加,心理依赖感逐渐增强。推拿治疗疼痛的研究,要涵盖患者的情感认知诉求,为推拿治疗疼痛的进一步研究指出了新的方向。

二、推拿手法的温热效应机制

(一)温热效应的常用推拿手法

摩擦类手法,往往通过摩擦生热,而产生热效应。摩擦类手法还可以以己之热,热熨生热,如搓热手掌,热熨眼眶的方法。叩击类手法,通过改善局部血液循环,以扩张局部毛细血管而产生热效应。如以擦法、一指禅推法深透生热,改善局部微循环。振颤类手法,以振动波疏通毛细血管,改善血液循环,也可以产生热效应。有的手法,通过激发患者经络和穴位卫阳之气,产生整条经络热的反应,甚至全身热的效应,如以按法行烧山火的方法。以温中散寒,使气血经脉运行通畅,气机条达。温热效应产生明显的常用推拿手法有摩法、擦法、推法、抹法、按法、揉法、点法、捻法、掐法、刮法、扫散法、捏法、振法等。本小节重点分析按法和擦法的热效应。

(二)按法的热效应及其机制

1. 按法的热效应

(1)按法热效应的中医认识:《黄帝内经素问·举痛论》:"寒气客于背俞之脉则血脉泣,脉泣则血虚,血虚则痛,其俞注于心,故相引而痛。按之则热气至,热气至则痛止矣。"按照中医基本理论,寒邪具有凝滞和收引的特性,凝滞则运动减弱,导致气滞,并产生瘀血、痰饮、水湿等病理产物;收引是指皮肤、腠理、肌肉、筋、脉等组织产生的收缩、紧张、挛急,产生恶寒、拘急、疼痛等表现。故寒邪引起疼痛的病机为"经脉流行不止,环周不休。寒气入经而稽迟,泣而不行,客于脉外则血少,客于脉中则气不通,故卒然而痛。"寒性疼痛对热效较为敏感,故以温通行气活血为法则。

"按之则热气至"理论的提出针对的是寒凝血瘀、气滞血瘀、气虚血瘀、气血不足等病机,临床根据其行气、活血、温经、散寒的作用机制,此理论用于指导伤科、内科、儿科、妇科等各种疾病的治疗。按压使热气至在《黄帝内经素问·调经论》中就有论述:"按摩勿释……移气于不足,神气乃复。""按之则气足以温之。"在《黄帝内经灵枢·阴阳二十五人》中又云:"凝涩者,致气以温之,血和乃止。"即按压不放,移精变气,而气有温煦作用,气足则推动血行,故血和痛乃止。按压产热,促进血运,可使疼痛缓解。故又谓:按之则热气至,热气至则痛止矣。按之则经脉通,阳气伸展,故热气至。热气至则气血畅通而血不虚,故疼痛止。通过按压功力渗透,产生热效应,一方面可加速经脉气血的流动,另一方面能扩张机体组织器官的脉络,阻止并祛除寒邪、湿邪所致的凝阻、收引、黏滞之性的危害,从而保障了经络气血的通畅。按法通过直接或间接对人体穴位的刺激,促进了经络气血的运行而发挥作用。

(2)按法产生热气至效应的主要影响因素:按法是垂直体表用力往下按压,产生酸胀感后保持压力在体表停留。按法作用于体表是以物理的力学刺激调节机体的。力是按法作用的基础,是具有能量的,并以机械力能为特征。各种力量形式的按法直接作用于体表,导致施术部位的皮肤及深层组织发生变形,且能量被体表或深层组织吸收,吸收能量后会使局部温度升高。按法的治疗效应正是来自按法产生的热效应和人体对按法刺激所做出的反应。

"按之则热气至"是古人对按法操作是否有效的金标准,热气至则有效。按法产生热气至效应的影响因素主要有力度、时间、频率、操作方式、拇指温度等。力量增大和操作时间延长,对局部热效应增强,中度力量按压热效应最大,7.5分钟的操作时间,热效应最大。力量的增大,对热效应的持续时间增长。在0~10 s内的不同按压停留时间对热效应没有影响。局部热效应影响显著的按法参数为力量与操作时间,并且最佳热效应参数组合为力量2.5 kg,操作时间7.5分钟,频率10次/分。节律性按压的局部热效应比持续性按压更显著。"按之则热气至"对手法操作者及操作技巧也有要求。在《灵枢·官能》篇中提出,操作者要求"爪苦手毒",即与常人相比,手要有力量和温度。有温度可以助力手法产生温热效应,力量可以保证热效应的持续。按法操作技巧对温热效应也会产生影响。《灵枢·本输》中云:"按而行之,是谓内温,血不得散,气不得出也。"指明按法的刺激要适当,否则损伤气血。"按之则热气至"还受到病证的影响。在《灵枢·别论》中云:"审切循扪按,视其寒温盛衰而调之。"《黄帝内经灵枢·经筋》中云"以痛为腧",强调对按压部位选择和机体寒热虚实的审查。

2. 按法的热效应机制　从局部体液机制上看,按压手法可以使局部的血液循环暂时停滞。压力越大,血灌注量就越少,按压一段时间后,局部组织的代谢产物(如二氧化碳、乳酸、腺苷、氢离子等)堆积增多,这些物质均有舒张血管的作用。随着按压手法的解除,周围的血液又会大量灌注到按压的局部,这时局部组织的基础代谢明显加快,不但减少疼痛物质的产生,还能降低局部疼痛物质的浓度。微循环的改善,供氧量的增加,甚至可以使局部炎性渗出及肿胀现象得到缓解。通过按法的机械刺激,增加了局部血流量,改善了局部微循环,使局部温度升高,从而促进炎症物质吸收,改善局部供氧和代谢,促进炎症消退。

从细胞分子机制上看,有学者提出"活血化瘀"的细胞学机制和细胞内钙离子的变化有关。细胞内钙离子的变化与许多血管反应关系密切。在机械力作用下,内皮细胞产生多种生化及生理反应,包括释放血管舒张因子、基因表达的变化、生长因子的分泌等,这些生理功能往往基于对机械力敏感的钙离子内流。因此,按法的行气活血效应可能由手法机械刺激改变血管功能细胞的调节作用所致。按法是通过机械刺激激活钙离子通道,引发细胞钙离子内流,促使细胞内游离钙离子浓度升高,进而释放血管舒张因子,启动扩血管效应,从而产生行气活血效应。压力刺激对腧穴筋膜组织成纤维细胞 MMP-1、TIMP-1 和 PGE2 合成释放的调节,以及对 MMP-1、TIMP-1 比值的提高,可能是按压腧穴后发挥疏经通脉的细胞生物力学机制之一。按法可以调节 IL-6、TNF-α、INF-β 合成释放,因此认为通过按法可以调节 IL-6、TNF-α、INF-β 等具有免疫调节的细胞因子,这些生理作用如营养神经、增强免疫、抗感染、抗病毒、刺激造血作用体现腧穴筋膜组织在机械力刺激下发挥"蠲邪扶正"治疗效应的生物学机制。

（三）擦法的热效应及其机制

擦法属于摩擦类手法，是内功推拿主要手法之一。在临床治疗中应用广泛，擦法是用手掌掌面、大鱼际、小鱼际或手指罗纹面（示指、中指、环指和小指指面）着力于体表部位进行直线往返摩擦的一种手法。它能使施术部位产生一定热量的手法。根据擦法施术部位的不同可以分为掌擦法、大鱼际擦法、小鱼际擦法、指擦法。擦法有温阳散寒、祛风通络、活血止痛、健脾和胃之功，在临床上广泛适用于治疗运动、呼吸、消化等多系统实寒、虚寒性病证。擦法在操作时可根据需要在局部涂抹葱姜水、麻油、三七叶等介质，以获得药物和手法的双重作用，提高治疗效果。

1. 擦法热效应的中医学分析

擦法是通过施术者的手直接或间接作用于患者皮部进行往返摩擦，从而作用于腠理以调其功能，所谓"腠者，是三焦通会元真之处，为血气所注；理者，是皮肤藏府之纹理也。"（《金匮要略·藏府经络先后病脉证第一》）腠理开合有度，阳气可流转无阻，因此擦法也可起到振奋阳气的作用。阳气振奋，阴寒消散，故痛立止。擦法既直接作用于腠理而调其功能，又能振奋阳气，《黄帝内经素问·阴阳应象大论》中又有"清阳发腠理"之说，故人体的卫外功能也可提高，这就是《千金要方》中"小儿虽无病，早起常以膏摩卤上及足心，甚避风寒"的原理。血得温则行，擦法通过鼓动阳气，增强气的温煦、推动作用，可使瘀结消散，故能起到活血散瘀、消肿止痛之功，用以治疗软组织急慢性损伤，所谓"摩其壅聚，以散瘀结之肿。"（《医宗金鉴·正骨心法要旨外治法》）阳气振奋，则推动、温煦、卫外功能亦得以振奋，如此经脉得温，血脉和顺，外可散风寒，内可温脏寒，故擦法可治疗各种虚实寒性疾病，正所谓"寒者热之""治寒以热"。

2. 擦法热效应的物理学分析

（1）擦法热效应的物理学基础：研究者从物理学的角度对擦法产热和调节机体功能的原理进行分析，认为患者体表之热是由于摩擦做功产生，其热量与下压力、频率有关。进行擦法操作时，患者能够感到手法的效应，不仅是局限于体表，而且会传入体内一定深度，即"得气感"。而有些初学者和手法欠熟练的医师在给患者施术时，患者往往感到仅见皮肤表面有热而难以深透入深部组织，无"得气感"。为什么会产生"得气"与"不得气"两种不同效应呢？这可能与物理学上的受迫振动和共振效应原理有关。物理学知识告诉我们某一系统在周期性外力作用下发生的振动就是受迫振动。这种受迫振动在得到一定稳态后继而得到最大值就会产生共振效应。共振发生的条件是外力的频率等于系统本身的固有频率。因此共振时所产生的能量是很大的。在治疗患者时，患者体内的透热感就是这种共振效应的结果。这种效应使手法的作用深透至深层组织，引起体内某一部分感受器兴奋，局部内环境发生改变，神经递质或某些生物活性物质释放，通过复杂的神经反射途径引起人体功能的一系列改变，从而调整人体各系统的功能，起到治疗疾病的作用。训练有素的推拿师在施法时患者有"得气感"，这就是医者掌握了施力的周期性、节律性原理，从而使手法产生了共振效应。

（2）擦法热效应的力学分析：正确的擦法作用于人体时，人们会感到在操作部位的深层组织有热的感觉，而体表并无过热现象。有些部位还会出现热的传导。在平推时体表的"热"是由于医者的手与患者的皮肤相互摩擦所致。这种热是表面的不是深透的,我们希望越低越好。现假设摩擦皮肤时所产生的热量为 Q,W 为摩擦时所做的功,F 为摩擦力,S 为擦时所推动的距离,PN 为正压力,U 为摩擦系数。因为 $Q=W$,$W=F \cdot S$,又因为 $F=P \cdot U$,所以 $Q=PN \cdot S \cdot U$。从上公式可知在 S 不变的情况下,Q 值主要取决于 $PN \cdot S$ 的值。由此可以看出,当擦时压力过大,皮肤就会因大量产热而使手法无法进行下去。当压力过小则又由于产热量过小而使热无法透入深部组织。因此我们认为:在施用擦法时要有一定的压力,但又不可过大,这就是所谓的"度"。另外 U 值也是影响体表热量的一个重要因素。我们在做擦法时可以适当使用介质以减低摩擦系数。从而减小摩擦力使产热减少。

研究者在推拿手法操作参数的规范化研究中,通过对多位推拿名家手法操作进行分析,将手掌从接触面最近位向前推擦到最远位称为前擦阶段,手掌从接触面最远位回擦到最近位称为回擦阶段;一个前擦阶段和一个回擦阶段为一个周期。前擦时力度控制在 5.256~70.235 N,回擦时控制在 3.903~42.169 N,整个周期时间为 1.27~1.81 s。

南京中医药大学对擦法频率与介质的相关性研究进行了实验,其结论是:擦法频率在 100~120 次/分钟优于 160~180 次/分钟,冬青膏作为介质在临床中的应用价值高于凡士林;且在推拿临床中,随着时间和经验的积累,学习推拿的时间越长,效果越好。

三、推拿手法的位移效应机制

推拿手法可以通过直接或间接改变人体筋脉、肌肉、关节、脏器等的位置而起到治疗作用。常用的能改变机体组织器官位置的推拿手法主要包括以下几类:运动关节类手法(摇法、拔伸法、勒法、屈伸法、背法、扳法)、挤压类手法(按法、点法、压法、捏法、拿法、抓法、搓法、弹拨法)、叩击类手法(拍法、击法)、振动类手法(抖法、振法)等。

临床上牵引治疗就是拔伸手法的应用,颈椎牵引和腰椎牵引应用最多。颌枕牵引通过牵开颈椎,纠正骨关节粘连错缝,减轻压迫其他组织,使颈椎的生物力处于稳定状态。需要注意的是,因颌枕牵引需长时间坚持牵引才有疗效,因此需患者长期配合。颈椎的牵引力度一般可以设定为患者体重的 10%~20%。腰椎牵引可以通过机械性牵扯,增加腰椎间隙宽度而减少椎间盘压迫,是治疗腰椎间盘突出症的主要非手术疗法,腰椎牵引的力度一般为 25~50 kg,纵向牵引,20 分钟/次,每日 1 次,连续治疗 3 周。

临床中也有一些衍生手法能很好地改变机体组织器官的位置,比如短杠杆手法。短杠杆手法结合理筋整复手法,可控性极强且安全性高,通过调整病变椎间盘于受压神经根之间的位置,恢复腰椎正常曲度。短杠杆手法的操作方法如下:患者腹部垫软枕,俯卧于上,术者于患者左侧对其腰臀、下肢肌肉进行按摩放松,接着两手交叉,分别置于病变处的上位椎体右横突、下位椎体左横突,掌根发力同时向下按压,待患者呼吸平稳后逐渐加力,根据患者耐受程度不同,待呼气末期肌肉放松时两手掌根同时用力向棘突方向扭转,每日 1 次,治疗 3 周。

对于内科疾病的治疗中,手法改变脏器位置也有不少研究。推拿手法治疗胃下垂可健脾补气、补中和胃、疏通经脉、疏肝解郁、行气活血,促进脾胃气血生化从而升提举陷。从西医学来说,推拿治疗胃下垂可增强膈肌悬吊能力,恢复胃膈韧带、胃肝韧带、胃脾韧带等固定作用,增加腹内压从而使胃下垂回复到正常的位置。研究者对陈宇清推拿治疗胃下垂手法进行了探析,认为其以促进胃肠蠕动,增强膈、腹肌收缩力,增加腹内压,调节交感神经和副交感神经为原则,创立按摩法、侧推法、展转拿、招法、揉法、运法、分法、合法八种推拿手法治疗胃下垂,并根据八种手法作用机制分为三类:促进胃肠蠕动类手法,加强腹壁腹肌收缩类手法,调节交感神经和副交感神经类手法。

四、推拿手法的变形效应机制

推拿手法还能够改变机体组织的形态。推拿手法具有软坚、散结、消肿的功效,能使肿块变小或消失;能使肌肉的条索状物发生改变,使肌肉的紧张度得到缓解;还能够解除肌肉与肌肉之间、筋膜与筋膜间、肌肉与筋膜间的粘连。

在推拿手法治疗小儿肌性斜颈时,戴森磊等分别采用拿捏法、按揉弹拨法、被动牵伸法、按揉法的四步推拿法,通过拿捏、弹拨手法促使肿块及周围组织分离;旋转、被动牵伸法可通过伸展患儿胸锁乳突肌,起到减轻患儿颈项部活动受限的效果;通过按揉手法可改善患儿患处血液循环,起到减轻患处肌肉萎缩的作用;按压、推揉手法不仅可促使萎缩肌肉的弹性恢复,而且可起到放松患侧肌肉紧张的作用,从而减轻对胸锁乳突肌的牵拉,也能改善患儿颈部的活动度。

在治疗小圆肌损伤病例中,推拿可促进局部血液循环,缓解小圆肌痉挛,松解局部软组织粘连。推拿手法与中药联合应用可以增强药物的活血化瘀、清热解毒的效果。在乳腺增生(MGH)的治疗中,推拿手法可以加强乳癖消活血化瘀功效,使药达病所,促进乳络通畅、调和冲任,起到减轻患者疼痛的作用。无论是外伤科疾病,还是内科疾病或妇科疾病,推拿手法都能通过改变病变组织形态来起到治疗作用。

五、推拿手法的补泻效应机制

推拿属于中医外治法的范畴,强调手法的重要性,补泻又是手法的核心所在。补泻往往与患者身体功能状态、腧穴特性、经脉循行方向、手法频率、作用时间长短、手法轻重等有关。推拿手法操作后能调整机体的寒热虚实。

(1)补泻与患者身体功能状态有关:内因是变化的根据,外因是变化的条件。疾病有虚实之分,治疗方法有补泻之别。《素问·三部九候论》:"实则泻之,虚则补之……无问其数,以平为期。"补虚泻实即补充人体的正气和排除有余的邪气。一般而言,能降低脏腑的兴奋性,对脏腑功能起抑制作用的手法是泻法;能提高脏腑的兴奋性,对脏腑功能起激活或增强作用的手法是补法。推拿补法具有升阳,兴奋或营养机体,促进脏腑生理功能等作用;推拿泻法有降温,抑制脏腑生理功能,祛除外邪,调畅气机等作用。肾虚腰痛,推拿取肾俞、志室,填补肾精;取关元、气海补益元气,即为补虚的手法。掐人中治疗突然昏厥,即为泻实的手法。

(2)补泻与腧穴特性有关:人体的腧穴是人体的经气输注于体表的部位。人体腧穴的功能不仅具有普遍性,还具有一定的"偏性"(特异性),有的偏与补、有的偏于泻,如气海、关元、足三里、肾俞、命门等一般都有补的作用;而风池、风府、大椎、曲池、十二井穴等,一般都有泻的作用。比如补脾胃,当取中脘、天枢、气海、关元、足三里、脾俞、胃俞等穴位进行手法治疗。

（3）补泻与手法方向有关：推拿治疗非常讲究方向性，方向有别，补泻各异。推拿临床主要是遵循经络迎随补泻与推拿特定穴方向补泻的原则来施术。一般认为，操作时方向向上、向外、向左、向心、顺经络走行方向、逆时针等多为补法；向下、向内、向右、离心、逆经络走行方向、顺时针等多为泻法。如治疗痰浊壅肺引起的咳嗽（实证），则要逆着手太阳肺经的走行方向使用手法，沿鱼际、太渊、尺泽、中府的顺序推；如治疗肺气不足引起的咳嗽（虚证），则要顺着手太阴肺经走行的方向施用手法，即沿中府、尺泽、太渊、鱼际的顺序推。推拿补泻在小儿推拿治疗中尤为明显。小儿泄泻配合推上七节骨有明显的止泻作用，大便秘结配合推下七节骨则有明显的通便作用，即推上为补，推下为泻。在摩腹时，手法操作的方向和在治疗部位移动的方向均为顺时针方向，有明显的泻下通便作用；若手法操作的方向和在治疗部位的移动方向均为逆时针，则可使胃肠的消化功能明显加强，起到健脾和胃、固肠止泻的作用，即逆摩为补，顺摩为泻。在推拿治疗小儿脱肛时，气虚而致的脱肛在大肠穴由指尖推向虎口有明显的补气升提作用，而实热导致的脱肛从虎口推向指尖则有明显的清理肠腑积热之效，即向心为补，离心为泻，由外向里为补，由里向外为泻。

（4）补泻与手法频率有关：推拿频率是指在一定时间内，术者操作手法的次数。一般认为手法频率快为泻法，手法频率慢为补法。周于藩云："缓摩为补，急摩为泻。"缓慢的摩法为补（60～80次/分），而急速的摩法为泻（120次/分）。手法频率的快慢不只是数量上的变化，超过一定的限度就会引起质变。手法徐缓、频率低、幅度小，则刺激量小，适合于病程长、病情缓、体质差的患者，有疏通气血、扶正补虚的作用；手法疾快、频率高、幅度大，适合于病势急迫、病情重、体质强壮的患者，有开窍醒脑、活血化瘀、消肿止痛等作用。在推拿补泻中，一定的速度是施术部位得气、产生热量、发生传递并维持其效果的基本条件，也是手法作用于机体，产生机体反应，以达到调整阴阳、补虚泻实作用的基本条件。如一指禅推法的频率为120～160次/分，要求"推经络，走穴位"，可用于全身的穴位，有通经活络，行气活血的作用。但当其频率增至220～250次/分时即为缠法，主要用于外科的痈肿疗疮，有清热解毒，活血消肿的作用。

（5）补泻与作用时间长短有关：手法持续操作时间的长短，也是调控手法补泻效应的重要因素，一般认为推拿时间长为补法，推拿时间短为泻法。推拿治疗一般20分钟左右，保健按摩一般90分钟左右。由于长时间的刺激，特别是轻手法的长时间刺激，患者感受相当舒适，能得到身心的极大放松，从而精神振奋、气血蓄积，因而被认为属补；而重刺激手法客观上要求中病即止，迅速达到阈上刺激，故不宜施用太久，宜短时间操作。

（6）补泻与手法轻重有关：轻手法是指用力较少，手法柔和，患者感觉到轻微刺激的手法。如一指禅推法、摩法、揉法、擦法等，具有补的性质。如对脾阳虚引起的食少、腹满、便溏、腹冷痛，取脾俞、胃俞、中脘、气海等穴作较长时间的一指禅推法或揉法，可起健脾止泻，温中止痛之效。重手法是指用力较大，手法刚劲有力，快速达到阈上刺激。如掐、按、点、扳法等，具有泻的作用。如掐人中、十二井穴治疗突然昏倒。对胃痉挛、胆结石引起的急性腹痛，取胃俞、胆俞、梁丘、阳陵泉等穴作短时间的强刺激手法，可明显缓解疼痛。对高血压的治疗也是如此，由于肝阳上亢而致的高血压，可在颈项部（桥弓穴）用推、按、拿等手法做由轻而重的刺激，以起到平肝潜阳的作用，从而降低血压；对于痰湿内阻而致的高血压，则可在腹部及背部脾俞、肾俞，用推、摩等手法，做较长时间的轻刺激，以健脾化湿，从而使血压降低。此外，推拿手法的轻重刺激既可以诊断，又可以治疗。在临床上,"虚证喜按,实证拒按",虚证的患者喜欢按压疼痛局部,而实证的患者拒绝按压局部。推拿医生因势利导,对虚证要多按轻按,对实证要重按少按为佳。

六、推拿手法调节各系统功能(详见第五章)

人体共有八大系统:运动系统、神经系统、内分泌系统、循环系统、呼吸系统、消化系统(digestive system)、泌尿系统(urinary system)、生殖系统。这些系统协调配合,使人体内各种复杂的生命活动能够正常进行。

参考文献

[1] 白鹤.温针灸联合颌枕牵引治疗椎动脉型颈椎病肝肾不足证临床观察[J].山西中医,2021,37(7):33-34.

[2] 戴淼磊,陈斌,方雪婷,等.肌肉超声弹性成像评估中医治疗小儿先天性肌性斜颈疗效的价值[J].中国妇幼保健,2021,36(8):1924-1927.

[3] 雷洋,王玉霞,周运峰.推拿治疗疼痛的研究进展及其机制探讨[J].中华中医药杂志,2021,36(3):1530-1532.

[4] 朱干,李明明,陈东军,等.短杠杆手法配合牵引对腰椎间盘突出症患者疼痛、腰椎间孔横径的影响[J].湖北中医药大学学报,2021,23(1):89-91.

[5] 马艳,余云飞,刘俊昌.乳癖消胶囊联合调和任冲推拿法治疗肝郁气滞型乳腺增生症的临床疗效观察[J].中华中医药杂志,2020,35(11):5887-5890.

[6] 宋学军,樊碧发,万有,等.国际疼痛学会新版疼痛定义修订简析[J].中国疼痛医学杂志,2020,26(9):641-644.

[7] 渠冬青.推拿结合药物治疗肝郁痰凝型乳腺增生病的临床疗效观察[J].中医临床研究,2020,12(7):29-32.

[8] 李明.改良推拿法早期干预对先天性肌性斜颈患儿颈部被动活动度的影响[J].实用临床医学,2019,20(7):50-51.

[9] 李武."按之则热气至"理论内涵及效应机制探讨[D].长沙:湖南中医药大学,2019.

[10] 曹方,宋柏林.推拿在胃下垂临床治疗中的应用研究[J].中国中医基础医学杂志,2018,24(7):990-992.

[11] 王金贵,唐成林.实验推拿学.北京:中国中医药出版社,2017.

[12] 周运峰,李言杰.陈宇清推拿治疗胃下垂手法探析[J].河南中医,2015,35(4):886-888.

[13] 严晓慧,严隽陶,龚利,等.推拿手法操作参数的规范化研究[J].世界科学技术-中医药现代化,2015,17(12):2443-2450.

[14] 季喆,季远,张万里,等.王国才谈推拿手法的补泻[J].山东中医杂志,2014,33(12):1027-1028.

[15] 张磊,李征宇,岳旭迎,等.推拿镇痛临床及机理研究进展[J].辽宁中医药大学学报,2014,16(1):115-118.

[16] 粟胜勇,黄锦军,雷龙鸣,等.推拿对急性痛风性关节炎大鼠外周单胺类神经递质的影响[J].广西中医药,2010,33(6):53-55.

[17] 何泽多.刺络拔罐结合推拿治疗小圆肌损伤75例[J].上海针灸杂志,2009,28(9):540.

[18] 彭旭明,张家维.针刺手法与推拿手法补泻刍议[J].按摩与导引,2006(2):2-3+22.

[19] 赵英.疼痛的测量和评估方法[J].中国临床康复,2002(16):2347-2349+2352.

[20] 韩永升.擦法刍议[J].按摩与导引,2000,16(4):4.

| 第三节 |

推拿手法实验指导

推拿手法实验指导

1

㨰法合力作用点轨迹分析及作用力时域和频域研究

【实验目的】 观察不同操作者㨰法操作时的合力点几何轨迹,并对不同形态的合力点轨迹进行判别和分析。同时,观察㨰法操作中作用力的时域和频域,从而研究㨰法的标准化定量指标。

【实验原理】 㨰法这一手法相对比较复杂,它的操作要领对接触面、吸定点、手型,操作时的方向、频率、力度,以及整个上肢的各关节支点都有要求。㨰法操作时所产生的协同作用力可以用仪器检测并进行分析。

【实验对象】 正常成年人,在校推拿专业师生共 40 名,男女不限。

【实验试剂或设备】 推拿手法测力分析仪。

【实验步骤】

(1) 分组将 40 名测试者分成男师组、女师组、男生组、女生组,每组各 10 人。

(2) 检测方法每位测试者均进行双手检测,但需注明习惯用手。测试者按照㨰法要求在测力平台上进行㨰法操作,测试分析仪显示屏上同步显示三维作用力曲线,合力作用点轨迹曲线等。操作若干分钟后曲线形态趋于稳定时,测试仪操作者进行采样。在测试采样全部结束后,回放采样曲线和数据,随机选择 20 个连续周期的数据在分析软件上进行作用点轨迹、时域和频域分析。

(3) 数据采集及处理流程:手法三维力模拟信号送数据采集卡,A/D,接纳采集数据,16～256 Hz。然后,对缓冲区数据进行处理,显示三分力曲线,确定合力点位置并显示,作用力微分变化。最后进行数据保存,并做进一步处理。

(4) 观察指标时域分析的垂直作用力分析(峰值离散度 J_0 分析、峰值时间 F_0 分析、总体均匀性 R_0 分析),时域分析的水平作用力定性分析;频域垂直分力频谱、水平力频谱分析。

(5) 数据分析整理统计分析实验结果,绘制合力作用点轨迹图形、一个周期的㨰法垂直作用力-时间曲线、水平作用力矢量图、垂直分力频谱图、水平分力频谱图。

【注意事项】 检测手法之前反复练习㨰法操作,尽可能掌握㨰法操作要领。检测指标时严格按照检测仪器操作规程执行。

【预期实验结果】

(1) 㨰法合力作用点轨迹形态可能出现四种或更多,心型、葫芦型、棒槌型。

(2) 师生之间手法轨迹可能有较大区别,同一个人左右手的㨰法作用检测数据可能有所不同。

参考文献

[1] 许世雄,谢志勇,李信安,等.摆动类㨰法推拿作用力时域分析.医用生物力学,1997,12(1):25-29.

[2] 谢志勇,许世雄,李信安,等.关于中医推拿手法摆动类㨰法施力的频域分析.医用生物力学,1996,11(4):208-211.

[3] 周信文,许世雄,谢志勇,等.中医推拿手法测力分析仪 FZ-I 型的研制及滚法合力作用点轨变分析.医用生物力学,1996,11(3):179-183.

推拿手法实验指导

2

一指禅推法舒筋生物学效应的手法参数研究

【实验目的】 观察一指禅推法改善肌张力(MT)舒筋效应的最佳手法参数。

【实验原理】 一指禅具有舒筋活络的作用,通常情况下一指禅操作的力度和时间会影响舒筋的效果,选择合适的力度和时间更有力于机体功能恢复。

【实验对象】 招募45名志愿者,受试者均为男性,年龄在18~40周岁。受试者筛选要符合下面标准。

(1) 纳入标准:① 年龄18~40周岁,健康男性青年志愿者。② 自愿加入本研究项目,并签订《知情同意书》者。

(2) 排除标准:① 有烟酒嗜好者。② 下肢有损伤或肌萎缩者。③ 有严重危及生命的原发性疾病。④ 精神心理疾病者。

(3) 中止、剔除标准:① 纳入研究后发现不符合纳入标准者。② 实验中出现中途主动退出或失访者。③ 实验期间出现疾病,使用药物干预,可能影响本研究效应指标观察者。

【实验试剂或设备】 由天津明通世纪科技有限公司与中国中医科学院共同研制,用于人体软组织弹性或紧张度的测量和评价,M-tone 软组织张力测试分析系统由计算机、数据采集器和 MT-JZL-II型张力-位移测试传感器组成,以及测试分析系统软件用压力同为200 g 的位移来评价和比较被测试软组织的弹性或软硬程度。力测试范围0~2 000 g,灵敏度1 g,误差小于1%;位移测试范围0~10 mm;灵敏度1 μm,误差小于1%。

【实验步骤】

(1) 确定实验对象数量,进行样本量估算:由于本实验采取的是手法力与时间的2因素3水平的析因设计,以处理因素的 5 倍以上样本量进行估计,纳入 45 名志愿者进行观察。

(2)签署知情同意书,并分组:所有志愿者按入选顺序号随机的方法,随机编码用 SPSS 18.0 统计学软件生成随机数字,将符合纳入标准的志愿者随机分配到各手法力-时间的组合中进行实验,并签署知情同意书。分组情况如下。

第 1 组 轻力量 2 分钟 (n =5)	第 2 组 轻力量 5 分钟 (n =5)	第 3 组 轻力量 10 分钟 (n =5)	第 4 组 中力量 2 分钟 (n =5)	第 5 组 中力量 5 分钟 (n=5)	第 6 组 中力量 10 分钟 (n=5)	第 7 组 重力量 2 分钟 (n=5)	第 8 组 重力量 5 分钟 (n=5)	第 9 组 重力量 10 分钟 (n=5)

(3)确立手法操作方案:手法施术者严格按照严隽陶主编的《推拿学》教材的一指禅推法动作要领,在"吸定"的基础上,以志愿者左下肢腓肠肌的承筋穴为中心进行轻、中、重力量操作。

(4)测试方法:手法施术者分别对受试人员小腿腓肠肌的承筋穴进行不同手法力-时间参数操作,每次操作后间隔 5 分钟,保证同一性和可重复性,提高组与组之间的可比性。测试结束后,即刻对被测人员腓肠肌承筋穴进行肌张力的测试 3 次,取平均值。肌张力改善率(%)=(MT 前-MT 后)/MT 前×100%,所有试验数据的采集为专业人员操作,以减少误差,增强可靠性。

(5)观察指标:用软组织肌张力测试系统的肌张力指标 L200 观察(当压力为 200 g 时肌肉的位移量),单位 mm,评估手法改善肌张力的程度。

(6)统计学处理:由指定人员进行原始数据的录入,在上海中医药大学统计教研室专业人员指导下进行统计学处理,统计分析应用 SPSS 18.0 统计软件包。设检验水准 α = 0.05,描述集中趋势的统计指标采用均数、中位数(Md),离散趋势采用标准差(SD)。对于服从正态分布的计量资料两组之间的比较采用独立样本的 t 检验,2 因素 3 水平析因实验采用方差分析。

【注意事项】 注意受试者一般资料尽可能减少误差,各实验组条件均衡,实验数据具有可比性。

【预期实验结果】

(1)受试者对象一般资料的比较:各项一般资料统计学无差异,具有可比性。

(2)推拿可能改善下肢软组织肌肉张力,降低肌紧张程度。不同手法刺激量和不同刺激时间改善肌张力效果可能会有所不同。

参考文献

陈迪光,方磊,房敏,等.一指禅推法舒筋生物学效应的手法参数研究[J].时珍国医国药,2018,29(10):2423-2425.

推拿手法实验指导

3

不同频率一指禅推法对脾虚家兔胃肠黏膜形态学的影响

【实验目的】 观察不同频率一指禅推法对胃肠黏膜形态学的影响,探索手法频率与效应之间的关系。

【实验原理】 一指禅推法是摆动类手法之一,在腹部操作该手法的摆动频率对胃肠道有影响。

【实验对象】 选用 48 只新西兰家兔,雌雄各 24 只,体质量 1.8~2.2 kg;质量合格证号:XXXXXX,由上海中医药大学实验动物中心提供及检疫。

【实验试剂或设备】 不同配比的大黄、芒硝混合液;番泻叶煎液。

【实验步骤】

(1) 购买家兔及饲养:购买好的家兔于实验室适应性喂养 7 日,随机抽取 8 只作为 K 组(空白对照组),其余家兔随机分为 A 组、B 组、C 组、D 组和 P 组(模型对照组),每组 8 只,除 K 组外的其余家兔均进行灌胃,造成脾虚模型。

(2) 造模用药液的配备和分期灌胃:本实验造模使用药液分为 3 种,分别为 A、B 和 C 液。A 液:大黄:芒硝按 6:1 的质量比配成混合药液。B 液:芒硝溶于大黄煎液配成含芒硝 5% 的混合液。C 液:大黄煎液:番泻叶煎液按 2:1 的比例配成混合液,再加入芒硝至含量为 5% 的大黄、番泻叶与芒硝混合液。造模阶段第 1~2 日,将 A 液按 2 g/kg 体质量灌胃;造模阶段第 3~6 日,将 B 液以 3 g/kg 体质量灌胃;造模阶段第 7~8 日,将 C 液按 4 g/kg 体质量灌胃。灌胃每日 1 次,共 8 日。

(3) 实验仪器和手法频率、压力值校对:实验采用 MPF 多点薄膜压力传感器测试手法压力,该设备可以实时测试手法的压力变化。实验严格控制各组手法压力变化的均值,具体为:共选取 5 名测试者,每名测试 10 次,选取其中手法压力曲线均值较接近的 5 组为样本,取其平均值;再取 5 名操作者的手法压力平均值作为手法治疗的标准操作值。手法操作时,全部治疗组手法压力均值均控制在以上标准操作值不超过 ±5%。各组手法操作时的实际频率和整个过程的平均频率都须在该组要求的频率范围内。具体为:手法操作时,实验人员按照电子节拍器提示音操作手法,同时对照电脑显示的压力变化曲线。操作结束后比对压力变化曲线记录,相邻的两个波谷之间即为手法操作一次的时间,再根据总时间算出平均频率。

(4) 穴位定位:采用比较解剖学和模拟人体经穴定位法结合进行新西兰兔穴位定位。中脘穴:胸骨下端和肚脐下连线中点;天枢穴:肚脐与腹外侧连线内 1/3 与外 2/3 的交点。

(5) 手法操作:将家兔固定于手术台上,腹部向上以充分暴露穴位。在台式机上打开相应软件进入压力监测界面,然后操作者将传感器用医用胶布固定于家兔腹部后,使用惯用手拇指于中脘、天枢(双)行一指禅推法,每穴 5 分钟,每日治疗 1 次,共 10 日。K 组、P 组不进行手法干预。不同治疗组家兔对应的一指禅推法频率须在规定频率段内,具体为:A、B、C 和 D 组分别对应手法频率为 50~100 次/分钟、101~150 次/分钟、151~200 次/分钟和 201~250 次/分钟。操作时观察电脑显示的压力曲线变化,操作后保存压力曲线记录。

(6)取材和制片:手法干预后,家兔耳缘静脉注入空气处死,剖腹观察胃肠外观、蠕动状态;取出胃底部、十二指肠组织于 10% 中性甲醛固定 24 小时后,蒸馏水水洗 15 分钟,梯度乙醇脱水,沿纵轴方向石蜡浸蜡及包埋。浸蜡完毕后,放于操作台进行切片,苏木精–伊红染色,光镜观察;取胃底组织约 1 cm² 放于 PBS 缓冲液中快速清洗干净,放入 2.5% 戊二醛中固定 4 小时,经 PBS 缓冲液清洗后,放入 1% 锇酸固定液中固定 2 小时,再经 PBS 缓冲液中清洗,然后经乙醇梯度脱水,放入临界点干燥仪中干燥,经液态二氧化碳干燥后,把样品用导电胶固定在样品台上,移入真空镀膜仪中镀膜,镀膜后放入 LEO – 1430VP 扫描电子显微镜中观察;取十二指肠组织 1 mm³,清洗后快速放入 2.5% 戊二醛中 4 小时,在 PBS 中清洗后,再放入 1% 锇酸中 2 小时,在 PBS 中清洗干净,乙醇梯度脱水,组织放入 epson812 中包埋,包埋后放入烤箱中聚合 72 小时,在超薄切片机上切片,经硝酸铅和醋酸铀双重染色后,JEM – 1200EX 型透射电镜观察及拍照。

【注意事项】 一指禅推法的操作由同一人员操作,手法频率要保持在规定的频段范围内。

【预期实验结果】 不同频率的一指禅推法干预脾虚家兔存在频率-效应差异,即手法频率可以影响手法治疗效应。

参考文献

闫冬,王继红,李欣同,等.不同频率一指禅推法对脾虚家兔胃肠黏膜形态学的影响[J].山东中医杂志,2017,36(8):704 – 709.

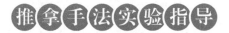

4

观察不同力度拿法对腘动脉血流量变化的影响

【实验目的】 观察不同力度拿法对腘动脉血流量变化的影响,同时对比不同力度 2 kg、4 kg 和 6 kg 的拿法对腘动脉血流影响的变化,并进一步理解推拿手法的量效关系。

【实验原理】 在作用时间等因素相同的条件下,推拿手法的不同力度将会对人体的生理、病理变化产生不同的影响。本实验采用同一受试者推拿前、后的右侧腘动脉的内径和血流速度的自身前后对照,观察拿法对腘动脉血流的影响。

【实验对象】 正常成年人 9 名,男女不限,18~30 岁。

【实验试剂或设备】 彩色超声多普勒,推拿手法参数测定仪。

【实验步骤】

（1）手法训练实验前,在推拿手法测定仪上进行拿法的操作,以保证实验过程中拿法操作力度的稳定性。

（2）基线测定选择条件相似的受试者9名,用彩色超声多普勒测定右侧腘动脉的内径和血流速度。

（3）分组将9名受试者分成2 kg力组、4 kg力组和6 kg力组,每组3人。

（4）干预方法术者在每组受试者的右侧下肢后侧从上至下进行拿法操作,治疗时间均为5分钟。

（5）观察指标治疗结束后,测量右侧腘动脉的内径和血流速度,并记录具体数值。根据公式 $Q=\pi r^2 \times V \times T$,计算出腘动脉血流量,其中 Q 为血流量（mL/分钟）, r 为腘动脉半径（cm）, V 为平均流速（cm/s）, T 为时间（取60 s）。

（6）数据分析整理统计分析实验结果。

【注意事项】 室温要相对恒定,检测指标时严格按照各检测仪器操作规程执行。

【预期实验结果】 拿法增大了腘动脉的血流量。

参考文献

王金贵.医学分子生物学[M].北京：人民卫生出版社,2005：1.

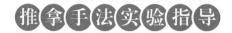

5

大鱼际擦法的红外热效应

【实验目的】 通过红外热像图科学客观地体现出推拿手法的透热效果,为大鱼际擦法技能训练提供科学、客观的数据,指导临床手法教学。

【实验原理】 红外热像图是利用红外光电转换元件,通过光机扫描成像技术,接受人体自身辐射的红外线,把人体皮肤温度分布状态以图像的形式显示出来。擦法是非常常用的手法,热效应明显。因此,本研究结合红外热像技术,选用大鱼际擦法作用于受试者的前臂,观察高年资医师和学生手法的透热效果在红外热像图下的不同特征,以探索红外热像对透热效果判定的可行性和准确性。

【实验对象】 以从事临床和教学工作10年以上,医疗技术职称在主治医师及以上（5人）和XXXXXX中医药大学在读本科生修完《推拿手法学》课程一年以内（30人）,分别作为本研究的高年资医师组和学生组。受试对象：选取XXXXXX中医药大学针灸推拿专业在校本科生30名作为受试者,要求身体健康,双侧前臂皮肤正常(无烧伤瘢痕,无皮肤病,无发热性疾病),红外热像扫描两侧前臂温度无明显差异。

【实验试剂或设备】　使用北京福禄克公司生产的红外热像仪(型号:TI100;品牌:Fluke)进行数据测量并记录。

【实验步骤】

(1) 调节红外探测仪:调节红外探测仪,使红外探测仪对 $1.5 \sim 1.6~\mu m$ 波长的红外光进行扫描(在这一波段人体的红外辐射信号较强),记录下各个波长上的红外辐射信号强度。受试者取坐位,脱去上衣,将双侧前臂置于治疗床上,检测前受试者在实验环境下安静 20 分钟,待呼吸(约 20次/分钟)、心率(60~90 次/分钟)平稳、无出汗状态下开始检测,确定其双侧前臂桡侧安静状态下的红外辐射光谱。

(2) 大鱼际擦法的操作:高年资医师组和学生组分别在受试者的左、右前臂相同部位进行大鱼际擦法的操作,操作时上肢放松,腕关节自然伸直,用大鱼际为着力点,作用于学生的前臂桡侧缘,以上臂的主动运动,带动手做上下方向直线往返摩擦移动,频率为 150 次/分钟左右,操作时间为 20 s。为避免自身手部温度影响,操作者每日大鱼际擦法操作次数不超过 1 次。

(3) 采集温度数据:分别采集高年资医师组和学生组行大鱼际擦法操作前、操作 20 s 后、操作结束后 1 分钟、2 分钟、3 分钟、4 分钟、5 分钟、6 分钟图像并记录两组在这 8 个时间点的前臂桡侧的温度。

(4) 统计:所有数据的统计分析采用 SPSS 17.0 统计分析软件进行计算。所有的统计检验均采用双侧检验,$P \leqslant 0.05$ 将被认为所检验的判别有统计学意义。计量资料采用 $\bar{x} \pm s$ 进行统计描述,采用 t 检验;不同治疗组的计数资料采用卡方检验。

【观察指标】

大鱼际擦法操作前后,不同师生受试者的温度数据。

【预期实验结果】

(1) 擦法操作前红外热象图表现:双侧前臂桡侧区域皮肤多呈黄色或者绿色,靠近动脉搏动处少许浅红色。两侧的温度基本相同(两侧手臂红外热象图上温度经统计学分析无明显差异,具有可比性)。

(2) 擦法操作后红外热象图表现:双侧前臂桡侧区域皮肤颜色发生改变,操作区域由绿色变为红色或者白色,白色为高温区,红色则为较高温区。高年资医师组手法操作 20 s 后白色区域较多,而学生组则较少,以红色区域为主。随时间的变化,白色区域逐渐变红,红色区域逐渐变淡红。

(3) 根据红外热象图记录温度:在红外热象显示温度记录操作前、操作 20 s 后、操作结束后 1分钟、2 分钟、3 分钟、4 分钟、5 分钟、6 分钟的前臂桡侧缘温度。左右手在操作前温度经统计学分析,无明显差异,具有可比性。两组温度在操作 20 s 后最高,20 s 后两组温度开始慢慢降低,至 3 分钟后温度变化不明显。两组在操作 20 s 后温度经统计学分析,$P < 0.01$,具有显著性差异。在 1 分钟、2 分钟、3 分钟、4 分钟、5 分钟、6 分钟,$P > 0.05$,无明显差异。

【注意事项】　环境为室温25℃,每次测试过程中,室内气温波动不超过1℃,空气湿度45%~57%,空气无明显流动,周围环境无强噪声与电磁源。

参考文献

[1] 周晶,赵焰,肖尧,等.手法透热效果在红外热像图下的特征分析研究[J].时珍国医国药,2017,28(3):729-730.

[2] 解观有,李冰心,张琳.擦法产热效应的客观化研究[J].按摩与康复医学,2017,8(23):9-10.

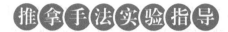

6

掌擦法的运动生物力学和热效应研究

【实验目的】

通过对掌擦法运动学和动力学特征分析,结合其产热效应的相关研究,探讨掌擦法运动生物力学特征与热效应之间的关系。

【实验原理】 擦法是推拿临床上常用手法,也是膏摩法常用的促进药物吸收的手法之一。应用擦法时,患者感觉被操作部位的深层组织有热感,但体表并无过热现象。从物理学角度分析认为,擦法操作时体表的"热"是由于医者的手与患者的皮肤相互摩擦所致,当擦时压力过大,皮肤就会因大量产热而使手法无法进行下去;当压力过小则又由于产热量过小而使热无法透入深部组织。因此,在运用擦法时要有一定的压力,但又不可过大。本研究对掌擦法的热效应进行了研究。

【实验对象】 十二名推拿专业人士。其中推拿专家6名,选课学生6名。男女各半。

【实验试剂或设备】 三维运动解析系统、推拿手法测试系统(3 kg长形推拿测力仪)、红外线测温仪(Cheerman公司,美国,DT8380),显示分辨率为0.1℃。电子秒表(上海秒表厂,504型)最小读数值0.1 s。室内温湿度计(深圳胜利高电子科技有限公司)温度测量精度±1.0℃,温度分辨率显示0.1℃。

【实验步骤】

(1) 手法采集及操作标准:以手掌的全掌着力于施术部位,腕关节放平。以肩关节为支点,上臂主动运动,通过肘、前臂和腕关节使掌面做较快速来回摩擦运动。

(2) 手法运动阶段及周期定义:右手操作,沿X轴方向擦动,手掌从测力仪最右侧位到最左侧位为前擦阶段,从测力仪最左侧位到最右侧位为回擦阶段,一个前擦阶段和一个回擦阶段为1个周期。

(3) 测试方法:受试者在3 kg长形推拿测力仪上做掌擦法,并根据个人临床实践中用力的大小分为轻、中、重三型进行采集。每个受试者操作2遍,每遍30 s。本研究应用空调系统设置室温为25qc,同时应用温度计放置在测力仪旁观察室温变化,室温(22±1)℃。

应用红外线测温仪在手法操作前后测试测力仪表面温度及受试者掌心温度并做好记录,应用秒表控制操作时间为 30 s。待测力仪表面温度恢复到初始温度时再进行第 2 遍操作测试,共 2 遍。

（4）观察指标：分析掌擦法的动力学三维力的大小及运动学时间参数周期、频率的快慢,观察一定时间内受试者掌擦法热效应引起测力仪表面温度及受试者掌心温度的变化。三维力即 X 轴力（横向）、Y 轴力（纵向）和 Z 轴力（垂向）,以下简称为横向力、纵向力和垂向力。

（5）数据分析：测试采样结束获得原始数据后,采用 SPSS19.0 统计软件进行统计分析,数据以均数±标准差（$\bar{x} \pm s$）表示,数值变量资料如力、周期等,两组之间比较服从正态分布、方差齐时采用单因素方差分析,不服从正态分布、方差不齐时采用 Kruskal – Wallis 检验,显著性水平是 0.05。

【注意事项】　检测手法之前反复练习擦法操作,尽可能掌握擦法操作要领。检测指标时严格按照检测仪器操作规程执行。

【预期实验结果】　轻、中、重型掌擦法三维力比较可能存在差异;掌擦法运动学时间参数比较,轻、中、重三型周期和频率比较可能存在差异;掌擦法测试前后手温及测力仪表面温度变化比较数值可能有变化。

参考文献

[1] 严晓慧,严隽陶,龚利,等.掌擦法运动生物力学与热效应研究[J].中国中医基础医学杂志,2018,24(1)：56 – 59+86.

[2] 解观有,李冰心,张琳.擦法产热效应的客观化研究

[J].按摩与康复医学,2017,8(23)：9 – 10.

[3] 周晶,赵焰,肖尧,等.手法透热效果在红外热像图下的特征分析研究[J].时珍国医国药,2017,28(3)：729 – 730.

推拿手法实验指导

7

掌振法对局部皮肤温度场红外热像的影响

【实验目的】　通过红外热像技术,分析确定振法的热效应及操作时间的客观化标准。

【实验原理】　推拿手法有一定的热传导作用。

【实验对象】

（1）掌振法操作者：3 人,高年资推拿医师 1 人、低年资推拿医师 1 人和初学者 1 人。操作者分组标准：高年资推拿医师需从事推拿临床或教学工作 10 年以上;低年资推拿医师需从事推拿临床或教学工作 2 年以上、10 年以下;初学者为中医药大学在读本科生,修完《推拿手法学》课程 1 年以内。

（2）试验对象：志愿参加检测的健康受试者 3 人,男女不限,年龄不限。

【实验试剂或设备】　采用第 5 代高性能非制冷焦平面经济型红外热像仪 Therma CAMTMP 30（FLIR systems 瑞典）,推拿手法测力分析仪,Therma CAM reporter 2000 专业版、Therma CAM reportvie-wer 2000(FLIRsystems,瑞典)进行红外拍摄、数据采集和分析。

【实验步骤】

(1) 调节仪器：调节红外探测仪，使红外探测仪对 1.5~16 μm 波长的红外光进行扫描(在这一波段人体的红外辐射信号较强)，记录下各个波长上的红外辐射信号强度(扫描间距 0.2)。

(2) 振法操作：受试者取坐位，确定其安静状态下心俞的红外辐射光谱，测量腧穴的时间大约为 90 s。第 1 日，由高年资推拿医师在受试者背部心俞为中心的区域实行掌振法。首先进行空置试验，即操作者右掌放置于受试者心俞部位，但不进行振法，共操作 3 分钟。分别于操作前、即刻、操作 3 分钟后、操作后 1 分钟、2 分钟、3 分钟、4 分钟、5 分钟拍摄红外摄像；其次，休息 10 分钟后，进行振法试验，操作步骤同前，掌振法的频率为 700~/分钟左右(推拿手法测力分析仪测定校正)；最后，在自然休息 2 小时后，单独测量操作者手部空振(不接触受试者，操作频率同为 700~/分钟)下的红外辐射光谱变化情况。第 2 日，同样条件下，低年资推拿医师重复上述流程。第 3 日，同样条件下，初学者重复高年资的试验流程。每位操作者共进行 3 次试验，试验周期为 9 日。

(3) 图像分析在 Therma CAM reporter 2000 专业版、Therma CAM report viewer 2000(FuR systems 瑞典)系统下，分别选取受试者心俞、大杼，操作者劳宫、中冲处的温度点，以及同一环境下的最高温度点。

(4) 统计：试验结果以均数±标准差表示，均数间差异采用方差分析和 t 检验，$P<0.05$ 为有统计学意义。

【观察指标】

(1) 受试者心俞、大杼温度点。

(2) 操作者劳宫、中冲处的温度点。

【注意事项】

(1) 环境为室温 25℃，每次测试过程中，室内气温波动不超过 1℃，空气湿度 45%~57%，空气无明显流动，周围环境无强噪声与电磁源。

(2) 测量部位：根据 1990 年国家技术监督局发布的国家标准 GB12346-90《经穴部位》，选取受试者以心俞穴为中心手掌大小区域皮肤温度的红外热像变化。同时，测量振法操作者右手手掌部皮肤温度的红外热像变化。

【预期实验结果】 不同组别手法操作后，在不同穴位和部位上检测到的温度可能会有变化，且前后对照差异有统计学意义。

参考文献

赵毅,孙鹏,郑娟娟,等.推拿掌振法对局部皮肤温度场红外热像的影响[J].辽宁中医杂志,2007(11)：1624-1626.

推拿手法实验指导

8

掌振法运动轨迹的生物力学分析

【实验目的】　通过对振法动作技术进行运动学参数分析,揭示振法的空间运动规律和特征。

【实验原理】　掌振的手法操作也是一种运动,任何一种运动都会产生运动轨迹。

【实验对象】　施术者是 2 名具有 20 年临床经验的推拿治疗专家,分别为 2 名自愿参加本项目的志愿者进行振法治疗,在测试前向受试者说明实验步骤,解释实验过程中的注意事项。

【实验试剂或设备】

主体设备:高速红外运动捕捉系统、测力板。

其他设备:视频控制器、PC 电脑、高精度三维空间静态标定仪、电压信号放大器、通用数据采集控制 A/D 卡、运动学与动力学系统同步装置、轻质反射球(Marker 点)、按摩凳、体重测量仪、紧身衣、胶布。主体软件:Cortex2.1.0.1103 软件。

【实验步骤】

(1)施术者手背的关键部位贴上特制的用于摄像机动态捕捉的发光点(即 Marker 点)。共安置 14 个 Marker 点。指间关节点:第 1~5 指间关节(5 个点);掌指关节点:第 1~5 掌指关节(5 个点);掌骨点:第 2、第 3 掌骨间;第 4、第 5 掌骨间(2 个点);腕关节点:手背腕关节内侧和外侧(2 个点)。

(2)受试者采取仰卧位,施术者进行掌振法的操作。掌振法的操作步骤:以手掌置于腹部神阙穴部位,做连续、快速、上下颤动。

(3)施术者对每个受试者腹部施行振法 5 分钟,运用红外光点高速动作捕捉系统对贴于运动人体表面的 Marker 点进行实时捕捉,并由视频控制器将捕捉后的信息存入三维数据捕捉工作站。

(4)高速红外运动捕捉系统的 8 个镜头,对手部指间关节点、掌指关节点、掌骨点、腕关节点等关节点,以每秒 100 Hz 的速度(即捕捉速度 100 帧/s),记录 X(左右)、Y(前后)、Z(垂直)三维坐标数据。

【注意事项】　因传感器受到周围环境的影响,系统捕捉 5 分钟的数据会出现间断。故实验可选取数据间断最少的进行分析,其中间断部分可由 Cortex 软件利用插值方法进行填充。算法方面,可基于 MATLAB 和 EXCEL 等软件平台设计相应算法,并对原始三维坐标数据的计算、处理和分析等,得到振法动作的运动学特征。

【预期实验结果】　掌振法不同操作者的操作有共性的生物力学特性,其最大振幅和运动频率存在一定的共性规律。

——— 参考文献 ———

冼思彤,于天源,刘卉,等.掌振法运动轨迹的生物力学分析[J].中国康复医学杂志,2016,31(10)：1084-1087+1116.

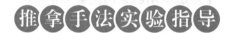

推拿手法实验指导

9

五种按法最大压强的比较研究

【实验目的】 本实验的目的是探讨存在于术者与患者皮肤之间的作用力的大小,从而寻求较为适宜的按法力度。为临床应用提供量化的参考。

【实验原理】 推拿手法的基本要求之一就是有力。推拿时不同刺激量的手法对疗效有直接的影响,而手法刺激量主要取决于手法的压力,并与手法的着力面积以及受力方式和操作者的手法功力等因素都有着直接的关系。按法是临床常用的推拿手法,主要有拇指端或指腹按压体表或用单掌或双掌(或双掌重叠按压)患者的体表。按法作用时,存在于术者手部与患者被推拿部位皮肤之间压力是否符合手法的要求方面有很大的主观性。在这两个软组织之间的推拿力等量化指标是揭示这些定量化关系的关键性力学因素,也是检测的难点。本研究利用高灵敏度的压力垫检测系统,结合计算机图像技术,显示术者推拿手与患者皮肤之间的瞬间压力变化情况,记录并显示手法作用时推拿力与推拿时着力面积的相关性,来探讨不同按法的着力部位的确切压力情况。通过研究为推拿手法的科学评价提供定量化标准和评价依据,来构建推拿手法临床评价的新体系。

【实验对象】

(1)术者的选择:选择1名有10年以上推拿临床治疗经验,接受过正规推拿手法培训的推拿医师。其推拿手法可以严格按照推拿专著和推拿教科书的手法要求进行标准化操作,并接受一定时间的测试,使得操作时的按压力基本一致。测试稳定后,即可进行实验研究。

(2)受试者的选择:选择10例年龄在20~28岁的健康男性学生为测试对象,排除有器质性疾病者。签署知情同意书;向其说明并解释实验要求;并于测试前,向其讲解试验时的注意事项,以配合测试时的推拿操作和数据采集。

【实验试剂或设备】 本实验使用 Ergocheck 压力检测系统(EMEDInc.,Munich,Germany),这个系统由感应压力垫、系统电缆、计算机和监视器等几部分组成。压力垫有 684 个检测点。(测量原理:当外界对感应压力垫施以一定的压力后,被测量出的压力值通过 ABW 主机进行处理,转变成电信号,再由电脑对 ABW 主机传出的电信号进行处理,转变成平面和立体的受力图形。可实时检测和记录按压力的变化情况)

【实验步骤】

(1)按法的选择和操作:选择拇指指端、指腹、单掌、双掌按法和单掌按揉法这五种推拿手法进行测试。测试时的顺序是按照上述排序依次进行。操作时按照俞大方主编的《推拿学》中的具体操作步骤进行。所有操作均由1人完成,以求尽可能小的减少试验中的人为误差。

(2)测试步骤:将内置有压力传感器的压力垫放于T6节段背部的皮肤上,受试者取卧位。术者的拇指指端、指腹、单手全掌、双手全掌重叠按压于其上,按照操作要求进行按压。实时检测记录按压过程中存在于术者手掌与患者皮肤之间的压力情况。计算机实时显示术者按压的三维立体图像,每次按压手法测试结束后计算机记录最大压力值的图像。

(3)统计学分析:利用SPSS13.0统计软件对所测得的试验数据进行统计分析,进行描述性统计、方差齐性检验和方差分析。

【注意事项】 五种按法操作需由同一人完成。在不同受试者身上放置压力垫要敷贴,位置要一致。

【预期实验结果】 按法操作时不同刺激量对疗效可能会有直接的影响。不同的按法由于受力面积不同,压强值会有所不同。

参考文献

[1]邓玫,刘红萍,张晓刚,等.五种按法最大压强的比较研究.按摩与导引,2005,21(7):14-16.

[2]俞大方.推拿学[M].上海:上海科学技术出版社,1985,47-48.

推拿手法实验指导

10

摩擦类手法中摩法、推法、擦法的红外热效应对比研究

【实验目的】 通过红外热像图科学客观地展现不同推拿手法(摩法、推法、擦法)的透热效果。通过摩法、推法、擦法的热效应对比研究,探寻三个手法的热效应客观数据,以用于指导临床。

【实验原理】 红外热像图是利用红外光电转换元件,通过光机扫描成像技术,接受人体自身辐射的红外线,把人体皮肤温度分布状态以图像的形式显示出来。摩擦类手法是产热效果最为典型的手法,手法的热效应有利于疾病的康复。

【实验对象】 30名在校大学生,男女不限。

【实验试剂或设备】 北京福禄克公司生产的红外热像仪(型号:TI100,品牌:Fluke)进行数据测量并记录。

【实验步骤】

（1）确定操作部位及三个手法的刺激量：操作部位选用双侧曲池穴及其周围。在同一频率下，即100次/分钟。摩法选用三指并指摩法，摩法操作5分钟；推法用掌推法，操作2分钟；擦法选用鱼际擦法，操作2分钟。

（2）将受试者分为摩法检测组、推法检测组、擦法检测组三组，每组10人，双侧曲池穴即每组20个穴位。

（3）测定恒温20℃的室内温度，检测受试者曲池穴的基础温度，检测操作者操作用手的基础温度。

（4）检测手法操作前曲池穴的红外数据。

（5）对穴位实施手法操作，并进行即刻的红外检测。

【注意事项】 环境为室温25℃，每次测试过程中，室内气温波动不超过1℃，空气湿度45%~57%，空气无明显流动，周围环境无强噪声与电磁源。实验时间安排在上午8:30~10:30进行。

【预期实验结果】 擦法产热最强，推法其次，摩法最弱。

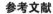

参考文献

周晶,赵焰,肖尧,等.手法透热效果在红外热像图下的特征分析研究[J].时珍国医国药,2017,28(3)：729-730.

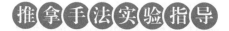

推拿手法实验指导

11

手法重刺激、轻刺激对大鼠脑啡肽的影响

【实验目的】 研究不同推拿手法（比如，拿法、揉法、弹拨）对坐骨神经痛模型大鼠的镇痛作用及其对相关镇痛、致痛物质的影响。

【实验原理】 坐骨神经痛指坐骨神经或其周围结构病变造成的坐骨神经通路及其所分布范围内出现的疼痛综合征。推拿手法可明显减轻坐骨神经痛模型大鼠的局部神经痛，具有显著的镇痛作用，其作用机制可能与升高大鼠血清镇痛物质的含量、减少致痛物质的释放、提高大鼠痛阈有关。

众多的神经活性物质参与致痛与镇痛，包括神经递质（如ACH、NA、5-HT、组胺等）、神经肽（如SP、内源性阿片肽等）及一氧化氮（NO）、缓激肽、前列腺素（PGs）、白三烯等。5-HT是一种自体活性物质，与痛觉、睡眠和体温等多种生理功能的调节有关。研究表明，5-HT是一种致痛物质，其可通过激活外周感觉末梢上的组胺H1受体和5-HT受体而产生疼痛反应。β-EP是由下丘脑和腺垂体神经内分泌细胞分泌的神经肽,可作用于 μ 阿片受体,产生内源性镇痛作用。SP 属于速激肽,在神经性病理痛中发挥着双向调节作用,不仅可以传递伤害信息、产生疼痛,还具有镇痛作用。

【实验对象】

2~3 月龄清洁级 SD 雄性大鼠 50 只,体质量 250±10 g,实验动物生产许可证号:SCXK(甘)2015-0002。实验前适应性喂养 1 周。

【实验试剂或设备】　大鼠 β-EP、P 物质酶联免疫吸附测定(ELISA)试剂盒(北京冬歌博业生物科技有限公司),大鼠 5-羟色胺 ELISA 试剂盒(武汉伊莱瑞特生物科技股份有限公司,批号 E-EL-0033c),PL-200 型热刺痛仪(成都泰盟软件有限公司)。

【实验步骤】

(1) 分组及造模:将 50 只大鼠采用随机数字表法分为 5 组,即空白组、模型组、擦法治疗组、按法治疗组、拍法治疗组,每组 10 只。除空白组外,其余 4 组大鼠采用坐骨神经干结扎法复制坐骨神经痛大鼠模型。① 4 组大鼠以 10% 水合氯醛(3 mL/kg)腹腔注射麻醉,麻醉后俯卧位固定,于大鼠右后肢备皮、消毒、铺巾。② 在大鼠右后肢股骨中间下方约 1 cm 处平行于股骨方向切开皮肤,暴露肌肉,采用小弯钳经股二头肌间隙钝性分离肌肉,直至看到坐骨神经,使用神经剥离子将坐骨神经与粘连的软组织轻柔分离。③ 在坐骨神经分成三支前的主干部位游离神经 7 mm 左右,在距神经起始处(三支分叉处)上方 2 mm 处,用浸泡 12 小时的铬制羊肠线结扎坐骨神经,每道结扎间隔约 1 mm,共结扎 4 道。在结扎时应注意结扎的松紧度,以环绕的羊肠线能在坐骨神经干上自由滑动,不影响神经外膜血运为原则,避免环绕过紧导致大鼠下肢瘫痪。④ 局部生理盐水冲洗,预防性应用青霉素以防止伤口感染,间断缝合肌肉、筋膜、皮下组织及皮肤。术毕将大鼠单笼饲养。造模后第 3 日,大鼠足部明显肿胀并伴跛行,表明坐骨神经痛模型复制成功。

(2) 推拿手法干预:拿法治疗组、擦法治疗组、弹拨法治疗组大鼠从术后第 4 日开始采用不同推拿手法(拿法、擦法、弹拨法)进行干预。将大鼠采用固定器固定,于大鼠右后肢坐骨神经结扎处环跳穴及腓肠肌局部分别施以拿法、擦法、弹拨法。每次治疗 20 分钟,每日 1 次,连续治疗 5 日。所有推拿治疗均由同一人操作完成。

(3) 指标检测

1) 痛敏分数:推拿治疗 5 日后,测定各组大鼠的痛敏分数。在安静环境中,室温 20±2 ℃,将大鼠放入 PL-200 型热刺痛仪玻璃桥架上的鼠格内,全身可以自由活动。20 分钟后,用强光从玻璃桥架下面向上照射大鼠足掌,测定大鼠的抬脚潜伏期,以左右两后足的抬脚潜伏期差值(手术侧-对照侧)作为痛敏分数。每间隔 15 分钟测定 1 次,取 3 次测定的平均值作为最终测定结果。为防止大鼠足底被热辐射烫伤,将每侧抬脚潜伏期的上限定为 15 s。

2) 血清 5-HT、β-EP、SP 含量:痛敏分数测定后,各组大鼠断头采血,静置 30 分钟后低温离心取上清液,放置在冰箱(-70℃)中保存,采用 ELISA 法检测各组大鼠血清 5-HT、β-EP、SP 的含量。

(4) 数据统计:采用 SPSS17.0 统计软件进行统计分析,计量资料服从正态分布时以 $\bar{x} \pm s$ 表示,采用单因素方差分析,组间两两比较采用 LSD 法(方差齐时)或 Dunnett' T3 检验(方差不齐时）。P<0.05 表示差异有统计学意义。

【注意事项】 对于实验动物局部施以推拿手法治疗,需将动物进行充分固定,推拿手法宜轻柔,对于施术者手法的力度、频率、时间的要求较高,掌握难度较大,注意这些问题,可能会对实验结果有一定的影响。

【预期实验结果】 各组大鼠痛敏分数比较,模型组大鼠痛敏分数明显降低,推拿治疗组大鼠痛敏分数可能会明显升高。各组大鼠血清 5－HT、β－EP、SP 含量比较,各推拿治疗组大鼠血清 5－HT 含量可能会明显降低,β－EP、SP 含量可能明显升高。

参考文献

周强,冯喜莲,李姝睿,等.不同推拿手法对坐骨神经痛模型大鼠的镇痛作用及其镇痛机制研究[J].甘肃中医药大学学报,2020,37(6):1－4.

推拿手法实验指导

12

㨰法操作者生命体征的检测

【实验目的】 本实验重点观察推拿操作者在推拿前后的生命体征变化,旨在为推拿操作者提供有效数据,在确保疗效的情况下,避免职业损伤。本实验还会观察测试者基本信息与生命体征之间的联系,为推拿临床操作提供指导。

【实验原理】 对推拿手法操作者最简单有效的检测方法就是生命体征。生命体征具有即时性、直观性的特点。生命体征主要有心率、脉搏、血压、呼吸、血氧、温度等。对推拿手法操作前后操作者生命体征的检测,能直观准确的反应操作前后的变化。

【实验对象】 上课的学生和教师。一共 20 人,男女不限。

【实验试剂或设备】 米袋(或推拿手法测试仪)、计时器、能记录生命体征的智能手表、血压计、温度计、测温枪等。

【实验步骤】

(1) 填写测试者基本信息,包括姓名、性别、年龄、职业、身高、体重等。

(2) 填写推拿操作前的生命体征数据,包括心率、脉搏、血压、呼吸、血氧、体温、㨰法吸定点的局部温度。

(3) 在米袋上做㨰法操作(或在推拿手法测试仪上操作),5 分钟。

(4) 填写推拿操作后的生命体征数据。

(5) 进行数据统计和分析。

【注意事项】

（1）注意天气湿度和温度的情况。

（2）由同一个人采集数据,确保数据准确性。

（3）体温采用腋测法,此法不易发生交叉感染,是测量体温最常用的方法。擦干腋窝汗液,将体温表的水银端放于腋窝顶部,用上臂将体温表夹紧,10分钟后读数,正常值为36~37℃。

（4）局部温度使用测温枪。

（5）注意参考脉搏的正常值,正常成人60~100次/分。

（6）注意参考呼吸的正常值,成人16~20次/分。呼吸的计数可观察患者胸腹部的起伏次数,一吸一呼为一次呼吸,记录1分钟的呼吸次数。

（7）注意参考呼吸的正常值,正常成人收缩压(systolic blood pressure,SBP)为12~18.7 kPa（90~140 mmHg）,舒张压(diastolic blood pressure,DBP)8~12 kPa(60~90 mmHg)。

【预期实验结果】 预计推拿手法操作前后生命体征会有明显变化,并与推拿手法操作者的基本信息有一定相关性。当然,也不排除阴性结果的可能。

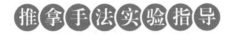

推拿手法实验指导

13

自主实验设计

【实验目的】 本实验旨在培养学生的在推拿手法研究上的科研实验设计思路,使学生掌握推拿手法实验设计基本要素和基本原则,熟悉运用推拿手法文献资料结合专业理论知识及实验方法,进行推拿手法角度的合理实验设计。

【实验原理】 图书资料,期刊数据库,计算机及互联网。（可给出具体的文献资料）

【实验对象】 根据实验设计选择合适的实验对象。

【实验试剂或设备】 根据实验设计安排试剂或设备。

【实验步骤】

（1）选题:根据各自兴趣和特长,确定实验或临床研究立题范围。

（2）文献检索:确定选题和题目后进行相关文献资料的查找和收集,包括国内外研究进展,发展趋势以及目前存在的未解决的问题,以确定选题的创新性、可行性及研究意义。

（3）实验设计:按照对照、随机、重复、盲法原则,采用适当的设计方法如完全随机设计等,确定实验方案。并对受试对象、处理因素和效应指标作出合理安排,满足可行、合理、科学等要求。

（4）撰写开题报告。

【注意事项】

（1）选题过程中,要全面掌握资料,避免重复。

（2）实验设计时，要考虑到动物实验和临床试验各自特点来进行对应选择，注意各项要素的标准化及选择指标的特异性、客观性，以及实验误差的可能性。

（3）合理选择数据统计方法。

【预期实验结果】　暂无。

参考文献

余曙光.实验针灸学.北京：人民卫生出版社,2012.

第四章
推拿功法的实验研究

本章节学习目的
> 通过对推拿功法的实验研究的学习,认识和了解推拿功法对各个系统的作用特点及机制,理解推拿功法的生物效应及作用途径,能结合临床实际,合理运用推拿功法。

本章节学习要点
> 目前推拿功法的生物效应研究主要涉及的机体系统以及起效的主要作用途径。根据患者的实际情况,选择合适的推拿功法进行治疗。

本章节课程思政
> 本章节对于推拿手法研究的介绍,让学生能够从手法的侧面,深入量化地研究推拿手法的作用机制。手法动手实验的设计进一步培养学生的实践能力和创新能力,在实验中把理论转化为成果。

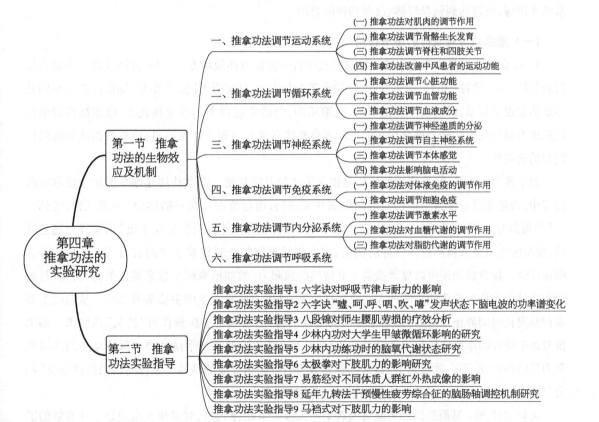

第四章 推拿功法的实验研究

第一节 推拿功法的生物效应及机制

一、推拿功法调节运动系统
(一)推拿功法对肌肉的调节作用
(二)推拿功法调节骨骼生长发育
(三)推拿功法调节脊柱和四肢关节
(四)推拿功法改善中风患者的运动功能

二、推拿功法调节循环系统
(一)推拿功法调节心脏功能
(二)推拿功法调节血管功能
(三)推拿功法调节血液成分

三、推拿功法调节神经系统
(一)推拿功法调节神经递质的分泌
(二)推拿功法调节自主神经系统
(三)推拿功法调节本体感觉
(四)推拿功法影响脑电活动

四、推拿功法调节免疫系统
(一)推拿功法对体液免疫的调节作用
(二)推拿功法调节细胞免疫

五、推拿功法调节内分泌系统
(一)推拿功法调节激素水平
(二)推拿功法对血糖代谢的调节作用
(三)推拿功法对脂肪代谢的调节作用

六、推拿功法调节呼吸系统

第二节 推拿功法实验指导

推拿功法实验指导1 六字诀对呼吸节律与耐力的影响
推拿功法实验指导2 六字诀"嘘、呵、呼、呬、吹、嘻"发声状态下脑电波的功率谱变化
推拿功法实验指导3 八段锦对师生腰肌劳损的疗效分析
推拿功法实验指导4 少林内功对大学生甲皱微循环影响的研究
推拿功法实验指导5 少林内功练功时的脑氧代谢状态研究
推拿功法实验指导6 太极拳对下肢肌力的影响研究
推拿功法实验指导7 易筋经对不同体质人群红外热成像的影响
推拿功法实验指导8 延年九转法干预慢性疲劳综合征的脑肠轴调控机制研究
推拿功法实验指导9 马裆式对下肢肌力的影响

| 第一节 |

推拿功法的生物效应及机制

推拿功法学作为推拿学的基础学科,是推拿学的重要组成部分。推拿功法通过协调外部筋骨肢节的活动,可起到调摄机体内部精气神的作用。通过固摄先天,减少耗损,以及培补后天,促进精、气、神的不断化生,以达到强身健体的作用。近年来,随着现代科学技术的发展和进步,以及各种科研方法提出,推拿功法的生物效应研究日新月异,已在运动、循环、神经、内分泌、免疫等系统上做出系列研究,其良性的调节作用逐渐被阐释。

一、推拿功法调节运动系统

推拿功法又称推拿练功,是指以提高推拿手法技能和临床应用水平为目的的锻炼方法。通过有针对性的推拿功法练习,推拿医生的手法可以更加持久、均匀、柔和且有力,从而更好地发挥推拿手法的保健与治疗作用。推拿功法不仅能提高医生自身手法的功力,还可以有效减轻推拿从业者职业性损伤,起到自我保护的作用。对于患者而言,根据医生的指导进行有针对性、有计划的推拿功法锻炼,可以达到强身健体、改善病情的目的。

(一)推拿功法对肌肉的调节作用

1. 推拿功法调节肌肉适应性 推拿功法中有一种静力性做功方式,即一种裆式或一个动作维持较长的时间,这种"静力"锻炼与跑步、游泳等"动力"练习有所不同。"静力"是指在关节和四肢不动的前提下运动,保持肢体静止不动,收缩肌肉,但锻炼过程中不改变初长度,以增加特定部位的肌肉力量和耐力。静力推拿功法锻炼能提高机体有氧耐力和人体摄氧量,可有效提高局部肌肉组织的适应性。

对于推拿医生来说,推拿功法锻炼是推拿手法学习的基础。推拿功法是推拿医生在推拿实践过程中,为避免自身疲劳与损伤而逐渐形成并完善的,通过练习功法不断体会"意到气到,气到力到"的用力方式,逐渐达到"一旦临症,机触于外,巧生于内,手随心转,法从手出"的境界。通过练功,推拿医生可显著提高身体肌群的肌力,进而满足推拿临证时推拿手法的有力、渗透要求,提高临床疗效。推拿练功还可以显著提高上肢持续的肌耐力,增加推拿医生推拿操作的持久性。易筋经和少林内功作为推拿功法的两大主要功法流派,已成为推拿医生的主要练习功法。易筋经主要强调肌肉长时间静止性锻炼,提高全身肌肉活动的持久性,满足手法操作对"持久"的要求。如果推拿医生能在临床推拿操作中保持足够的时间,并且能够按照推拿手法的要求保持动作的连贯性和力量的稳定性,那么就做到了"持久",这是取得较好临床疗效的基础。少林内功则强调全身"霸力"的训练,从而实现整复类手法"稳、准、轻、快"的特点。

定势站桩30 s易筋经锻炼可显著改善老年人膝关节屈伸肌力,对老年人来说是一种有效的锻炼方式。少林内功功法练习能使人体长时间维持在固定裆势和上肢姿势上,使身体关节肌肉在长时间内保持一定程度的拉伸,并随着时间的延长和幅度的增大,其适应强度也相应增强,机体逐渐反映出对外界刺激的适应性变化,从而可形成改变体能的整体力量。有研究认为,少林内功练习可有效提高肩胛囊炎患者肩胛背肌的运动强度,包括肱二头肌、肱三头肌、胸大肌和三角肌,减少背阔肌和斜方肌的代偿,在改善肩关节运动的协调性和稳定性方面效果优于电针疗法。此外,常规疗法辅助推拿功法少林内功治疗腰椎间盘突出症,能够增强脊柱核心稳定肌群的力量,减轻椎间盘、小关节、韧带的过度负重、扭转、屈曲,改善患者病情,并具有远期疗效。亦有研究证实,马裆势可降低运动后乳酸的堆积,减轻运动后乳酸持续积累导致的肌肉酸痛感,提高运动能力。

2. 推拿功法影响骨骼肌组织结构 在进行静力性的推拿功法锻炼时,随着锻炼强度的持续增加,会对骨骼肌结构产生良性刺激。适度的静力训练能够增加骨骼肌线粒体体积和数目,从而提高 ATP 的形成能力,提升肌细胞内物质氧化水平,促使骨骼肌肌纤维的数量增多、直径增加,进而提升骨骼肌的整体功能水平。但是,也要注意在静力性训练过度时,特别是超过机体自身的耐受范围的情况下,会产生副作用,如肌纤维紊乱、线粒体膜破裂等,造成不同程度的骨骼肌损伤。因此,尽管推拿功法训练对机体有多种益处,但在实际操作中仍需注意选用适当的运动量,以避免产生相反的效果。

3. 推拿功法治疗骨骼肌减少症 骨骼肌减少症主要是指骨骼肌肌肉体积不断减少,肌肉的质量和力量的逐渐减退所造成的人体结构和功能的下降,是一系列综合症候群。随着年龄的增长,骨骼肌减少症的症状逐渐显现并引起相应的功能障碍。推拿功法易筋经能够显著增强患者的肌力、改善平衡协调能力和关节稳定性,有效改善骨骼肌减少症患者的临床症状,提高患者的生活质量,是一种治疗骨骼肌减少症的安全有效运动方法。静力训练结合推拿手法治疗可降低尿肌酚及 3 -甲基组氨酸的排出量,提高高龄大鼠骨骼肌蛋白含量,促进骨骼肌蛋白质合成分解的动态平衡,减缓老年人骨骼肌减少症的病变进程。

(二)推拿功法调节骨骼生长发育

1. 推拿功法防治骨质疏松 骨质疏松症是以骨量明显减少、骨微观结构显著破坏为特征的退行性疾病。骨质疏松症可导致患者的骨折风险明显增加,严重时甚至可能引发其他骨骼疾病。目前,临床治疗主要以减少骨质流失和显著抑制破骨细胞活性为主。血清降钙素(BGP)和碱性磷酸酶(ALP)是评估骨代谢最为常用的血液生化指标。研究表明,推拿功法锻炼可显著降低骨质疏松症患者的血清 BGP 和 ALP 水平,改善骨代谢水平,提高血清钙、磷、降钙素等成分的含量,可起到防治骨质疏松的作用。骨密度是衡量骨质量的一个重要标志,能够反映骨质疏松程度并预测骨折的风险。与步行、慢跑等运动疗法相比,五禽戏、易筋经等推拿功法锻炼能够更显著地提高患者颈腰椎、股骨等部位的骨密度值,改善局部疼痛,提高患者的生活质量。

2. 推拿功法促进骨骼发育 骨骼的发育和健康对于人体至关重要,而推拿功法作为一种传统的养生方式,对于骨骼的发育和保护具有积极的影响。研究显示,坚持 1 年以上的太极拳锻炼能显著增加跟骨、股骨和腰椎等部位的骨量和骨强度,促进骨骼的生长发育,维持骨骼的健康。太极拳是推拿功法中的一种,它以缓慢、连续的动作和深呼吸练习为主,强调身体内外和谐统一。通过长期坚持太极拳锻炼,可以刺激身体内的内分泌系统,调节骨代谢,促进骨骼的生长和修复。同时,太极拳的深呼吸练习有助于增强呼吸功能,提高身体的氧合能力,从而增强骨骼的耐力和韧性。建议青少年时期就开始进行推拿功法锻炼,以促进骨骼的健康成长。

(三)推拿功法调节脊柱和四肢关节

推拿功法对颈椎、腰椎等疾病有较好的作用。易筋经能显著改善神经根型颈椎病患者的疼痛,减轻机体炎性反应。功法锻炼所带来的效果与接受推拿手法被动治疗相似,例如对于腰椎间盘突出症患者,通过特定的肢体活动可以使突出的神经根和椎间盘的位置关系得以调整,局部粘连得到松解,从而减轻神经根压迫引发的一系列临床症状。对于脊柱周围软组织无菌性炎症,功法锻炼可通过对局部组织的反复良性刺激,逐渐解除深层软组织的痉挛、挛缩,改善软组织无菌性炎症的恶性循环,促进局部血液微循环,促进炎性介质的消散,诱导镇痛物质的生成,减轻患者的临床症状。对于脊柱退行性疾病,一些功法可以锻炼患者的脊柱深层核心肌群,增强肌肉力量,增加脊柱的稳定性,改善脊柱的退行性病变。易筋经、八段锦等功法锻炼对腰肌劳损患者也具有显著的临床疗效。易筋经能显著提高腰椎间盘突出症患者的腰部肌肉耐力,增强腰部关节的稳定性,提高生活质量、改善疼痛症状。

在肩关节周围炎等四肢关节疾病的治疗方面,推拿功法也具有明显的优势。长期适度的推拿功法练习能有效减轻患者肩关节局部的疼痛,提高肩关节的功能活动度,疗效显著。膝骨性关节炎作为一种常见的慢性退行性关节病,具有高发病率和高致残率的特点。随着人口老龄化的加剧和肥胖人数的增加,膝骨性关节炎逐渐成为一项社会公共健康问题。目前,对膝骨性关节炎的治疗,指南也推荐采用运动疗法等非手术治疗方式。临床研究证实推拿联合易筋经功法治疗膝骨性关节炎能明显改善患者膝部疼痛、提高膝关节活动度,其疗效优于单纯推拿手法治疗。此外,一些模仿古代农耕劳作或者动物肢体活动的锻炼方法如五禽戏等,也可以增强肌肉力量,重塑肌筋膜的张力,利于关节功能的维持,对关节疾病可起到积极的治疗和康复作用。

(四)推拿功法改善中风患者的运动功能

中风又称"脑卒中",具有高病死率、高致残率和高发病率的特点,并常常伴随着不同程度的运动功能障碍。脑卒中患者长期坚持功法锻炼,可有效减轻肌肉的萎缩,改善临床症状。重要的是,应根据脑卒中患者不同的分期,采取相应的治疗推拿功法方案,并明确推拿功法锻炼的时间节点。患者在练习易筋经、八段锦等推拿功法时,须在医生的严格指导下进行,以避免不当的推拿功法锻炼动作给身体带来的不良影响。在推拿功法锻炼过程中,应根据不同患者的肌肉力量和关节功能状态,灵活地施加相应的阻力或助力,以促进患者肌肉力量的恢复,维持关节正常的解剖功能状态,促进机体快速康复。易筋经功法锻炼通过牵拉各部位肌群、筋膜及肌腱、韧带、关节囊等,有助于舒展挛缩的结缔组织,提高筋肉组织的柔韧性,改善机体的共济失调现象,增强肌肉力量,改善脑卒中偏瘫患者的上下肢运动功能。功法练习过程中,通过肌肉交替的收缩和放松,能促进三磷酸和腺苷酸的产生,诱导反射性的血管扩张,促进活动部位的血液循环,调节营养代谢,促进运动功能的改善。在功法练习过程中,还应注意"意""气""形"的锻炼,有机结合意念调节,以逐渐恢复脑卒中偏瘫患者大脑皮层支配功能和高级中枢神经系统的控制能力。

二、推拿功法调节循环系统

循环系统是分布于全身各部的连续封闭管道系统,包括心血管系统和淋巴系统。心血管疾病已成为威胁人类健康的主要公共问题。据流行病学调查显示,我国心血管疾病的死亡率高居我国居民死因首位,且呈逐年上升趋势。推拿功法锻炼可有效增强血管弹性,改善机体心血管系统的功能状态,增强心肺功能,改善身体体质。适度的推拿功法锻炼可以调节患者的血压、血糖和血脂水平,改善高血压、高血糖和高血脂患者的不适症状。推拿功法还可以提高血清 NO、NOS 等水平,降低心血管疾病的危险因素,对心血管疾病的防治具有促进作用。

(一)推拿功法调节心脏功能

1. **推拿功法提高心脏功能** 推拿功法在改善心脏功能方面具有显著效果。在一项针对推拿专业学生开展的少林内功、易筋经功法训练研究中,发现功法训练可以显著降低学生心率,增加心输出量,延长舒张期,增强心脏的功能储备,显著提升哈佛台阶试验健适指数(PFI),提高心血管功能。持续 30 s 的易筋经定势站桩可改善老年人的泵血功能和收缩功能。在锻炼后,人体的适应性得到增强,左室射血分数(EF)、短轴收缩力(FS)增加,从而改善老年人的左心功能。五禽戏可以使习练者的心率减缓,提高每搏输出量、最大摄氧量,提升 PFI,可有效地改善和提高心功能。有研究观察了习练易筋经对老年人左心功能的影响,发现每搏射血量(SV)和二尖瓣口血流速度 E 峰(VE)增高,但二尖瓣口血流速度 A 峰(VA)未见明显改变,VE/VA 比值增高,阐释了易筋经练功后对人体心脏功能的改善作用。心耗氧量(HOV)、左心搏功指数(LVWI)、心耗氧指数(HOI)等指标可综合反映心脏心肌的供养和做功情况,是有效评估心脏功能的指标。当心脏负担过重、心肌缺血缺氧时,HOV、LVWI 升高。长期的 HOV、LVWI 偏高,可导致心肌部分缺血性坏死,严重者甚至可能导致心肌梗死等。降低 HOV、LVWI 可有效减轻心脏的负担和压力。研究表明,习练八段锦可显著升高老年人心脏每搏输出量、每搏输出量和射血分数,降低 HOV、LVWI、HOI,提高心脏的泵血功能,增强心肌收缩力,增加心脏供氧,减轻心脏负担,具有改善心脏功能的作用。

2. **推拿功法改善心力衰竭** 易筋经锻炼能够改善心力衰竭患者的心脏功能。具体而言,通过易筋经的锻炼,心力衰竭患者的左室舒张末期内径(EDD)、心室舒张末期容量(EDV)和每搏输出量(SV)会有所增加,而左室收缩末期内径(ESD)、BNP 和 NT-pro BNP 则会下降。此外,心脏指数(CI)和射血分数也会得到改善。相关临床试验表明,易筋经习练可促进血液循环,增强心肌收缩力,改善容积负荷,提高射血分数及每搏输出量。这种作用可能与心脏压力负荷、容积负荷的降低,心肌顺应性增加以及心脏自主神经的功能调节增强有关。此外,心肌细胞和血管弹性纤维也会得到调节,从而对心脏的功能和结构产生积极的影响。

3. **推拿功法治疗冠心病** 太极拳作为一种有氧代谢运动疗法,可以显著降低冠心病患者血清缺血修饰蛋白(IMA)浓度,改善心肌缺血情况。IMA 是心肌缺血的特异性标志物,在无症状心肌缺血患者的诊断中具有很高的敏感性。太极拳作为有氧代谢运动疗法,可以进行较长时间的运动锻炼,并且具有运动强度低的特点。太极拳锻炼要求练习者做到气沉丹田,通过有节律的呼吸锻炼膈肌和腹肌,引起腹压的相应变化。当腹压增高时,可促使腹腔静脉的压力增大,促进血液流入右心房;反之,则血液会流入腹腔。这种血液循环的改善可以增加冠状动脉的供血,使心脏收缩更有力,确保良好的血液动力,从而改善心肌缺血情况并降低 IMA 浓度。研究还发现,接受易筋经训练的冠心病患者在无氧阈值(AT)、峰值功率(PP)、二氧化碳通气当量斜率(VE/VCO$_2$)、峰值氧脉搏(POP)、生活质量评分(SF-36)等方面均较训练前有明显提升,提示易筋经不仅可以改善冠心病患者的症状体征,还可提高运动耐量,改善生存质量。作为一项有氧运动,易筋经还可降低不良心血管事件的发生率,不管是在隐匿性冠心病,抑或 PCI 术后的患者,都显示出满意的治疗效果。

4. 推拿功法调节心律失常　通过对易筋经的长期训练,不仅可以提高个体心电的稳定性,还可以保持迷走神经的张力,进一步增强自主神经的控制功能。这种神经调节的改善有助于提高心率变异性,从而减少心律失常的发生。在针对青年人群的研究中,易筋经被证实能够增加副交感神经的兴奋性。副交感神经系统的兴奋性增加有助于调节心血管功能,减少 CA 类物质的释放入血,有效减缓运动时的平均心率和峰值心率,降低心肌能耗,抑制异位性心律,并保持心脏节律的稳定。对于心血管疾病患者,易筋经可以作为一种辅助治疗手段,结合药物和常规治疗,共同促进心脏功能的恢复和稳定。

(二)推拿功法调节血管功能

推拿功法可以有效改善血流动力学、动脉血压及微循环等血管状况。研究发现,对于老年人,坚持 1 年八段锦练习可显著提高血管弹力扩张指数和血管顺度等指标,降低血管收缩压、总周阻力和主动脉排空系数等指标,有效改善血管弹性,降低外周血管阻力,改善外周循环,增加血容量,改善血流速度。此外,功法锻炼还能显著降低身体质量指数和体脂百分比,改善肥胖状态,降低肥胖型高血压老年人的中心动脉压和反射波增压指数。对于高血压患者,太极拳练习可起到明显的降压作用,这可能是改善患者的内皮细胞功能,增强 Na$^+$-K$^+$ATP 酶的活性,增加内皮舒张因子 NO 合成与释放,促进外周血管的扩张的综合效应,同时,还可能是通过影响中枢神经系统的功能,降低平滑肌细胞对血管内皮收缩因子的反应性,起到改善血管阻力的作用。

由于患者病情、意守部位、呼吸方式及功法特异性的不同,功法训练对于人体血压的效应具有双向调节作用,即患者的血压升高时,功法训练可起到降压的效果,当患者血压降低时,功法训练可起到升压的作用,促进机体功能向健康状态恢复。意念和呼吸在功法练习中对血压也有一定的影响。当习练者意守鼻尖时,可起到升压效果,意守下丹田时,则有降压效果。吸气时,交感神经兴奋,血压升高,呼气时,迷走神经兴奋,血压降低,所以高血压患者进行快吸、慢呼方式有助于降压。

此外,静功意念调息训练可以改善阴虚和阳虚患者的甲皱微循环流态,缓解手部微循环的缺血、缺氧状态。微循环处于循环系统末端位置,覆盖范围广泛,为全身器官提供必要的营养物质和氧气,并帮助代谢产物的排出。微循环的状态能够有效地反映循环系统的功能,并为心血管疾病的病情分析、辅助诊断等提供依据。少林内功作为一种功法锻炼方式,能够加快血流速度,提升血液携氧能力,改善微循环障碍。

(三)推拿功法调节血液成分

1. 推拿功法降低血脂　功法训练可以增强人体清理总胆固醇(TC)的能力,调节和改善血脂代谢,减少高脂血症的发病率,降低动脉硬化和心脑血管病的发生率。血浆中所含脂类统称为血脂,其主要成分是甘油三酯(TG)和 TC。TG 和 TC 的水平升高与动脉粥样硬化、心脑血管疾病的发生密切相关。研究表明,易筋经、八段锦、五禽戏等功法锻炼可使老年人血脂中 TC、TG 和低密度脂蛋白胆固醇(LDL－C)含量降低,高密度脂蛋白胆固醇(HDL－C)的含量升高,而降低高血脂患者的血脂水平。这种调节血脂的效果对于降低高血脂患者的血脂水平、减少动脉粥样硬化和心血管病的发病率具有积极意义。

高密度脂蛋白(HDL)在周围组织中扮演着将 TC 转化为其他形式并最终从肠道排出的角色。HDL 被视为抗动脉粥样硬化的血浆脂蛋白,同时也是冠心病的保护因子,因此也被称为"血管清道夫"。相对地,低密度脂蛋白(LDL)是一种运载 TC 进入外周组织细胞的脂蛋白颗粒。当氧化修饰的低密度脂蛋白(OX－LDL)过量时,氧化修饰的低密度脂蛋白可将携带的 TC 沉积在动脉壁上,导致动脉硬化。

经过 18 个月的八段锦训练,受训者的载脂蛋白 A1(ApoA1)、载脂蛋白 B(ApoB)含量得到调节。具体来说,ApoA1、ApoA1/ApoB 的水平显著提高,而 ApoB 的水平则降低。这样的变化有助于减少高脂血症的发病率。载脂蛋白主要分 A、B、C、D、E 五类,是血浆脂蛋白的重要组成部分,在血浆脂蛋白代谢中起重要作用,与动脉粥样硬化的关系密切。ApoA1 是 HDL 的主要载脂蛋白,而 ApoB 是 LDL 的主要载脂蛋白。冠心病患者的血清中 ApoA1 的水平可能会下降,而 ApoB 的水平则会上升。更为不利的是,ApoA1/ApoB 的比值越低,冠脉病变的程度可能越严重。

2. 推拿功法清除自由基 太极拳练习可以帮助中老年女性降低血清中的丙二醛(MDA)水平,并增加谷胱甘肽(GSH)的水平,增强机体的抗氧化能力,加强对自由基的清除。这在一定程度上有助于延缓衰老,维持正常的血脂水平,并降低动脉粥样硬化的发生率。过量自由基的氧化与动脉粥样硬化的形成之间存在紧密的联系,它可能会对身体造成各种伤害,引发各种疑难杂症,并加速衰老。在正常生理状态下,人体存在包括超氧化歧化酶(SOD)、GSH 等强大的自由基清除系统,这些系统能有效清除体内过多的自由基,以维持人体的正常代谢水平。当自由基清除系统的功能减弱时,体内可能会积累过多的自由基,这些自由基的过量存在会引发氧化应激反应,进而导致动脉粥样硬化的发生。丙二醛作为一种过氧化产物,其水平可较敏感地反映人体自由基的代谢水平。

3. 推拿功法改善红细胞状态 功法练习对红细胞状态具有改善作用。功法练习不仅能有效抑制红细胞互相叠连形成的"缗钱状"聚集物,而且可以提高 SOD 的含量和活性,增强红细胞抵御超氧自由基损伤的能力,以及红细胞膜弹性和变形性,增加血流速度,减少循环阻力,减少心脑血管等的并发症。血液浓度增高、流动速度减慢,即俗称的"高粘血症",可导致血液中的脂质沉积在血管内壁,导致管腔狭窄、供血不足,引发心肌缺血、脑血栓、肢体血管血栓等。血液浓度和流动速度主要取决于红细胞的变形力和聚集性。

功法训练可升高中老年人红细胞膜 Na^+-K^+ ATP 酶和 $Ca^{2+}-Mg^{2+}$ ATP 酶的活性,维持 ATP 酶在较高功能水平,支持红细胞发挥正常的生理功能。Na^+-K^+ ATP 酶和 $Ca^{2+}-Mg^{2+}-$ ATP 酶是广泛分布在机体内的生物膜酶系统,对维持细胞的正常生理功能有极其重要的作用。

三、推拿功法调节神经系统

推拿功法可调节神经递质、自主神经及大脑高级功能等,进而维持人体的正常功能活动。神经系统在人体内起着主导作用,调节各个器官和系统的功能,使它们能够相互联系、相互影响,共同维持和实现正常的生命活动。许多养生功法对失眠、焦虑、抑郁、疼痛类疾病以及中风偏瘫等神经系统疾病具有一定的治疗和预防作用。

(一) 推拿功法调节神经递质的分泌

推拿功法可以显著降低血中 5-HT 含量,显著升高 NA 和 DA 含量,调节患者睡眠、精神情绪等,均与推拿功法调节神经递质水平有关,揭示了推拿功法治疗心血管、消化系统疾病及镇痛作用可能机制。脑中最常见的神经递质有 NA、5-HT、DA 等,其中 5-HT 对神经认知、疼痛、心血管及消化系统有调节作用。NE 影响睡眠与觉醒、情绪、躯体运动及心血管活动等有关;DA 与肌紧张、躯体运动、情绪精神活动及内分泌有关。神经递质,又称"递质",是在神经元、肌细胞或感受器间的化学突触中充当"信使"作用的特殊分子。神经递质分布在神经、肌肉和感觉系统的各个角落,维持着人体正常的生理功能。研究发现,太极拳锻炼可以显著降低失眠患者体内 VMA 的表达水平,揭示推拿功法治疗失眠的机制与介导的中枢神经介质水平有关。香草基杏仁酸(VMA)是 NE 的降解产物,可以直接反映 NE 在机体的表达水平。

(二) 推拿功法调节自主神经系统

通过练习推拿功法,受试者的自主神经系统得到有效调节。肌电指标可以反映人体肌肉的放松程度,而皮肤温度可以作为交感神经功能变化的指标。这些指标的变化可以用来评估推拿功法对自主神经系统的调节效果。推拿功法放松练习可以显著降低受试者的肌电值水平,改善肌电曲线和皮温曲线,同时提高肌电下降能力。其次,经过推拿功法练习,受试者的皮温曲线发生变化,皮温最大值增加,皮肤升温能力提高。这些变化进一步证实了交感神经的兴奋性降低,表明受试者的自我调节能力得到提高。

自主神经系统作为外周传出神经系统的一部分,对内脏、血管、平滑肌、心肌和腺体的活动起着重要的调节作用。它分为交感神经系统和副交感神经系统两个部分,共同维持机体内环境的稳定。通过推拿功法的练习,自主神经系统的平衡得到改善,从而有助于调节各种生理活动。此外,心率变异性作为心脏自主神经功能的评价指标,也得到了关注。通过推拿功法的练习,受试者心率变异性增强,这意味着心脏交感与迷走神经之间的紧张性和均衡性得到改善。这进一步证实了推拿功法对自主神经系统的积极调节效果。

(三) 推拿功法调节本体感觉

推拿功法可以有效地改善闭眼单腿站立的能力和反应时间等指标。本体觉又称深度知觉,参与人体空间信息及深度信息的获取。在进行姿势调整、减少躯体晃动以维持身体平衡的过程中,识别空间和深度是必要的条件。本体觉也是影响平衡控制能力的主要视觉功能之一。老年人跌倒风险的评估和预防对老年群体的健康护理至关重要。本体视觉较差的老年人往往伴随着更高的跌倒风险。推拿功法能够调节老年人的本体觉,改善老年人的平衡能力,降低跌倒风险。闭眼单腿站立是评估下肢肌肉本体感觉功能及肢体的整体平衡能力的重要指标。反应时间是指人体从接受刺激到出现反应所需要的时间,是衡量神经肌肉组织兴奋性高低的常用指标。老年女性太极拳锻炼能通过改善并维持踝关节本体感觉功能,使机体自身的平衡能力得到改善。与极少进行太极拳等有氧运动的老年人相比,长期坚持太极拳等有氧锻炼的老年受试者肌肉用力收缩时,其峰值电位、募集电位及神经传导速度均显著升高,表明长期锻炼有助于缓解和改善老年人运动和感觉神经活动。推拿功法还可以增强神经对肌肉的支配能力,提高软组织柔韧性、灵活性,以及肢体关节的运动功能,有效改善老年人的平衡能力。

（四）推拿功法影响脑电活动

推拿功法的作用特点是可以多靶点的调节,在临床实践及研究中已被证实能够很好地将肌肉锻炼、有氧运动与心理调节相结合,发挥防治疾病的作用。脑电波是一种生物电信号,是脑神经细胞群电生理活动在大脑皮层或头皮表面的总体反映,代表脑神经系统代谢过程中电活动的总体功能状态。不同的思维状态或病理状态会在不同的大脑皮层产生可以辨别的电信号反应。当大脑进入安静状态时,脑电图以 α 波为主导。研究发现,随着站桩功干预时间的增加,α 频带脑电分布区域扩大且 α 频带脑电功率升高,提示站桩功能够对大脑安静状态有很好的提升作用,并且安神效果可随着锻炼时间的增加而增加,其意念锻炼可改变自主神经系统的兴奋性,增强机体对内外环境刺激的调节能力,使人体功能达到最佳状态。

另外的研究发现,基于脑电地形图技术的内养功练习使练习者的意识活动使脑电 α 波下降,提示机体脱离安静状态,练功者处于有明显指向的意识活动状态。这些研究结果表明推拿功法在调节脑电活动方面具有积极的影响。

功法练习放松功后,两额、两颞、两中央等脑区的 α 指数显著增高,而 β 指数、脑电的活力系数均下降,左右脑区、前后脑区的脑电相干函数及脑电综合指标均得到改善,说明功法练习可以减弱大脑的思维活动,此时的脑电活动不同于睡眠与嗜睡状态,因为大脑活动更加同步、协调、有序。另外的研究发现,基于脑电地形图技术的内养功练习使练习者的意识活动使脑电 α 波下降,提示机体脱离安静状态,练功者处于有明显指向的意识活动状态。这些研究结果表明推拿功法在调节脑电活动方面具有积极的影响。

四、推拿功法调节免疫系统

推拿功法可以增强人体免疫力,对人体的免疫系统有积极的影响。对亚健康、慢性疲劳综合征等免疫功能低下疾病,以及类风湿关节炎（RA）、强直性脊柱炎、系统性红斑狼疮等自身免疫性疾病有较好的防治效果。免疫系统是机体执行免疫应答及免疫功能的重要系统,由免疫器官、免疫细胞和免疫分子组成。免疫系统具有识别和排除抗原性异物、与机体其他系统相互协调,共同维持机体内环境稳定和生理平衡的功能。免疫系统分为固有免疫和适应免疫,其中适应免疫又分为体液免疫和细胞免疫。

（一）推拿功法对体液免疫的调节作用

推拿功法练习通过影响血清免疫球蛋白（Ig）含量水平,调节机体的体液免疫。体液免疫,即以浆细胞产生抗体来达到保护目的的免疫机制。负责体液免疫的细胞是 B 细胞。Ig 的测定是检查体液免疫功能最常用的方法。由于目前还没有发现由 IgD 和 IgE 缺陷所致疾病,所以通常检测 IgG、IgM、IgA 水平,这三类 Ig 可代表血清 Ig 的水平。若发现三类 Ig 水平均明显低下,就可考虑体液免疫缺陷。研究发现,易筋经和太极拳等功法练习可使大学生血清 IgA、IgG、IgM 含量升高,增强机体的免疫功能。另外,亚健康患者 IgG、IgM、IgA 水平较健康人偏低,在练习易筋经 6 个月后,IgG、IgM、IgA 水平均升高并接近健康人;与无锻炼者相比,健康老年人仅出现血清 IgG 含量增高明显。"周天六字诀"可有效升高经前期紧张综合征患者的 IgM,降低 IgG 水平,改善患者的免疫功能,而 IgA 则无显著变化。综上,推拿功法可以提高机体免疫力,但各研究间的 IgG、IgM、IgA 指标变化存在差异,这可能与功法的特性以及研究对象间的差异有关,相关问题仍需要进一步研究和探讨。

(二)推拿功法调节细胞免疫

推拿功法可有效调节细胞免疫,增强人体免疫功能。T 细胞受到抗原刺激后,分化、增殖、转化为致敏 T 细胞。当相同抗原再次进入机体,致敏 T 细胞对抗原的直接杀伤作用及致敏 T 细胞所释放的淋巴因子的协同杀伤作用,统称为细胞免疫。研究显示,易筋经习练可显著提高大学生外周血 T 淋巴细胞的增殖能力,增强机体免疫,而练习六字诀可以通过提高患者 $CD3^+$、$CD4^+$、$CD4^+/CD8^+$ 值,降低 $CD8^+$ 水平,改善免疫功能。五禽戏可以影响中老年人外周血 T 细胞亚群,提高受试者免疫功能。太极拳可降低肺小细胞癌的 $CD8^+$,升高 $CD4^+/CD8^+$ 比值,增强患者 T 淋巴细胞免疫功能,调节淋巴细胞和红细胞表面 CD55、CD59 的表达,阐释太极拳可通过介导淋巴细胞活化、增殖、分化以及凋亡的过程,调节机体免疫。

太极拳运动可显著增加大学生外周血 Th 细胞及 Th/Tc 值,但对 Tc 无显著影响,提示功法训练可增强机体的细胞免疫。Th 细胞全称辅助性 T 细胞,Th 细胞主要分为 Th1 细胞与 Th2 细胞两种。其中,Th1 细胞在抗病毒和胞内细菌感染的免疫应答中发挥作用;Th2 可辅助 B 细胞分化为抗体分泌细胞,参与体液免疫应答。细胞毒性 T 细胞,简称 Tc 细胞,能直接攻击带异抗原的肿瘤细胞、病毒感染细胞和异体细胞。另一项研究发现,外周血 Th 中的 Th1 细胞呈优势升高,但 Th2、Tc1、Tc2 细胞,以及 Tc1/Tc2 比值无显著变化,说明太极拳运动可促进 T 细胞亚群向 Th1 细胞分化,增强机体抵抗细菌和病毒的能力。此外,太极拳运动后的中老年女性外周血中白细胞 IFN-γ、IL-4 表达水平显著升高,且与 IL-4 相比,IFN-γ 升高幅度更加显著,IFN-γ/IL-4 比值显著上升,提示太极拳对细胞免疫和体液免疫均有促进作用,且促进免疫功能的重心向细胞免疫方向漂移。

此外,推拿功法锻炼还可以提高机体自然杀伤细胞(NK)的细胞活性,增强人体免疫功能。NK是机体重要的免疫细胞,与抗肿瘤、抗病毒感染和免疫调节密切相关,是机体抗肿瘤及慢性感染的第一道防线,其活性与肿瘤的发生、发展和预后有密切关系。研究表明,推拿功法可以显著提升中老年人 NK 的细胞活性。另外,易筋经也能增加大学生外周血 NK 的细胞活性,进而提高机体的免疫能力。

五、推拿功法调节内分泌系统

推拿功法通过调节大脑皮质-下丘脑-垂体-内分泌轴对内分泌系统产生调节作用,改善机体的功能状态,对内分泌功能紊乱疾病具有一定的治疗作用,例如肥胖症、高血糖、高血脂、更年期综合征等。内分泌系统也是机体的重要调节系统,与神经系统相辅相成,共同调节机体的生长发育和各种代谢,维持内环境的稳定,影响行为和控制生殖等。

(一) 推拿功法调节激素水平

功法训练通过特定信息的介导,影响皮层-下丘脑-垂体-靶腺的活动,调节人体的神经生化-内分泌激素的活动,调控生命活动,促进病理指标的恢复。

1. **推拿功法对性激素水平** 推拿功法通过调节老年人的性激素水平,具有延缓衰老的作用。性激素是指由人体的性腺,以及胎盘、肾上腺皮质网状带等组织合成的甾体激素,其重要的功能之一是促进细胞的增殖与分化,影响细胞的衰老,确保各组织、各器官的正常生长、发育,以及细胞的更新与衰老。研究发现,推拿功法对老年人群性激素水平的调节作用因性别而异,主要是通过升高女性雌激素水平起到延缓衰老、改善学习记忆的作用,包括血清睾酮/皮质醇(T/C)比值、雌二醇(E2)、生长激素(GH)升高,以及 T、T/C 比值等在内的雌激素。推拿功法主要通过升高血清 T、游离睾酮、双氢睾酮,降低性激素结合球蛋白,调节老年男性激素水平,延缓雄激素的下降,有延缓机体衰老的作用。

2. **推拿功法调节褪黑素、前列腺素水平** 褪黑素主要是由哺乳动物和人类的松果体产生的一种胺类激素,具有促进睡眠、调节时差、抗衰老、调节免疫、抗肿瘤等多项生理功能。与正常人相比,失眠大学生体内的褪黑素浓度显著降低,而通过八段锦的练习能够显著提高患者体内褪黑素的水平,有效改善了患者的睡眠质量。

原发性痛经是年轻女性中的高发疾病,其发病机制与前列腺素(PGs)水平的改变有关,其中,$PGF_2\alpha$ 含量过多会造成子宫张力过高,刺激子宫平滑肌收缩,导致痛经。为期 3 个月的太极拳练习能显著降低原发性痛经女大学生体内 $PGF_2\alpha$ 含量,起到有效缓解疼痛的作用。

(二) 推拿功法对血糖代谢的调节作用

推拿功法能降低生长激素、胰高血糖素、肾上腺素等的分泌,缓解患者的焦虑、紧张等消极情绪,对人体血糖水平具有一定的调节作用。研究表明,在社区对 2 型糖尿病(T2DM)患者开展为期 6 个月的八段锦功法锻炼可有效降低患者空腹血糖(FPG)、餐后 2 小时血糖及糖化血红蛋白水平,有助于调整 2 型糖尿病早期血糖代谢指标,提高生活质量,减轻或延缓 2 型糖尿病的进展。八段锦功法的作用机制可能是使肌肉组织代谢率增加,促使糖化血红蛋白分解,使血糖降低,同时使胰岛素与肌细胞膜受体的结合能力增强,人体对胰岛素的敏感性提高,增加肌肉、脂肪等组织对葡萄糖的利用,从而降低了机体血糖水平。葡萄糖转运蛋白 4(GLUT4)是骨骼肌进行葡萄糖转运的主要载体,是 IR 发生的重要作用因子。基础研究发现,推拿功法静力训练可提高胰岛素抵抗大鼠模型 GLUT4 的表达水平,降低胰岛素抵抗指数(HOMA - IR),改善大鼠模型的胰岛素抵抗(IR),降低血糖水平。骨骼肌属于胰岛素抵抗发生的主要外周组织,约 85% 的葡萄糖转运发生在骨骼肌中。

(三) 推拿功法对脂肪代谢的调节作用

脂肪代谢是指生物体内脂肪,在各种相关酶的帮助下,消化吸收、合成与分解的过程,加工成机体所需要的物质,保证生理功能的正常运作,对于生命活动有重要意义。脂肪代谢异常可引发现代社会常见的诸如肥胖、代谢综合征等疾病。推拿功法在减肥、防治代谢综合征等方面具有重要作用。太极拳运动能将患者体内 AMPK 活性恢复趋于正常,同时能将异常差异表达基因数目减少,调节糖异生、胰岛素抵抗等代谢相关基因表达,增加糖、脂肪酸的氧化,促进能量代谢;同时,使乳酸生成减少,肌糖原、肝糖原生成增加,有效预防 2 型糖尿病的发生。

代谢综合征发生的重要原因与组织纤维蛋白溶酶原激活剂、结缔组织激活肽Ⅲ,以及四连接素等基因的异常表达相关。研究表明,太极拳练习可调节这些基因的异常表达,对代谢综合征的治疗具有较好的作用。与健康人相比,肥胖合并高胰岛素血症患者的基础水平已有代谢紊乱、内分泌等相关基因表达异常。太极拳运动可上调骨骼肌全基因组中三羧酸循环相关酶基因表达,下调肌肉蛋白合成相关基因和神经鞘脂类相关基因表达,有助于保护神经细胞的完整性,延缓机体衰老进程。太极拳运动可调节代谢功能、促进脂肪分解,增强有氧代谢能力,降低血浆中胰岛素水平,调节血液中瘦素水平,有减轻体重和防治代谢综合征的作用。

六、推拿功法调节呼吸系统

呼吸系统是人体与外界进行气体交换的器官系统。少林内功等推拿功法讲究意气结合、以力带气,以及"练气不见气,以力带气,气贯四肢",通过手法和功法的操作,可改善呼吸系统的不适症状。

慢性阻塞性肺疾病(chronic obstructive pulmonary disease,COPD)属于推拿功法的优势病种。传统健身功法联合常规药物治疗稳定期 COPD 能显著改善患者肺功能、运动耐量、呼吸困难症状及生活质量。采用主动呼吸循环技术联合传统呼吸功法训练治疗稳定期 COPD 患者,可改善症状,提高肺功能。持续功法锻炼模式运用于稳定期 COPD 患者,可有效提升呼吸锻炼依从性,缓解呼吸困难,改善肺功能相关指标。中国传统功法强调调身、调息、调心的结合,八段锦、太极拳、六字诀等传统功法在改善 COPD 患者的临床症状、运动能力、呼吸功能及不良情绪方面有着很好的疗效,有效延缓了 COPD 患者的病情进展。少林内功为内功推拿流派习练功法,在肺气肿、肺结核等呼吸系统疾病方面有较好疗效。在常规药物治疗的基础上配合习练少林内功治疗 COPD,可显著改善患者的肺功能、临床症状、6 分钟步行试验(6MWT)、COPD 患者自我评估测试(CAT),延缓 COPD 稳定期患者肺功能下降趋势,增强运动能力,提高生活质量。从少林内功对肺功能的改善作用来讲,少林内功不仅会提高身体肌肉力量,增强呼吸肌及辅助呼吸肌的性能,改善肺功能,而且 12 周的少林内功练习后,检测患者运动能力的 6 MWT 试验有改善,并且患者的运动耐力、心肺功能及 CAT 评分所代表的患者日常生活质量也得到改善。

推拿功法对新型冠状病毒肺炎的呼吸道症状亦有改善作用。通过六字诀的"嘘、呵、呼、呬、吹、嘻"六字发音的呼吸训练法,进行缩唇呼吸及腹式呼吸等方法来协助胸腹部呼吸运动,促进肺部残气排出,提高气体交换效率,改善呼吸功能。通过太极拳"意、气、形、神"相结合的锻炼,可改善新型冠状病毒肺炎患者呼吸困难,调整机体缺氧状态,改善咳嗽、咳痰等症状。通过易筋经的伸筋、拔骨和旋转脊柱的锻炼,可增强肢体力量,拉伸关节、大小肌群和筋膜等组织,对肢体进行反复地伸、收、展、合、转运动,开合胸腔,锻炼呼吸肌群的肌力、耐力、伸缩性,提高呼吸系统的功能。通过延年九转法的按摩和导引练习,重在摩腹操作,起到通和上下、充实五脏、理气宽中、和胃降逆的作用。

目前,推拿功法的现代研究陆续开展,已取得一定的研究结果,但仍存在研究层面较单一、指标特异性不强等问题。在今后的研究中,应加强与生物力学、生物化学、神经影像学,以及分子生物学等学科的交叉,多角度、多层面、深层次地推动推拿功法生物效应及作用机制的研究。

参考文献

[1] SHAHABI S, REZAPOUR A, ARABLOO J. Economic evaluations of physical rehabilitation interventions in older adults with hip and/or knee osteoarthritis: a systematic review [J]. European Journal of Physiotherapy, 2021,23(3).

[2] 张杰,吴永春.持续功法锻炼模式在慢性阻塞性肺疾病稳定期患者肺康复中的应用效果[J].护理实践与研究,2021,18(4):488-492.

[3] 康知然,龚利,邢华,等.易筋经治疗呼吸系统疾病临床研究的现状分析[J].按摩与康复医学,2021,12(11):54-58.

[4] 梁兰颖.八段锦对运动性腰背肌筋膜炎的作用探究[J].武术研究,2021,6(4):117-119.

[5] 高美兰,赵鑫,孙明新,等.传统养生功法对原发性高血压的治疗作用研究进展[J].中国老年学杂志,2020,40(18):4019-4022.

[6] 梁占歌,汪美芳.太极拳与广场舞锻炼对中老年女性下肢肌力与平衡能力的影响[J].中国运动医学杂志,2020,39(4):307-311.

[7] 谢芳芳,管姗,成子己,等.传统功法对新冠肺炎呼吸系统和消化系统症状的防治[J].中医学报,2020,35(7):1377-1382.

[8] 范维英,郑丽维.传统运动疗法对高血压患者血管内皮功能影响的研究进展[J].护理研究,2020,34(6):1021-1025.

[9] 郭伟杰,曾会.中医推拿联合功法训练与间歇性颈椎牵引治疗颈椎病的临床研究[J].中医外治杂志,2020,29(3):16-17.

[10] 朱胜伶,王传池,何嘉莉,等.八段锦对糖尿病患者糖脂代谢干预效果的Meta分析[J].世界科学技术-中医药现代化,2020,22(5):1478-1486.

[11] WAN B, LI M, XIAO Q, et al. Effect of Shaolin internal qigong exercise on the surface electromyography signals of shoulder muscle groups in patients with capsulitis of the shoulder[J]. Journal of Acupuncture and Tuina Science volume, 2020, 18(6):458-466.

[12] 叶汝萍,陈铭.腰椎间盘突出症康复中的传统功法应用思考[J].中国中医药现代远程教育,2020,18(12):74-75.

[13] 顾迎春,孙潇丽,胡大一,等.太极拳运动对心血管疾病影响研究进展[J].中国循证心血管医学杂志,2020,12(9):1147-1149.

[14] 朱俐.基于肌骨超声技术量化评价太极推拿治疗肩周炎的临床疗效[D].武汉:湖北中医药大学,2020.

[15] 于华荣,赵金娜,王利,等.健身气功防治疾病的应用现状及理论探讨[J].山东中医杂志,2019,38(2):117-121.

[16] 郑亚威,赵宇浩,舒运录,等.传统健身功法联合常规药物治疗稳定期慢性阻塞性肺疾病的Meta分析[J].广州中医药大学学报,2019,36(6):852-861.

[17] 苏霄乐,吴铅谈,翁文水.推拿功法少林内功应用于腰椎间盘突出症康复的效果[J].光明中医,2019,34(19):3004-3006.

[18] 姚斐,安光辉,田健材,等.推拿功法少林内功对大学生甲皱微循环影响的研究[J].中华中医药杂志,2019,34(11):5443-5445.

[19] 徐朦婷,李琳琳,王万宏,等.易筋经联合耐力运动对冠心病患者心肺功能和生活质量的影响[J].心脏杂志,2019,31(4):447-451.

[20] 郑衍庆,郑黎勤.推拿功法易筋经结合药物治疗原发性骨质疏松症的疗效及对患者BMD水平的影响[J].中医外治杂志,2019,28(2):36-38.

[21] 单一鸣,孙武权,曹治,等.少林内功对慢性阻塞性肺疾病稳定期患者肺功能及运动耐力的影响[J].中医药导报,2019,25(2):98-100.

[22] 王扬洁.主动呼吸循环技术(ACBT)联合传统呼吸功法训练治疗COPD患者稳定期的临床研究[J].世界最新医学信息文摘,2019,19(98):26-27.

[23] 朱高峰,罗开涛,沈志方.推拿功法易筋经对老年骨骼肌减少症者肌力的影响[J].中华全科医学,2019,17(8):1388-1391.

[24] 夏昀凡,范丽娟,奚若凡,等.推拿功法少林内功训练的能量代谢探讨[J].按摩与康复医学,2019,10(11):62-64.

[25] 郭郁.三圆式站桩功"调心"效应缓解抑郁状态的生理及基因表达机制研究[D].北京:北京中医药大学,2019.

[26] 陈廷,王茹,魏玉琴,等.易筋经对60~69岁男性性激素水平的影响[J].中华生殖与避孕杂志,2018,38(4):319-322.

[27] 潘怡,王振兴,闵婕,等.24式简化太极拳在慢性阻塞性肺疾病稳定期肺康复中的疗效评价[J].中国康复

医学杂志,2018,33(6):681-686.

[28] 杨程,吴安林,谢娇,等.本体感觉神经肌肉促进牵伸术和易筋经功法之比较分析[J].按摩与康复医学,2018,9(19):3-5.

[29] 雷洋.少林内功在针推系学生教学中的应用[J].按摩与康复医学,2018,9(2):86-87.

[30] 刘上,郭子.太极拳运动对中老年人动脉硬化及其相关指标的影响研究[D].广州:广州体育学院,2018.

[31] 邓晓琴.运动与骨健康[D].南昌:江西师范大学,2018.

[32] 朱明泽.太极拳对帕金森病患者身心健康的影响及生化机制研究[D].上海:上海体育学院,2017.

[33] 李晓军.太极拳对老年人平衡功能影响的系统评价[D].福州:福建中医药大学,2017.

[34] 侯晏绍.健身气功八段锦与五禽戏对老年人下肢稳定性影响的对比研究[D].石家庄:河北师范大学,2016.

[35] 黄丽英.八段锦干预对中年女性 aMT6s 及 PSQI 的影响:第四届(2016)全国运动生理与生物化学学术会议——运动·体质·健康[C],中国江苏无锡,2016.

[36] 王强.健身气功·五禽戏对男性中老年人健身效果的研究[D].西安:西安体育学院,2016.

[37] 胡伟民,龚利,胡昊.推拿功法易筋经不同方式操练对老年人心脏功能的影响[J].中医药导报,2015,21(4):57-59.

[38] 陈莉莉,PIYAPORN,TANGSIRISUTEEKUL.推拿功法静力训练对胰岛素抵抗机制大鼠模型 GLUT4 的实验观察[D].南京:南京中医药大学,2015.

[39] 赵克勇,张颖.青年人群练习易筋经心率和能耗特点分析及应用,Singapore,2015.

[40] 张能忠.推拿手法教学与练功[J].按摩与康复医学,2015,6(2):49.

[41] 沈茂荣,冯彦江,韦文武,等.华佗五禽戏锻炼对老年性骨质疏松患者骨代谢的影响[J].中华中医药杂志,2014,29(3):895-897.

[42] 赵洪君.康复推拿联合辨证分期治疗脑卒中[J].实用中医内科杂志,2014,28(10):148-149.

[43] 袁满.健身气功·易筋经对高脂血症患者血脂的影响及机理初探[D].南京:南京中医药大学,2014.

[44] 叶倩.易筋经干预中老年人高脂血症的临床研究[D].南京:南京中医药大学,2014.

[45] 韩曦.腰椎间盘突出症的功能锻炼临床疗效研究[D].武汉:华中师范大学,2014.

[46] 周月媛.新编易筋经延缓女性人体衰老的影响:2014年中国运动生理生化学术会议[C],中国贵州贵阳,2014.

[47] 胡伟民,龚利,钱义明,等.不同方式推拿功法易筋经操练对老年人膝关节屈伸肌力的影响[J].中国运动医学杂志,2013,32(9):775-779.

[48] 邵盛,胡伟民,龚利,等.不同运动时长易筋经锻炼对健康老年人心脏功能的影响[J].中国康复,2012,27(6):439-441.

[49] Zhang Y, Wang R, Chen P, et al. Effects of Tai Chi Chuan training on cellular immunity in post-surgical non-small cell lung cancer survivors: A randomized pilot trial[J]. Journal of Sport and Health Science, 2013, 2(2):104-108.

[50] 陈子龙.少林内功与易筋经训练对推拿手法的影响及其差异性研究[D].石家庄:河北医科大学,2013.

[51] 赵广涛.太极拳锻炼对免疫平衡影响及其机制研究进展[J].河南师范大学学报(自然科学版),2012,40(6):161-164.

[52] 岳海侠,李程秀.八段锦锻炼对中老年妇女血液流变学的影响[J].内江科技,2011,32(6):13-21.

[53] 张秀华,任树军.谈"八段锦"对腰肌劳损的影响[J].中国中医药现代远程教育,2011,9(14):105.

[54] 秦元,姚爱,尤艳利,等.12周传统健身功法少林内功锻炼对大学生体质的影响[J].中国运动医学杂志,2011,30(10):948-950.

[55] 李建华,龚利,胡伟民,等.推拿加易筋经治疗膝骨性关节炎的临床研究[J].辽宁中医杂志,2010,37(9):1793-1795.

[56] 钱怡,柯杰兵.太极拳运动对肥胖患者全基因组表达的影响[J].军事体育进修学院学报,2010,29(3):120-122.

[57] 姬爱冬,黄平东,宋新红,等.周天六字诀对经前期紧张综合征患者免疫功能的影响[J].中国民族民间药,2010,19(6):24-25.

[58] 张静,贾为宗,李海英,等.健身气功·易筋经锻炼对改善脑卒中偏瘫患者运动功能的研究[J].运动,2010(12):123-124.

[59] 卢艳红.太极拳治疗女大学生原发性痛经效果及相关机制的研究[D].长沙:湖南师范大学,2010.

[60] 苗福盛,李野,刘祥燕.健身气功易筋经对血清免疫球蛋白及补体活性的影响[J].辽宁师范大学学报(自然科学版),2009,32(2):258-260.

[61] 刘静,陈佩杰,王茹.太极拳运动对中老年女性外周血白细胞细胞因子 IFN-γ、IL-4 的影响[J].中国运动医学杂志,2009,28(5):557-558.

[62] 王超,刘丽娟.健身气功—八段锦锻炼配合针灸治疗肩周炎的疗效观察[J].体育世界(学术版),2009(5):24-26.

[63] 涂富筹.健身气功·易筋经对神经根型颈椎病的干预和机理研究[D].南京:南京中医药大学,2009.

[64] 潘华山.八段锦运动负荷对老年人心肺功能影响的研究[J].新中医,2008(1):55-57.

[65] 朱寒笑,郑孙勇,陈雪莲.16周新编五禽戏锻炼对老年女性身体功能相关指标的影响[J].中国运动医学杂志,2008(4):499-500.

[66] 庞阳康,刘仿.太极拳运动对大学生外周血 T 细胞亚群的影响[J].体育学刊,2008(6):100-103.

[67] 赵立军.习练易筋经治疗腰肌劳损临床观察[J].北京中医,2007(10):669-670.

[68] 柯杰兵,马文丽,钟梅,等.太极拳运动对老年人骨骼肌全基因组表达的影响[J].中国康复医学杂志,2007(4):306-309.

[69] 王意南,史俊芳,谭鹏,等.彩超评价健身气功·易筋经对左心功能作用探讨[J].中国超声诊断杂志,2006(10):762-763.

[70] 吴京梅,虞定海."健身气功·五禽戏"锻炼对中老年人外周血 T 细胞亚群的影响[J].北京体育大学学报,2006(8):1074-1075.

[71] 李晓明,李金容.健身气功·易筋经锻炼对大学生免疫系统的影响[J].安徽体育科技,2006(5):46-48.

[72] 王晓军.太极拳对老年人 NK 细胞的影响[J].北京体育大学学报,2004(5):644-645.

[73] 张宏,严隽陶,徐俊,等.静力训练结合推拿手法治疗对老年大鼠蛋白质代谢的影响[J].上海中医药大学学报,2004(1):35-37.

[74] 李学菊.从脑电、五态性格等变化探讨放松训练心身调节机制[D].北京:北京中医药大学,2004.

[75] 贾富琴.太极拳治疗大学生失眠症原理的探讨[J].辽宁体育科技,2003(5):61-67.

[76] 张燕冰.放松训练对脑电、肌电、情绪的影响[D].北京:北京中医药大学,2003.

[77] 严隽陶,张宏,徐俊,等.静力推拿功法训练对最大摄氧量的影响[J].按摩与导引,2002(3):12-13.

[78] 陈源敏.对青年优秀太极拳运动员想象练习脑电变化特点的初步研究[D].北京:北京体育大学,2002.

[79] 詹承烈,龙云芳,黄宇霞.太极拳运动对中老年人红细胞膜 Na^+-K^+ ATP 酶和 $Ca^{2+}-Mg^{2+}$ ATP 酶活性的影响[J].预防医学情报杂志,2002(1):30-32.

[80] 徐俊,严隽陶,张宏,等.静力训练对大鼠骨骼肌超微结构的影响[J].中国运动医学杂志,2001(1):87.

[81] 万平,徐俊,孙心德,等.静力推拿功法训练对人体有氧耐力的影响[J].辽宁中医杂志,1998(5):30-31.

第二节

推拿功法实验指导

推拿功法实验指导

1

六字诀对呼吸节律与耐力的影响

【实验目的】 观察六字诀对慢阻肺患者呼吸节律和耐力的影响,证实六字诀调节呼吸节律与耐力的作用,为临床应用提供依据。

【实验原理】 六字诀运用呼吸吐纳配合六种字音,通过姿势调节,呼吸锻炼以及意念运用,作用肝、心、脾、肺、肾、三焦气机调整呼吸节律。同时六字诀上肢关节的屈伸旋转和展肩扩胸练习和下肢的节律性屈伸,有利于上肢肌肉的柔韧性和功能的协调性,加强下肢功能,提高患者的运动耐力。

【实验对象】 慢阻肺患者 10 名,身高、年体重无显著性差异。

【实验仪器设备】 肺功能检查、CAT 评分。

【实验步骤】

(1) 功法训练:实验前,进行六字诀操作培训,以保证实验过程中功法操作的稳定性。

(2) 基线测定:选择条件相似的受试者 10 名,分别在治疗前后进行肺功能检查和 CAT 量表检查。

(3) 分组:将 10 名受试者分成药物组、药物+六字诀组,每组 5 人。

(4) 干预方法:术者由教练员指导患者行六字诀锻炼,同时将六字诀锻炼方法刻录成光盘发放患者自行锻炼,每日锻炼 1 次,每次 30 分钟。共锻炼 8 周。

(5) 观察指标:治疗结束后,进行:① 肺功能检查:第 1 秒用力呼气量(FEV1)%,FEV1/FVC%,FEV1/FVC%肺功能参数。② CAT 量表检查:包括咳痰、咳嗽、上楼梯或爬坡的感觉、胸闷程度、信心、家务活动、精力和睡眠等 8 各项目,每个项目 0~5 分,总分为 0~40 分

(6) 数据分析:整理统计分析实验结果。

【注意事项】 六字诀操作质量控制要相对恒定,检测指标时严格按照各观察指标规程执行。

【预期实验结果】 六字诀改善了呼吸节律与耐力。

参考文献

[1] 李宏强,康宁."健身气功·六字诀"对中学生慢阻肺患者运动耐力的影响分析[J].运动精品,2018,37(3):52-53.

[2] 邓丽金,张文霞,陈锦秀.六字诀与全身呼吸操对老年慢性阻塞性肺疾病患者呼吸功能影响的对比研究[J].康复学报,2018,28(3):57-61.

[3] 郭继彩.传统健身功法八段锦促进 COPD 稳定期患者肺康复的疗效分析[J].山东医学高等专科学校学报,2016,38(3):171-174.

推拿功法实验指导

2

六字诀"嘘、呵、呼、呬、吹、嘻"发声状态下脑电波的功率谱变化

【实验目的】 观察六字诀"嘘、呵、呼、呬、吹、嘻"发声状态下脑电波功率谱的变化,证实六字诀对大脑产生的影响,为临床应用提供依据。

【实验原理】 本实验运用现代科学理论与方法,对嘘、呵、呼、呬、吹、嘻六个字的锻炼顺序及

发音、口型进行调整和规范,注重呼吸吐纳、发音口型的同时,配合科学合理的动作引导,通过脑电波功率谱实现内调脏腑、外健筋骨的养生康复作用。

【实验对象】 正常成年人 10 名,男女不限,年龄 18~60 岁。

【实验仪器设备】 无线脑电检测仪。

【实验步骤】

(1)功法训练:实验前,进行六字诀操作培训,以保证实验过程中功法操作的稳定性。

(2)基线测定:选择条件相似的受试者 10 名,用无线脑电检测仪测定脑电波的功率谱。

(3)分组:将 10 名受试者分成对照组、功法组。

(4)干预方法:术者由教练员指导患者行六字诀锻炼,同时将六字诀锻炼方法刻录成光盘发放给患者自行锻炼,每日锻炼 1 次,每次 30 分钟,共锻炼 8 周。

(5)观察指标:治疗结束后,对患者进行脑电波功频谱检测,导联设置参照 EEG 国际标准的 10/20 配位法,以 128 Hz 的采样频率采集 24 导脑电。

(6)数据分析:整理统计分析实验结果。

【注意事项】 六字诀操作质量控制要相对恒定,检测指标时严格按照各检测仪器操作规程执行。

【预期实验结果】 六字诀"嘘、呵、呼、呬、吹、嘻"发声状态下可改变脑电波功率谱的变化,延缓患者的病情进展,其对大脑功能产生的积极影响,在脑电波功率谱上客观可证。

参考文献

陈驰,栾立敏,张怡,等.健身气功·六字诀对轻度认知功能障碍患者脑电波影响的临床研究[J].上海中医药杂志,2017,51 (12):54−57.

推拿功法实验指导

3

八段锦对师生腰肌劳损的疗效分析

【实验目的】 观察八段锦锻炼对师生腰肌劳损的疗效,证实八段锦缓解腰肌劳损所致的疼痛,改善日常生活能力,增加腰椎关节活动度,并增强腰背肌力。为临床应用提供依据。

【实验原理】 八段锦强调"以腰为轴",扭腰转胯、俯仰伸腰、桥形拱腰、旋转腰背等,达到行瘀理气、舒筋活络、调摄气血作用,改善腰背血液循环,防治腰肌劳损。

【实验对象】 正常成年人 10 名,男女不限,18~60 岁。

【实验仪器设备】 背肌力计、F−JDC 腰椎活动度测量仪。

【实验步骤】

(1) 功法训练:实验前,进行八段锦操作培训,以保证实验过程中功法操作的稳定性。

(2) 基线测定:选择条件相似的受试者 10 名,用背肌力计和 F-JDC 腰椎活动度测量仪分别测定患者腰背肌力和腰椎活动度。

(3) 分组:将 10 名受试者分成对照组、功法组。

(4) 干预方法:术者由教练员指导患者行八段锦锻炼,同时将八段锦锻炼方法刻录成光盘发放患者自行锻炼,每日锻炼 1 次,每次 30 分钟,共锻炼 8 周。

(5) 观察指标:治疗结束后,对患者进行腰背肌力和腰椎活动度检测。

腰椎活动度:将 F-JDC 角度尺(上海益联)的轴心固定于 L5 椎体,移动 L5 棘突与 C7 棘突连线,固定臂对准 L5 棘突的垂线。通过腰部活动时指针对应值的变化得出前屈、后伸的范围。

腰背肌力:使用背肌力计测得。受试者站立于背力计踏板的指定位置,调节背力计握柄的高度,使受试者上身前倾 30°,双腿伸直,用最大力量伸腰直臂上拉背力计。测量 3 次,取最大值记录。

(6) 数据分析:整理统计分析实验结果。

【注意事项】 八段锦操作质量控制要相对恒定,检测指标时严格按照各检测仪器操作规程执行。

【预期实验结果】 八段锦能缓解师生腰肌劳损所致的疼痛,改善日常生活能力,增加腰椎关节活动度,并增强腰背肌力。

参考文献

[1] 王建月,徐梅,刘国华,等.中医传统疗法干预运动员腰肌劳损的疗效分析[J].兰州文理学院学报(自然科学版),2017,31(6):103-107.

[2] 张秀华,任树军.谈"八段锦"对腰肌劳损的影响[J].中国中医药现代远程教育,2011,9(14):105.

推拿功法实验指导

4

少林内功对大学生甲皱微循环影响的研究

【实验目的】 观察大学生练功前后甲皱微循环的变化情况,探讨少林内功锻炼对手部温度的影响,为临床应用提供依据。

【实验原理】 少林内功以站裆为基础,着重于腰腿部的霸力和上肢部运动的锻炼。微循环是血液和组织进行物质交换的重要场所,少林内功锻炼通过对四肢的末梢微循环产生影响,从而改善机体的循环系统功能。

【实验对象】　正常成年人 10 名,男女不限,18~60 岁。

【实验仪器设备】　WX-9 型微循环显微仪。

【实验步骤】

(1) 功法训练:实验前,进行少林内功操作培训,以保证实验过程中功法操作的稳定性。

(2) 基线测定:选择条件相似的受试者 10 名,用 WX-9 型微循环显微仪测定患者甲皱循环。

(3) 分组:将 10 名受试者分成对照组、功法组。

(4) 干预方法:术者由教练员指导患者行少林内功练习,同时将少林内功练习方法刻录成光盘发放患者自行锻炼,每日锻炼 1 次,每次 30 分钟,共锻炼 8 周。

(5) 观察指标:治疗结束后,采集甲皱微循环指标进行评估。评估指标参照甲皱微循环检测标准,包括血流速度、输入枝管径、输出枝管径、襻顶管径、管襻长度 5 项内容。

(6) 数据分析:整理统计分析实验结果。

【注意事项】　需将 WX-9 型微循环显微仪高压汞灯 45°逆手指侧方向及光聚焦点于观测部位进行数据采集。每次检查时保持室温 23℃,相对湿度 70%左右。

【预期实验结果】　少林内功锻炼能够有效改善大学生甲皱微循环。

参考文献

姚斐,安光辉,田健材,等. 推拿功法少林内功对大学生甲皱微循环影响的研究[J]. 中华中医药杂志,2019,34(11):5443-5445.

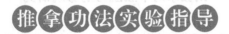

5

少林内功练功时的脑氧代谢状态研究

【实验目的】　观察少林内功练习时的脑氧代谢状态,为临床应用提供依据。

【实验原理】　少林内功以持续性的等长肌收缩为练功准则,在进行强度的等张性肌收缩运动同时调节呼吸,提高血液循环和氧气运输能力,改善脑内总血红蛋白量和氧饱和度,影响脑氧代谢。

【实验对象】　正常成年人 10 名,男女不限,18~60 岁。

【实验仪器设备】　近红外线分光光度测试仪。

【实验步骤】

(1) 功法训练:实验前,进行少林内功操作培训,以保证实验过程中功法操作的稳定性。

(2) 基线测定:选择条件相似的受试者 10 名,用近红外线分光光度测试仪测定患者脑氧含量。

（3）分组：将10名受试者分成对照组、功法组。

（4）干预方法：术者由教练员指导患者行少林内功练习,同时将少林内功练习方法刻录成光盘发放患者自行锻炼,每天锻炼1次,每次30分钟,共锻炼8周。

（5）观察指标：治疗结束后,连续地测定氧饱和度、总血红蛋量、氧合血红蛋白量及去氧血红蛋量。

（6）数据分析：整理统计分析实验结果。

【注意事项】 少林内功操作质量控制要相对恒定,检测指标时严格按照各检测仪器操作规程执行。

【预期实验结果】 少林内功抑制血液中的去氧血红蛋白量的增加,将脑内血氧浓度和血红蛋白(HB)浓度维持在一定的正常范围。少林内功的锻炼可以提高脑组织的氧合能力。

参考文献

李强,松浦义昌,坪内伸司,等.近红外线分光光度法测定少林内功练功时的脑氧代谢状态[J].按摩与导引,2007(4)：5-7.

推拿功法实验指导

6

太极拳对下肢肌力的影响研究

【实验目的】 观察太极拳对下肢肌力的影响,为临床应用提供依据。

【实验原理】 太极拳以闭链运动为主,控制髌骨的向前移位,增强关节周围肌群力量和肌肉收缩舒张的交替转换,改善神经系统的功能,使原动肌、协同肌和对抗肌之间互相协调配合改善下肢肌力。

【实验对象】 正常成年人10名,男女不限,18~60岁。

【实验仪器设备】 手持式电子肌力测定仪FET3。

【实验步骤】

（1）功法训练：实验前,进行太极拳操作培训,以保证实验过程中功法操作的稳定性。

（2）基线测定：选择条件相似的受试者10名,用手持式电子肌力测定仪FET3测定患者下肢肌力。

（3）分组：将10名受试者分成对照组、功法组。

（4）干预方法：术者由教练员指导患者行太极拳练习,同时将太极拳练习方法刻录成光盘发放患者自行锻炼,每日锻炼1次,每次30分钟,共锻炼8周。

（5）观察指标：治疗结束后,受试者屈髋90°,屈膝45°,测力计置于小腿屈侧远端下1/3处测定下肢肌力。

(6) 数据分析:整理统计分析实验结果。

【注意事项】 太极拳操作质量控制要相对恒定,检测指标时严格按照各检测仪器操作规程执行。

【预期实验结果】 太极拳能改善老年人髂腰肌、股四头肌、胫前肌肌力,提高平衡及活动能力,改善下肢肌力。

参考文献

姚远,杨树东.太极拳锻炼对老年人下肢肌力影响的研究[J].中国运动医学杂志,2003(1):75-77.

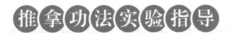

7

易筋经对不同体质人群红外热成像的影响

【实验目的】 观察易筋经对不同体质人群红外热成像的影响,为临床应用提供依据。

【实验原理】 人体是一个天然的红外源,腧穴及经脉自发的红外辐射包含着与其功能相关的生理、病理信息,当经脉的能量发生变化,向外辐射的红外波也发生改变。易筋经内功的精华,内养浩然之气,外练神风铁骨,具有通督升阳的功法特点,对不同体质人群红外成像也各有差异。

【实验对象】 正常成年人 10 名,男女不限,18~60 岁。

【实验仪器设备】 TH9100 型红外热像仪。

【实验步骤】

(1) 功法训练:实验前,进行易筋经操作培训,以保证实验过程中功法操作的稳定性。

(2) 基线测定:选择条件相似的受试者 10 名,用 TH9100 型红外热像仪进行图像采集。

(3) 分组:将 10 名受试者分成对照组、功法组。

(4) 干预方法:术者由教练员指导患者行易筋经练习,同时将易筋经练习方法刻录成光盘发放患者自行锻炼,每日锻炼 1 次,每次 30 分钟,共锻炼 8 周。

(5) 观察指标:选取大椎、至阳、命门穴及督脉线位作为检测部位,在穴位旁开 1.5 寸处进行绝缘标记(自制酒精小球),便于图像采集后准确定位测试点。

(6) 数据分析:整理统计分析实验结果。

【注意事项】 室温保持在 $28 \pm 1°C$,密闭门窗使室内空气处于静止状态,相对湿度控制在 70%。

【预期实验结果】 易筋经对不同体质人群的调节具有整体性,表现为督脉代谢热值的变化。

参考文献

许瑞旭,窦思东,吴南茜,等.基于热扫描成像系统探讨易筋经"托天桩"对阳虚质督脉红外热成像的影响[J].中国运动医学杂志,2016,35(3):228-230.

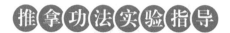

8

延年九转法干预慢性疲劳综合征的脑肠轴调控机制研究

【实验目的】 观察延年九转法干预慢性疲劳综合征的脑肠轴调控机制,为临床应用提供依据。

【实验原理】 延年九转法包括八种摩腹和一种上身摇转法,是一种温和的低强度的身心有氧运动,其不仅能增强胃肠蠕动改善消化系统疾病,而且能通过培护脾肾达到补气益精,祛病延年功效。

【实验对象】 正常成年人10名,男女不限,18~60岁。

【实验仪器设备】 德国西门子3.0-T磁共振(MRI)成像设备。

【实验步骤】

(1)功法训练:实验前,进行延年九转法操作培训,以保证实验过程中功法操作的稳定性。

(2)基线测定:选择条件相似的受试者10名,用MRI进行图像采集。

(3)分组:将10名受试者分成对照组、功法组。

(4)干预方法:术者由教练员指导患者行延年九转法练习,同时将延年九转法练习方法刻录成光盘发放患者自行锻炼,每日锻炼1次,每次30分钟,共锻炼8周。

(5)观察指标:① 低频振幅(ALFF),利用 BOLD 信号的高低,利用快速傅里叶变换(FFT)算法将每个体素的平滑信号从时域转到频域,从而得到功频谱观察区域大脑活动的改变。② 功能连接,是不同脑区 BOLD 序列在时间维度上的相关程度。脑区每个体素都包含一串时间序列,代表该区域水平依赖信号随时间的变化。通过皮逊尔相关系数的变化可判断 BOLD 信号,呈正相关的脑区表现为功能协同,呈负相关的脑区表现为拮抗。

(6)数据分析:整理统计分析实验结果。

【注意事项】 延年九转法操作质量控制要相对恒定,检测指标时严格按照各检测仪器操作规程执行。

【预期实验结果】 延年九转法可改变神经元活动和增强脑功能连接。

参考文献

谢芳芳,王伟健,管翀,等.延年九转法对慢性疲劳综合征患者疲劳和生活质量影响的临床研究[J].时珍国医国药,2020,31(12):2951-2955.

推拿功法实验指导

9

马裆式对下肢肌力的影响

【实验目的】　观察马裆式对下肢肌力的影响,为临床应用提供依据。

【实验原理】　马裆式强调上虚下实,着重锻炼两下肢的"霸力"和上肢的"内劲"及灵活性。下肢裆势固定,足跟踏实,五趾抓地,挺拔如松,稳而牢固,与上肢动作相协调,下稳如泰山,达到"上虚下实""外紧内松",有利于气血循行畅通,濡养四肢百骸和五脏六腑,增强下肢肌力。

【实验对象】　正常成年人10名,男女不限,18~60岁。

【实验仪器设备】　手持式电子肌力测定仪FET3。

【实验步骤】

(1)功法训练:实验前,进行马裆式操作培训,以保证实验过程中功法操作的稳定性。

(2)基线测定:选择条件相似的受试者10名,用手持式电子肌力测定仪FET3进行肌力测试。

(3)分组:将10名受试者分成对照组、功法组。

(4)干预方法:术者由教练员指导患者行马裆式练习,同时将马裆式练习方法刻录成光盘发放患者自行锻炼,每日锻炼1次,每次30分钟,共锻炼8周。

(5)观察指标:治疗结束后,受试者屈髋90°,屈膝45°,测力计置于小腿屈侧远端下1/3处测定下肢肌力。

(6)数据分析:整理统计分析实验结果。

【注意事项】　马裆式操作质量控制要相对恒定,检测指标时严格按照各检测仪器操作规程执行。

【预期实验结果】　马裆式能改善老年人髂腰肌、股四头肌、胫前肌肌力,提高平衡及活动能力,改善下肢肌力。

参考文献

姚斐,安光辉,房敏.推拿功法学少林内功模块的教学实践与思考[J].中国医药导报,2020,17(10):126-129+141.

第五章
推拿治疗临床各科的实验研究

本章节学习目的
> 通过对推拿治疗临床各科实验研究的学习,学习者将了解推拿治疗临床各科优势病种的效应机制,最终旨在将推拿的效应机制研究更好地应用于临床,从而指导临床实践。

本章节学习要点
> 推拿治疗骨伤科、内科、妇科、儿科、五官科疾病的调节效应与作用机制。

本章节课程思政
> 本章节从疾病的角度出发,从临床各科研究的侧面进行介绍,综合了推拿手法,推拿功法在治疗疾病中的效应和机制。从疾病的角度出发,让学生能够站在患者的角度思考问题,研究问题。该章节综合性比较强,不仅培养学生的实践能力和创新能力,还能够进一步培养学生的综合运用能力和职业素养。

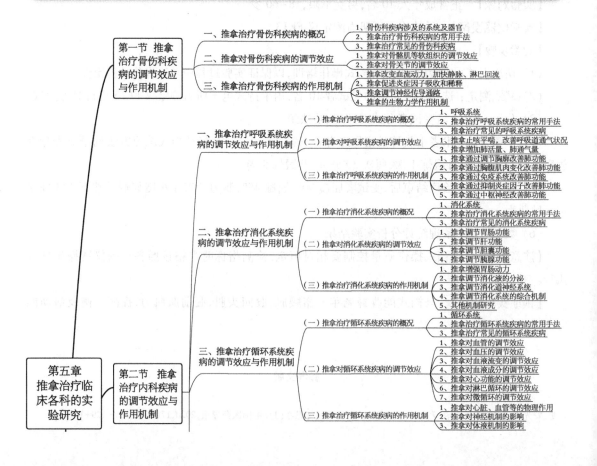

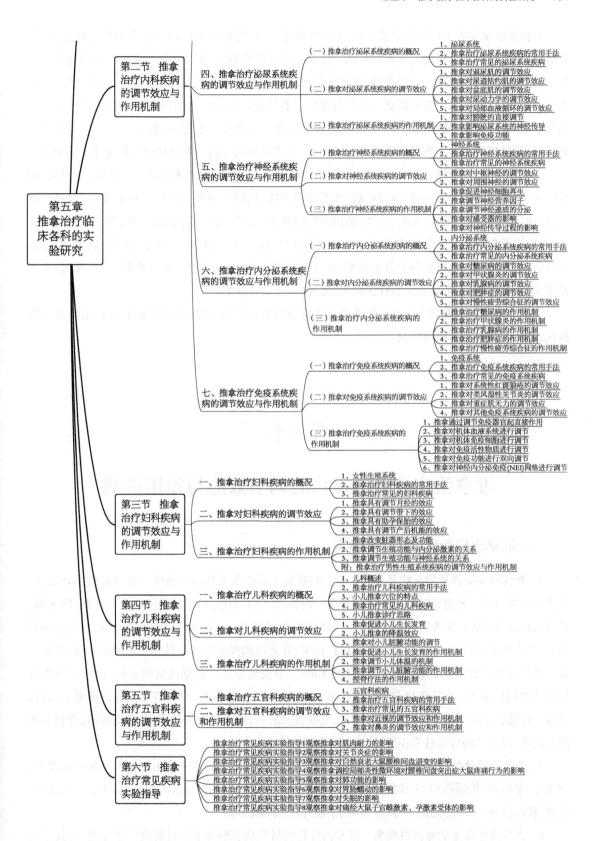

根据各推拿学者对现代推拿临床疾病谱的研究,推拿临床常见疾病一般分为骨伤科疾病、内科疾病、妇科疾病、儿科疾病、五官科疾病。推拿临床各科疾病基本上与人体八大系统相对应。人体八大系统包括运动系统、呼吸系统、消化系统、循环系统、泌尿系统、内分泌系统、神经系统、生殖系统。另外,免疫系统也常被提到。骨伤科疾病一般对应运动系统;内科疾病一般对应呼吸系统、消化系统、循环系统、泌尿系统、内分泌系统、神经系统以及免疫系统等;妇科疾病一般对应女性生殖系统;儿科疾病往往与各部分系统均有所交叉;五官科疾病与运动系统和神经系统等关联密切。

在临床各科上百种疾病中,推拿治疗常见疾病包括:骨伤科疾病,重点涉及颈椎病、肩周炎、腰椎间盘突出症、膝骨关节炎等;内科疾病,涉及呼吸系统的感冒、咳嗽、哮喘,消化系统的胃脘痛、泄泻、便秘,循环系统的中风、失眠、心悸,泌尿系统的遗尿、尿闭,内分泌系统的肥胖,神经系统的三叉神经痛,以及免疫系统的免疫功能低下;妇科疾病涉及痛经、月经不调、不孕症、缺乳、乳痈、围绝经期综合征(PMS)等;儿科疾病涉及小儿脑瘫、小儿肌性斜颈、小儿发热、小儿咳嗽、小儿腹泻、小儿便秘、小儿遗尿等;五官科涉及腺样体肥大、近视(myopia)、鼻炎等。

本章节重点介绍推拿治疗临床各系统常见疾病的实验研究,内容包括临床各科各系统疾病的概况,以及调节效应和作用机制。

第一节

推拿治疗骨伤科疾病的调节效应与作用机制

一、推拿治疗骨伤科疾病的概况

1. **骨伤科疾病涉及的系统及器官** 骨伤科疾病主要涉及人体运动系统。运动系统主要由骨、骨连接和骨骼肌三种器官组成。人体共有206块骨,骨以不同形式连接在一起,构成骨架,即骨骼。骨骼主要分为颅骨(29块)、躯干骨(51块)和四肢骨(126块)三部分。骨骼构成了人体的基本形态,支持体质量,对心脑肺肝脾等器官起保护作用,并为肌肉提供附着。骨与骨之间的连结,即骨连接。骨与骨之间借助纤维结缔组织、软骨或骨相连,形成骨连结。依据连结的不同方式,可分为直接连结和间接连结。直接连接分为纤维连结、软骨连结和骨性结合。间接连结又称滑膜关节,简称关节。骨骼肌是运动系统的主动动力装置,是横纹肌的一种,在神经支配下,骨骼肌收缩,牵拉其所附着的骨,以可动的骨连接为枢纽,产生杠杆运动。

2. **推拿治疗骨伤科疾病的常用手法** 治疗骨伤科疾病常用的推拿手法包括颈项部的拿颈项、拿五经、拿肩井、擦颈肩部、颈椎的扳法;上背部的擦法、点按膀胱经;腰部的擦法、摇法、按法、揉法、擦法、腰椎扳法;下肢部的擦下肢、拿下肢、下肢摇法、拿承山等。

3. **推拿治疗常见的骨伤科疾病** 推拿治疗骨伤科疾病在临床上早已得到广泛应用,且其疗效也最明显。中医学认为,骨伤科疾病多是由于外伤、劳损及风寒湿所致。推拿手法在中医理论的指导下,以病变部位、经络、穴位为主要施术部位,运用各种手法刺激对骨伤科疾病进行治疗。

推拿治疗的骨伤科疾病有上百种。临床常见的骨伤科疾病主要包括:颈部的颈椎病、落枕;肩部的肩关节周围炎、冈上肌肌腱炎、肱二头肌长头肌腱鞘炎;肘部的肱骨外上髁炎、肱骨内上髁炎、尺骨鹰嘴滑囊炎;手腕部的桡骨茎突狭窄性腱鞘炎、腕管综合征;腰骶部的腰椎管狭窄症、腰肌劳损、急性腰扭伤、第三腰椎横突综合征、梨状肌损伤综合征;膝部的膝关节骨性关节炎、髌骨软骨病、侧副韧带损伤;其他骨伤疾病有脊柱小关节紊乱、脊柱侧弯、强直性脊柱炎、胸胁迸伤、肌筋膜炎、腱鞘囊肿等。

二、推拿对骨伤科疾病的调节效应

推拿对骨伤科疾病的调节也就是对骨、骨链接和骨骼肌的直接作用或间接作用。中医学理论认为,推拿具有疏通经络、行气活血、理筋整复、滑利关节、调整脏腑功能的作用。推拿对骨伤科疾病的调节主要是对局部肌肉、骨骼、筋膜的直接作用,同时具有散寒除湿、消肿止痛、强筋壮骨、平衡阴阳的功效。西医学认为,通过手法的操作,可以解除肌肉的痉挛状态,松解肌膜、筋膜粘连,纠正骨与肌腱等的错位关系。而手法在局部的操作,还可以进一步通过促进血液循环,改善神经功能和局部软组织与关节的营养状态,从而促使损伤的修复。

1. 推拿对骨骼肌等软组织的调节效应

(1)推拿解除骨骼肌的痉挛:损伤发生后,出于本能的保护意识,人体骨骼肌将产生强力收缩。痉挛则是过度收缩的一种结果和状态。而过度和长期的痉挛将在局部产生压迫和牵拉。临床中应用摩法、揉法、弹拨等推拿手法则能有效地解除骨骼肌的痉挛,达到镇痛作用。研究表明,在适当的手法刺激作用下,将紧张或痉挛的肌肉通过手法使其牵拉,可以直接解除肌肉的紧张或痉挛,也可以通过减轻或消除疼痛源而间接减除肌痉挛,另外,局部组织的痛阈也会相应提高。如临床中,应用按、揉、牵拉等推拿手法对于改善肌性斜颈患者胸锁乳突肌的痉挛具有较好效果。神经生理学研究亦表明,手法刺激覆盖某已知肌肉表面的皮肤,会使得支配该肌肉的牵张感受器 γ 传出神经活化,使得这些感受器对生理性肌肉牵拉发生反应,进一步改善原有痉挛状态。

有研究者对上臂屈肌进行离心训练,同时以揉、弹拨、推、搓等手法治疗,发现手法治疗可有效消除训练后延迟性肌肉疼痛,对于上臂屈肌肌肉硬度和肘关节松弛角度的恢复也具有明显的促进作用,同时通过对血清的检测显示手法可以明显抑制氧自由基产物的生成。采用相同的方法对家兔胫骨前肌进行离心训练,每次训练结束后做手法治疗,采用向心揉、揉捏、牵拉等手法。结果显示,手法治疗使踝关节松弛角度在 2~3 日得到恢复。

(2)推拿改善软组织的炎性状态,缓解疼痛:肌肉损伤后,引起疼痛的另一原因是局部的炎症,伤科的炎症大多为无菌性。推拿能有效地缓解骨骼肌痉挛,解除压迫和牵拉;同时,因推拿使局部微循环的改善,增强了局部对炎症致痛因子的吸收代谢,从而消除局部的炎症反应而起到良好的镇痛作用。

(3)推拿改善骨骼肌局部的血液循环:推拿手法作用于人体体表的经络偷穴,有明显的行气活血作用,很多手法还有很强的温热效应,如临床应用擦法、揉法、搽法等手法时,通过手法对机体体表做功,在损伤局部产生热效应。两者共同作用加速了气血的流动,可以明显改善局部的血液循环,增强其代谢,增加局部供血供氧。血液可以不断地运输供给修复所使用的营养物质,为骨骼肌损伤组织修复创造条件。

(4)推拿调节肌腱、筋膜的功能:肌腱和筋膜也是软组织的重要组成部分。软组织损伤后,瘢痕组织增生,互相粘连,对神经血管束可能产生卡压,从而导致疼痛和运动障碍。推拿手法,比如拿法、捏法、弹拨、按揉等具有很好的滑利关节、理筋整复的作用。推拿手法可以直接分离筋膜,促使肌腱、韧带放松,使机体各部位的粘连在机体主动和被动运动中得到松解。

2. 推拿对骨关节的调节效应

(1)推拿纠正骨关节错位:中医学认为,骨伤科疾病的发生多与筋骨相关,属于"筋出槽、骨错缝"的范畴。筋都有其相对固定的解剖位置,由于损伤或体位改变原因,筋的位置发生改变,并出现相应的局部症状,甚至影响到全身功能活动的协调,称之为筋出槽。骨与骨之间通过软组织的维系而稳定有序,由于外力损伤或体位改变、肌肉强烈收缩、持续劳损等原因,使骨缝发生错乱、交杂,从而出现功能异常者称为骨错缝。推拿的最大特点是手法可直接作用于患者的某一部位,推拿手法的弹拨、按压、叩击、推挤等可以改变软组织的位置,达到理筋整复的目的;手法的扳、摇、拔伸等能改变关节的位置,而纠正关节错位。因此,在熟练掌握解剖结构的基础上,根据具体的伤情,可直接纠正发生解剖位置改变的软组织及关节,从而取得最佳疗效。

(2)推拿改变突出物的位置:颈椎间盘或腰椎间盘突出是推拿科的骨伤类疾病的常见病。突出物压迫颈椎或腰椎相应部位或组织就会发生相应的症状表现。推拿手法是治疗椎间盘突出所致疼痛的有效手段。尤其是扳法、拔伸等手法直接或间接改变突出物位置,对关节交锁、嵌顿等方面也有改善。

推拿治疗时拔伸类手法牵拉和牵抖等手法不仅能减轻椎间盘的盘内压,而且牵拉同时的抖法还能够改变突出物的位置,使周围组织避开压迫。运动关节类手法,如颈腰椎牵抖、旋转扳法等,能够纠正关节紊乱,改变神经根与突出物之间的关系或促进椎间盘回纳,恢复附着于颈腰椎周围的肌肉的生理功能,同时也可以缓解颈腰部肌群的萎缩,增加颈腰部肌群的功能活动,减缓疼痛。

(3)松解骨关节的粘连,恢复关节运动功能:骨伤科疾病属于中医的痹症范畴,疼痛往往是共同的症状,患者由于疼痛而引起运动功能活动的障碍。随着疾病的发展,如果失治误治,迁延日久,引起局部关节黏连,更为严重的影响关节运动功能。推拿手法中的拔伸、牵抖、摇法、扳法等都使患者的软组织或关节产生一定的被动运动,从而有效地帮助患者恢复运动功能。

三、推拿治疗骨伤科疾病的作用机制

推拿可通过促进血液循环改善肌肉等组织的营养代谢,促进炎症水肿的消退和吸收,因而广泛地用于治疗肌肉、肌腱、筋膜、韧带等软组织损伤。推拿手法还可分离、松解粘连,用于治疗软组织损伤后瘢痕组织增生、粘连,各种神经血管束卡压综合征等,并可有效提高疼痛阈值。

1. 推拿改变血流动力,加快静脉、淋巴回流 血流动力学是以血液与血管的流动和变形为研究对象,探讨血液和血浆的黏稠度对身体的影响。临床应用证实高频振法能缓解脊椎疼痛和改善血液流动性。在血流动力学的临床研究中,即调节血管内皮细胞基因和蛋白质的表达,从而产生不同的生理和病理结果。大量研究发现,旋动流态不仅存在于主动脉,而且存在于心血管系统的其他部位,如右髂总动脉、腹股沟动脉、腹主动脉、颈动脉等。以颈动脉为例,椎动脉型颈椎病(VACS)患者主要是由基底动脉供血不全出现的眩晕、恶心呕吐、头痛为主要症状。研究表明推拿治疗前后经颅多普勒(TCD)变化,穴位手法明显提高椎-基底动脉的血流速度。手法可能影响血流动力学,降低动脉阻力,改善微循环,调节血供,加强软组织疾病康复。

推拿手法虽然作用于体表,但其压力却能传递到血管壁,使血管壁有节律地受压与复原。当复原后受阻的血流骤然流动,使血流加快。但由于动脉内压力很高,不容易被压瘪,而静脉内由于静脉瓣的存在,不能逆流,故实际上微循环受益较大,使血液从小动脉端流向小静脉端的速度得到提高。实验研究发现,肩部推拿手法能明显加快手指的甲皱微循环,增加指端血管容积。手指外伤推拿后,观察到手指甲皱微循环多项指标有不同程度的改变。推拿后,由于血流的加快,使襻顶瘀血由原来的暗红色瘀血变成鲜红色血流,这提示缺氧和瘀血情况均有改善,推拿有活血散瘀的作用。推拿还可以改善臀痛型腰椎间盘突出症受压组织的血液供应,调节内平衡,改善内循环,包括甲皱微循环瘀血状态。

除了对血液循环的影响,推拿对改善淋巴系统也有着积极的作用。淋巴系统是循环系统的重要组成部分,也是人体重要的防御系统。推拿手法可以使组织内压力增高,组织间液在受到挤压后进入毛细淋巴管,淋巴液生成增加,同时,在淋巴管内的淋巴液因为受到手法压力的作用,使淋巴回流速度加快。局部淋巴回流的速度加快,减轻神经末梢周围的液体压力,使炎性物质迅速被淋巴液带走,清除体液里致痛物质,能够有效减轻疼痛和缓解水肿。研究发现,在颈肩部施予推拿手法,能够改善颈源性肩周炎患者颈肩部血液淋巴循环,促进血液流动,加速淋巴液回流,解除组织充血、水肿和高压力状态。研究显示,局部淋巴流量与局部组织手法作用幅度的平方及频率的对数近似呈线性关系,但如果淋巴管网闭塞时间较长,甚至已经纤维化,则手法效果十分有限,这时如强行按压,则会导致组织破坏,蛋白渗出增加,反而加重水肿。

2. 推拿促进炎症因子吸收和稀释　炎性痛是临床常见的病理性疼痛,其主要表现为持续性的痛觉过敏。软组织损伤后,血浆及血小板分解产物形成许多炎症介质,这些炎症介质有强烈的致炎和致痛作用。推拿具有疏经通络、理气活血化瘀等作用,能有效缓解疼痛、消除炎症、消除肿胀。在推拿手法作用下,肌肉横断面的毛细血管数较之前增加40余倍,微循环中血液流速、流态改善,体内活性物质的转运和降解加速,炎性产物得以排泄。实验证实,推拿可使机体血液中白细胞总数增加,其中淋巴细胞比例升高,而中性白细胞比例相对减少。白细胞的吞噬能力及血清中补体效价有所增加。在大鼠腰椎间盘纤维环损伤的推拿手法研究中发现,通过点拨手法治疗,行为学检测结果显示,大鼠自由探寻站立次数有所提高;形态学检测结果显示,髓核组织均匀分布,纤维环板层呈平行排列,髓核Ⅱ型胶原免疫组化表达增强,纤维环中炎性表达细胞减少、强度减弱。表明手法治疗可能促进了损伤修复的过程。通过对急性软组织损伤家兔的损伤局部组织病理学研究发现,推拿疗法能加快家兔损伤局部纤维组织增生,促进局部肌间中性粒细胞及单核细胞浸润,减少肌间炎细胞浸润,从而促进肌肉组织修复,达到治疗软组织损伤的作用。

炎症因子的改变是检验推拿手法治疗效果的一个重要指标。IL-1、IL-6、TNF-α、MMPs、转化生长因子-β(TGF-β)等作为主要的炎症因子成为研究者关注的热点。在对家兔的研究时发现超常规大强度运动造成其膝关节软骨损伤后,白介素-1(IL-1)、肿瘤坏死因子 α(TNF-α)、PGE2 的含量均明显增高。推拿治疗后,这些物质含量会下降。在对颈型颈椎病兔痛阈值及炎症因子的 研究中提到推拿手法治疗可以抑制颈型颈椎病家兔血清及背根神经节中炎性因子 TNF-α、IL-1β、IL-6 的表达,减轻组织渗血、水肿、炎症浸润及粘连,进而提高家兔疼痛阈值,减轻家兔颈部疼 痛。在对冻结肩患者的治疗中,采用运动式推拿疗法联合关节松动术治疗后炎症因子指标低于治 疗前,有统计学意义。推拿治疗在降低机体炎症因子水平上发挥着作用。

推拿也能促使淋巴回流,加快物质运转,以及炎症介质的分解、稀释,使局部损伤性炎症消退。 通过对腰椎间盘突出症患者推拿前后血浆中的 5-HT 和 5-HT 的前体色氨酸(TrP)及其代谢产物 5-羟吲哚乙酸(5-HIAA)含量的测定,发现推拿后,患者血浆中的 5-HT、TrP 和 5-HIAA 的含量 呈现非常显著的降低。

3. 推拿调节神经传导通路 神经传导通路,即传导神经冲动的径路,是反射弧的重要组成部 分。传导通路可分为感觉(上行)传导通路和运动(下行)传导通路。感觉冲动经过周围神经传入 中枢,通过几次中继后,最后到达大脑皮质,这种从感受器到达脑的神经通路称为感觉(上行)传导 通路;大脑皮质分析信息后,再发冲动经下行纤维,至脑干或脊髓中继后,再经周围神经到达效应 器,这种从脑到达效应器的神经通路称为运动(下行)传导通路。

推拿手法以复合刺激作用于皮肤,导致施术局部皮肤及深层组织变形,为皮下触-压感觉、温度 觉感受器感知,进而将机械力的刺激转化为电信号,并以神经冲动的形式经过传入纤维到达中枢 神经系统,并在神经系统发生复杂的电学、化学、组织代谢变化。推拿手法作用于人体某一特定部 位时产生的推拿信号沿脊髓通过脑干上升入脑区,将激发多种中枢递质的释放,选择性地激活脑 内镇痛机制,进而通过其下行控制通路,影响闸门的控制效应。"门控理论"认为粗(Aα、Aβ、Aγ 纤 维)细纤维(Aα、C 纤维)把刺激传至脊髓后角的 T 细胞及胶质细胞,粗神经纤维的传导能够兴奋 SG 细胞,并使 SG 细胞对 T 细胞发出抑制性冲动,从而阻断外周纤维向 T 细胞传导冲动,闸门关 闭。分析家兔皮神经推拿冲动的传入纤维,提示 Aα、Aβ、Aδ 和 C 纤维均参与推拿冲动的传导。动 物实验表明,机械性压迫(模拟手法)肌表穴位产生的上行信号到达皮层后,有可能下行抑制束旁 核或经尾核的传递,阻碍疼痛信息的传导。机械刺激皮肤可兴奋脑干中缝核群神经元,再循下行 5-HT 能纤维抑制脊髓后角对痛信号的上传。

推拿通过特有的机械刺激方式作用于人体,刺激神经末梢,反射性地引起机体的各种反应,促 进局部血液循环,增加局部血流量,改善局部组织营养,促进肌肉和骨骼的正常代谢,加速修复损 伤的软组织,减少关节粘连等后遗症的发生。运动系统损伤更适合用推拿疗法治疗,推拿手法在 治疗运动损伤方面有着自己独特的优势。对于周围神经损伤所导致的肌肉病变,手法治疗同样具 有明显的效果。实验采用机械钳夹方式造成坐骨神经分支损伤,采用局部重手法揉捏、提弹,强刺 激揉委中、复溜穴区,广泛轻手法揉捏,发现手法治疗可明显促进萎缩肌肉的恢复,改善失神经肌 肉的异常结构和代谢状态。特别是术后手法治疗 3 个月,被检测的各肌肉出现明显的肌纤维肥大 性改变;肌肉湿重和最大肌肉横切面面积明显恢复。组织学检测可发现,在中后期,肌萎缩和肌纤 维变性的恢复、肌纤维间质中脂肪结缔组织增生的减轻、微循环的改善及血管血栓的减少等方面, 手法治疗的效果明显,其有氧代谢酶类活性的降解明显减缓,5 个月时线粒体酶活性及 Ⅰ、Ⅱ 型纤维结构和比例的恢复接近正常。而肌电图检测结果显示,失神经后比目鱼肌的静息电位、肌肉收缩的神经干刺激阈和运动神经传导速度均恢复到正常或接近正常水平。

4. 推拿的生物力学作用机制　推拿是一种物理治疗,以不同手法组合作用于人体体表特定部位进行外源性刺激,促进机体产生生物物理和生物化学等一系列变化。这种外源性刺激的方式,包含着生物力学的广泛运用。生物力学的基础是能量守恒、动量定律、质量守恒三定律并加上描写物性的本构方程。依研究对象的不同可分为生物流体力学、生物固体力学和运动生物力学等。运动生物力学与推拿疗法联系最为密切。人体达到一定的生物力学平衡才能处于正常状态。推拿手法能够使力学失衡病态的机体得以恢复。推拿治疗骨伤科疾病在很大程度上体现生物力学状况。因此,应用生物力学的理论、观点和方法,对手法的动作规律进行系统研究,对揭示手法动作原理及进一步探讨其治疗机制具有重要意义。

(1)推拿手法可以恢复生物力学平衡:筋骨失衡是骨伤运动系统疾病的重要原因。筋骨失衡也是机体生物力学失衡的重要因素。推拿手法可以有效调整"筋出槽,骨错缝"的病理状态,恢复机体生物力学平衡。

颈椎力学平衡由动、静力两套体系决定,椎体、附件、椎间盘相互连接,维持静力平衡,构成内源性稳定系统;颈椎的颈部肌肉维持颈椎的动力平衡,构成外源性稳定系统。中医推拿是通过干预影响颈椎内、外源稳定因素而达到治疗的目的。中医推拿诊疗讲究辨证论治,强调"谨守病机,察阴阳所在而调之,以平为期",非常重视筋和骨之间的关系,认为筋为骨用,骨病治筋。所以在颈椎病的推拿诊疗过程中,应该重点对"筋骨平衡"状态进行评估。推拿医生可通过手摸心会、现代体格检查并结合影像学检查进行综合判定。

疼痛和功能障碍是肩周炎的典型表现,多由无菌性炎症以及软组织粘连引起。在研究了肩关节在冻结肩时的受力特征和推拿的关系时,发现正常情况下,上肢自然下垂时,上肢重量大部分被肩关节盂承担;冻结肩时,肩关节受力较正常肩关节时增大,且由于局部的粘连,形成一个与肌肉收缩力方向相反、力量超过肌肉最大收缩力的阻力。推拿手法治疗肩周炎患者,一方面可从力学层面解除肌肉、韧带和关节囊等软组织粘连,进而使关节活动范围增大,恢复关节功能;另一方面可改善关节周围微循环,促使关节液的分泌及流动,加速炎性物质的吸收,最终使肿胀和积液得以消除;同时,手法作用于肩关节可有效刺激病变部位的力学感受器,提高本体反馈,抑制疼痛感受器,降低致痛物质的释放,提高痛阈,进而发挥一定的镇痛作用。

脊柱筋骨动态平衡理论在筋骨损伤的治疗中逐渐凸显,应用中医脊柱调衡法治疗急性腰扭伤已经得到临床实践。脊柱调衡法是指对脊柱施加调整外力,通过力学传导方式将失衡的脊柱重新恢复力学平衡的一种方式。正常情况下,脊柱处于力学平衡状态,急性腰扭伤导致脊柱静力平衡被打破,动力平衡肌肉出现代偿性痉挛。脊柱调衡法通过施加平行于腰椎小关节的外力,使痉挛肌得到牵拉复位,纠正错误的位移方向,调整腰椎小关节及邻近组织的正常解剖位置,恢复腰椎的正常生理功能,改善两侧肌肉、韧带等组织的力学失衡状态。脊柱调衡法治疗急性腰扭伤的机制根本是力学问题,通过外力干预恢复脊柱筋骨平衡和动静力稳态是力学调整的关键,它解决了脊柱内外力学失衡,纠正不良位移,使脊柱最终恢复骨正筋柔力学平衡。因此,在急性腰扭伤治疗中,通过手法直接干预调整脊柱的不良力学环境是行之有效的治疗手段。

在手法对膝骨关节炎兔股直肌生物力学参数影响的实验研究中发现,推拿手法对膝骨关节炎兔股直肌蠕变率、应力松弛率、最大应变、最大应力、弹性模量均有影响。股直肌蠕变率指标和股直肌应力松弛率、最大应变指标,模型组均高于空白组和手法组;股直肌最大应力指标和弹性模量指标,模型组均低于空白组和手法组。这说明手法能够改善膝骨关节炎兔股直肌生物力学性能,有助于恢复膝关节力学平衡。

推拿手法治疗踝扭伤主要由正骨复位、松解筋膜、强化力量三部分组成,首先要解除组织异常张力,缓解患者症状,恢复踝关节功能,再逐步增加下肢力量,预防踝扭伤复发。正骨复位可以为踝部物质代谢的改善及下肢力线的平衡奠定骨性基础,是治疗踝扭伤的首要任务。松解筋膜常用弹拨按揉等手法使挛缩的筋膜得以伸展,平衡局部张力。松解筋膜可以为肌肉的激活及韧带的强化提供结构性支持,是恢复踝关节功能的关键。强化力量通过静力抗阻训练来完成,用按压等手法增强组织内部张力,激活肌肉及强化韧带。强化力量可以为踝关节的活动提供稳固性支持,是预防踝扭伤复发的保障。

(2)推拿手法可以间接引起机械力感受器发生变化:推拿生物学效应是手法的力学刺激所引发,力学信号转变为生物信号的关键是机械力感受器。目前认为可能的机械刺激感受器包括离子通道、G-蛋白连接受体、酪脂酸激酶及整合素族等。在大量关于机械力影响细胞的研究中,关注最多的是机械力对离子通道的激活。研究证实,一定量的机械力作用于细胞能够激发离子通道,而离子通道被激发后能启动相关的信号通路。这些离子通道包括 Ca^{2+}、Na^+、K^+,以 Ca^{2+} 通道为主,Ca^{2+} 通道中的二氢嘧啶受体/通道(DHPR)具有 L 型电压门控 Ca^{2+} 通道和电压感受器的双重功能,可以将细胞膜的去极化和肌浆网内 Ca^{2+} 的释放耦合起来。同时 Ca^{2+} 为细胞内的第二信使,其在信号传导中发挥着极其重要的作用。

有学者认为,推拿𢬍法的力学作用主要通过影响人骨骼肌细胞中钙离子的信号通路,从而激发损伤细胞修复的生物学效应。对缺氧脐静脉内皮细胞经"𢬍法样"刺激后,细胞内钙离子浓度、eNOSmRNA 水平、NO 合成和释放显著增加,但在培养液中加入 DHPR 拮抗剂时,这种效应基本消失,提示"𢬍法样"机械刺激的生物学效应通过 Ca^{2+} 介导完成。

有研究采用细胞培养技术,建立人骨骼肌损伤模型后,将正常细胞和损伤细胞各自分为空白对照组、推拿𢬍法组、推拿𢬍法加维拉帕米组、静态压力组和静态压力加维拉帕米组,分别对各细胞进行推拿𢬍法样刺激或静压刺激,结果发现推拿可以提高超氧化物歧化酶(SOD)活力,减低细胞内丙二醛含量以及细胞上清中的肌酸激酶(CK)活力;在加入钙离子拮抗剂——维拉帕米后,各项指标的变化均受到明显的影响。此外,也有实验显示推拿对 SNI 大鼠脊髓腹角和背根神经元凋亡通路中 B 细胞淋巴瘤/白血病-2(Bcl-2)、含半胱氨酸的天冬氨酸蛋白水解酶-3(Caspase-3)的表达有一定影响。Bcl-2 在细胞凋亡过程中发挥着重要的调控作用,其在线粒体/Cty-c 介导的凋亡通路中,上游的 Bcl-2 能够通过多因素介导、调控从线粒体中释放出来,当其释放出来后,会通过一系列活化过程激活 Caspase,引发 Caspase 级联反应,最终激活下游的 Caspase-3,导致凋亡不可逆。

为了更好研究推拿手法生物力学机制,为了探讨手法力学刺激经过与各种细胞结合产生多类型丰富的转换结果从而启动机体多种生理调节的各种功能,研究者也会研制各种仪器或装置。比如，为分析推拿揉法能够提高细胞 Ca^{2+} 通道的原因，建立通过一套生物动力学实验装置，由压力发生装置、压强形成装置、压强显示装置以及相关的压强数据记录装置构成。通过压强显示、数据传输及数据记录、信号采集及处理、压强信号的采集、信号采集的 控制及处理、信号无线传输及接收系统、显示系统、存储系统、系统实现功能及系统软件工作设计等环节完成推拿揉法应用生物力学对骨骼肌正常细胞和损伤细胞内 Ca2+浓度的影响。

参考文献

[1] 陈进城,何坚,张圆芳,等.推拿手法对颈型颈椎病兔痛阈值及炎症因子的影响[J].福建中医药,2021,52(7)：23 – 25.

[2] 李建华,艾健,朱清广.手法对膝骨关节炎兔股直肌生物力学参数影响的实验研究[J].辽宁中医杂志,2021,48(12)：190 – 192.

[3] 郑宽广,陈志标,许美珍,等.运动式推拿疗法联合关节松动术对冻结肩患者疼痛、肩关节活动及血清炎症指标的影响 [J].陕西中医,2021,42(3)：372 – 375.

[4] 王彦金,寇龙威.手法在肩周炎治疗中的应用进展[J].中医药通报,2021,20(3)：70 – 72.

[5] 范霖霖,曹锐.推拿手法治疗踝扭伤的生物力学原理分析[J].按摩与康复医学,2021,12(7)：61 – 63.

[6] 达逸峰,王志超,郑文凯,等.炎症因子及信号通路在腰椎退行性疾病中的研究进展[J].中华骨科杂志,2020,40(9)：597 – 606.

[7] 张帅攀,朱清广,孔令军,等.基于"筋骨平衡"理论探讨推拿治疗颈椎病的生物力学内涵[J].时珍国医国药,2020,31(1)：160 – 162.

[8] 权祯,张晓刚,秦大平.基于筋骨平衡理论探讨急性腰扭伤脊柱调衡机制[J].中国中医药信息杂志,2020,27(12)：6 – 9.

[9] 张宇星,李武,冯祥,等.推拿手法启效的神经机制的研究[J].山西中医药大学学报,2020,21(3)：224 – 225+229.

[10] 谢忠辉,傅瑞阳.颈源性肩周炎发病与推拿治疗机制研究概况[J].新中医,2019,51(9)：250 – 252.

[11] 张帆,曾雪玲,姚长风.近十年来手法治疗腰椎间盘突出症生物力学的研究进展[J].陕西中医药大学学报,2018,41(3)：117 – 120.

[12] 吴志伟,宋朋飞,朱清广,等."筋骨平衡"理论在颈椎病推拿诊疗中的应用[J].中华中医药杂志,2018,33(8)：3399 – 3402.

[13] 王之宏.推拿学临床研究[M].北京：中国中医药出版社,2017：38 – 44.

[14] 王金贵,唐成林.实验推拿学[M].北京：中国中医药出版社,2017：54 – 59.

[15] 屈庆,张宏,张国辉.推拿揉法舒经通络效应机制浅析[J].辽宁中医杂志,2015,42(3)：598 – 600.

[16] 叶磊,孙武权,盛锋,等.中医推拿疾病谱现状考究[J].按摩与康复医学,2015,6(18)：44 – 46.

[17] 刘皓,王文岳,刘洪旺.推拿手法治疗软组织疾病的作用机制[J].现代中西医结合杂志,2014,23(34)：3861 – 3863.

[18] 徐军,李开宾,曲庆,等.传统中医推拿揉法生物动力学实验的研究方法及装置研制[J].中国组织工程研究,2014,18(42)：6789 – 6794.

[19] 王军,刘艳,谭曾德,等.中国现代推拿病谱的文献研究概述[J].中医药信息,2011,28(4)：151 – 153.

[20] 肖新桥.大学生运动损伤治疗研究[J].少林与太极(中州体育),2011(11)：58 – 60.

[21] 周立飞,刘振东,高肖波,等.中西医治疗对臀痛型腰椎间盘突出症甲皱微循环的影响[J].实用中西医结合临床,2007(4)：28 – 29.

[22] 杜春娟,郭碧云,曾衍钧,等.细胞受体外机械力作用的若干反响[J].医用生物力学,2005,20(2)：118 – 122.

[23] 王念宏,梁永林.现代推拿临床病谱初探[J].按摩与导引,2004(2)：20 – 21.

[24] 王勇,郑岚,曹遵雄.推拿镇痛机制的探讨[J].山东中医杂志,2001(11)：678 – 680.

[25] 董泉声,董新民.躯体神经按摩诱发冲动的观察及其传入纤维类别和分析[J].四川生理科学动态,1986,3(1)：39.

[26] 龚金德,楼惠军,金惠铭,等.手外伤患者推拿前后甲皱微循环的变化[J].上海中医药杂志,1984(5)：34 – 35.

| 第二节 |

推拿治疗内科疾病的调节效应与作用机制

一、推拿治疗呼吸系统疾病的调节效应与作用机制

（一）推拿治疗呼吸系统疾病的概况

1. 呼吸系统 呼吸系统是人体与外界空气进行气体交换的一系列器官的总称,在人的正常生命活动中起着至关重要的作用。呼吸系统是由气体出入的呼吸道、气体交换的肺以及胸膜等组织所组成。呼吸道包括鼻、咽、喉、气管、支气管。从鼻到喉称为上呼吸道;气管以下的气体通道(包括肺内各级支气管)部分称为下呼吸道。肺主要由支气管及其分支,以及末端形成的肺泡、血管、淋巴管、神经所共同构成。肺呼吸包括肺通气(外界空气与肺之间的气体交换过程)和肺换气(肺泡与肺毛细血管之间的气体交换过程)。

呼吸系统的主要功能是不断地与外界进行气体的交换,从外界吸入氧,由循环系统将氧运送至全身的组织和细胞,同时将细胞和组织所产生的二氧化碳通过循环系统运送到呼吸系统排出体外,保证人体新陈代谢过程的进行。呼吸过程需要呼吸系统与血液循环系统的协调配合,在神经和体液因素的调节下,与机体代谢水平相适应。

中医学认为肺为"华盖",在五脏六腑中位置最高。肺叶娇嫩,不耐寒热燥湿诸邪之侵,肺又上通鼻窍,外合皮毛,与自然界息息相通,易受外邪侵袭,故有"娇脏"之称。肺的主要生理功能是主气司呼吸,主行水,朝百脉,主治节。肺主呼吸,不断吸进清气,排出浊气,吐故纳新,并形成胸中宗气,维持人体的生命活动。肺也是维持和调节全身气机正常升降出入的重要因素。肺气以宣发肃降为基本运行形式。肺主宣降是肺功能的高度概括,肺主呼吸是肺主宣降在气体交换过程中的具体表现。肺主一身之气,其宣发是向上和向外周布散,其肃降是向下和向内收敛,是人体之气升降出入、生生不息之动力。

肺在体合皮,其华在毛,在窍为鼻,在志为悲(忧),在液为涕。手太阴肺经与手阳明大肠经相互属络于肺与大肠,相为表里。故肺失宣降,临床有恶寒、鼻塞、流涕、咳嗽、痰多、气喘、便秘等异常表现。呼吸系统疾病其病位在肺,但与心、脾、肾诸脏亦有关。有虚实之分,外感内伤之别。

2. 推拿治疗呼吸系统疾病的常用手法 常采用的治疗呼吸系统疾病的推拿方法包括项背部㨰法、揉法、点法、按法、一指禅推法、擦法、拍法、击法;胸部分推法、点揉法;远端循经点揉,辨证加减或随症加减。

3. 推拿治疗常见的呼吸系统疾病 呼吸系统疾病是一种常见病、多发病,主要病变在气管、支气管、肺部及胸腔。病变轻者多咳嗽、胸痛、呼吸受影响,重者呼吸困难、缺氧,甚至呼吸衰竭而致死。推拿科常见的呼吸系统疾病有上呼吸道感染、急性气管-支气管炎、肺炎、慢性支气管炎、支气管哮喘、慢性阻塞性肺气肿、间质性肺疾病等。

（二）推拿对呼吸系统疾病的调节效应

临床研究及实验证实,推拿对呼吸系统具有良性的双向调节作用。推拿对呼吸系统各器官组织的调节作用体现在多个层次、多个途径。西医学认为,推拿手法对肺活量(vital capacity)、气道反应性及提高机体免疫功能等都有作用。

1. 推拿止咳平喘,改善呼吸道通气状况　咳嗽和喘息是呼吸系统疾病的主要症状。多因先天禀赋虚弱或后天调护失当,导致脾肺肾脏腑功能亏虚,卫外不固,易感外邪所致。

推拿治疗能够有效改善咳喘的症状。通过穴位推拿抗御外邪,疏通经络,调达营卫,能激发机体自然抗病能力,减少反复感染次数。研究者治疗儿童反复呼吸道感染(RRTI),采用中药联合穴位推拿治疗,其中推拿方案包括开天门20次,推坎宫30次,掐揉耳后高骨40遍,揉太阳穴2分钟,擦头颈之交以透热为度,点揉脾俞、肺俞各2分钟,捏脊10遍,双点内外劳宫60 s,推上三关3分钟,以拿肩井8次收式。结果表明,健脾宣肺汤联合穴位推拿治疗RRTI可加快患儿症状缓解。

推拿在对毛细支气管炎的治疗中也发挥了重要作用。毛细支气管炎在古代医著中没有相对应的病名,根据咳嗽和喘憋的主症,大多数医家认为其属于中医的“喘证”范畴,其病因病机不离“热、痰”。与常规治疗组相比,中医推拿组患者治疗后恢复期的肺通气功能指标均明显改善($F = 22.56 \sim 67.14, P < 0.05$),主要症状体征持续时间明显缩短($t = 2.35 \sim 6.15, P < 0.05$),临床治愈率明显提高。

哮喘患者在各种物理、化学、变应原的微量刺激下,因气道炎症而处于过度反应状态,表现出敏感而过强的支气管平滑肌收缩反应,引起气道缩窄和气道阻力增加,从而引发咳嗽、胸闷、呼吸困难和喘息等症状,此为气道高反应性。推拿治疗小儿咳嗽变异性哮喘(cough variant asthma, CVA),2分钟逆运八卦,5分钟平肝清肺,5分钟补脾,5分钟补肾,3分钟揉二马,每日1次,每周治疗5日为1个疗程。对照组采用常规药物治疗,予以1 mg布地奈德混悬液+2 mL生理盐水雾化吸入,每日2次;连续14日后改用200 μg布地奈德粉吸入剂,每日2次,并服用4 mg孟鲁司特钠片,每日1次。治疗结果发现,两组治疗后哮喘发作间隔时间、哮喘发作频率、最大呼吸量及小儿哮喘控制测评分值较之治疗前均显著改善,且推拿治疗组改善幅度较对照组更大;推拿治疗组生命质量中哮喘症状、活动受限及心理状态等方面分值较对照组均显著更高。还有研究表明,在口服孟鲁司特钠片的基础上联合推拿(补脾经、补肾经、运内八卦等)治疗CVA,治疗4周后,治疗组有效率为92.5%,明显优于单独口服孟鲁司特钠对照组的77.4%。

2. 推拿增加肺活量、肺通气量　肺活量是指在最大吸气后尽力呼气的气量。包括潮气量、补吸气量和补呼气量三部分。肺活量=潮气量+补吸气量+补呼气量。潮气量是指安静状态下一次呼吸周期中肺吸入或呼出的气量。补吸气量,指平静吸气末,再尽力吸气所能吸入的气体量,即在潮气量之外再吸入的最大气量。补呼气量,指平静呼气末,再尽力呼气所能呼出的气体量,即在潮气量之外再呼出的最大气量为补呼气量。最大呼气后残留在肺内的气量为余气量。肺活量可以显示人体呼吸功能的潜在能力,反映肺通气功能的储备力量及适应能力。肺活量的正常值受年龄、性别、身高、体重、胸围、呼吸肌强弱、肺和胸廓弹性等因素的影响,常用作评价人体素质的指标。我国成年男子的肺活量为3 500~4 000 mL,女子为2 500~3 000 mL以上。

肺通气量是指每分钟呼出或吸入肺内的气体总量。肺通气量可分为每分钟通气量、最大通气量(MVV)、肺泡通气量等,一般指肺的动态气量,反映肺的通气功能。肺通气量等于呼吸深度(每分钟吸入或呼出的气量即潮气量)与呼吸频率(即每1分钟内呼吸的次数)的乘积,也可以表述为每分钟静息通气量(VE)＝潮气容积(VT)×呼吸频率(RR)/分钟。正常人在平和呼吸时,肺通气量约为9 000 mL。当运动时,身体能量代谢增高,不仅呼吸频率增加,更重要的是呼吸深度加大,所以肺通气量显著增加。在剧烈运动时,呼吸频率可增至每分钟30~40次,呼吸深度可大到2 000~3 000 mL,肺通气量可高达70~120升。在1分钟内,肺的最大限度的吸入或呼出的气体量,称为最大通气量。成年男子为100~110升,女子约为80升。最大通气量,是以最快呼吸频率和尽可能深的呼吸幅度最大自主努力重复呼吸1分钟所取得的通气量。最大通气量降低见于:① 气道阻塞和肺组织弹性减退,如阻塞性肺气肿;② 呼吸肌力降低和呼吸功能不全;③ 胸廓、胸膜、弥漫性肺间质疾病与大面积肺实质疾病,如限制肺的舒张与收缩的肺不张。

肺通气的正常与呼吸运动的深浅、呼吸道的顺应性等密切相关。临床通常以支气管激发试验测试支气管对吸入刺激性物质的收缩反应程度。采用标准的雾化器雾化吸入一定量的激发剂,比较吸入前后的肺通气功能指标,如通过FEV1、呼吸阻力(Rrs)或峰流速值(PEF)等的变化来衡量气道对刺激的反应程度。支气管激发试验诱导的气道高反应性是哮喘病的重要特征之一,是气道存在炎症的间接反映。支气管激发实验能为支持或排除哮喘病的诊断提供有力的客观依据,并对哮喘的病情判定、疗效评估等有重要帮助。测试时,FEV1下降20%以上或达到程序的最高剂量则停止吸入组胺,记录吸入组胺的累积剂量,若PD20 FEV1小于3.91 μmol,为支气管激发试验阳性,PD20 FEV1在3.91~7.8 μmol为支气管激发试验可疑阳性,PD20 FEV1大于7.8 μmol,为支气管激发试验阴性。

推拿对肺通气的影响主要表现在肺活量、肺通气量、肺阻力等方面。推拿对肺活量可产生明显影响。有研究证实采用多种手法组合治疗,"通鼻窍、利咽喉、宣肺气、排痰浊、宽胸胁、健脾运、固元气"七部手法,加强膈肌运动,提高肺活量,增加有效肺泡通气量,减少残气量,改善肺功能。重度慢性阻塞性肺疾病30例,治疗组采用推拿联合肺康复训练,对照组采用单纯常规肺康复训练。推拿治疗8周,肺康复训练每周进行5次后,比较两组患者肺功能、2分钟步行试验、改良英国医学研究学会呼吸困难指数评分(mMRC评分)、慢性阻塞性肺疾病评估测试评分(CAT评分)和日常生活能力的评分(BI评分)。结果显示两组患者肺功能指标均较治疗前明显改善,差异有统计学意义($P<0.05$)。实验组患者CAT评分明显低于对照组[(10.27±2.52)分 vs.(13.20±3.61)分],差异有统计学意义($P<0.05$)。

(三) 推拿治疗呼吸系统疾病的作用机制

推拿作为一种机械刺激,可直接作用于胸廓、腹腔等与肺通气相关的部位,同时这种体表刺激也通过体表-内脏相关途径调节通气及换气功能,尤其是推拿刺激对中枢的调节可反过来调节呼吸系统功能,以及患者的整体生活质量。神经免疫途径可能也是推拿调节呼吸系统的重要机制之一。

1. 推拿通过调节胸廓改善肺功能 肺通气的呼吸过程需要胸廓的运动。胸廓由胸椎、胸骨、肋骨、肋间肌和膈肌等组成。在神经的支配下胸廓有规律地进行呼吸活动。随着胸廓的扩张和回缩,空气经呼吸道进出肺完成呼吸运动。胸廓扩张时,胸廓的上下径增大,将肺向外方牵引,空气入肺,即为吸气。胸廓回缩时,胸廓的上下径缩小,肺内空气被排出体外,即为呼气。推拿对呼吸系统功能的调节最常见的是调节胸廓运动。推拿的放松类手法和胸椎、肋椎关节松动类手法,也可改善胸廓连结结构的紧张度,增加胸廓的活动度,从而增加肺活量和肺通气量。

2. 推拿通过胸腹肌肉变化改善肺功能　呼吸运动是许多呼吸肌的协同活动。呼吸运动主要由于膈肌活动,腹壁的起落动作显著,为腹式呼吸。反之,在妊娠后期,肥胖、胃肠道胀气及腹膜炎症等情况下膈肌运动受阻碍,则主要依靠肋间肌进行呼吸运动,为胸式呼吸。当膈肌收缩产生吸气时,腹腔脏器下移,腹内压升高,腹壁向外突出;膈肌舒张产生呼气时,腹腔脏器上移回位,腹壁收敛,故膈肌运动总是伴随着腹壁的运动。平静呼吸时膈肌移动度约为 1.0 cm,深呼吸时膈肌可上移 2~3 cm、下移 3.0~4.0 cm。

用力吸气时,除加强肋间外肌和膈肌的收缩强度外,其他辅助吸气肌也参加收缩。控制第一对肋骨和胸骨运动的胸锁乳突肌及斜角肌是辅助吸气肌,在平静呼吸时它们的作用仅是固定第一对肋骨和胸骨柄的位置,使肋间外肌收缩时不向下移动。用力吸气时,胸锁乳突肌及斜角肌参加收缩,可使胸骨柄及第一对肋骨向上向外提起以扩展胸廓上部。用力呼气时肋间内肌和腹壁肌肉参加收缩,使胸腔容量进一步缩小,此时的呼气已不再是被动动作而是主动动作了,故腹壁肌也属于呼气肌。呼吸困难时,呼吸肌的收缩更强烈,躯干许多其他肌肉也参加活动。

肺通气是由可扩张胸腔体积的主动力和被动力合力驱动,涉及的主要肌肉有膈肌、肋间肌、胸腹壁肌群和起辅助作用的肌肉如胸锁乳突肌、背部肌群、胸部肌群等。涉及的主要骨骼有胸骨、肋骨和脊柱胸段。推拿手法可通过直接影响吸气和呼气的相关胸背部肌肉,调整胸廓的相关关节,改善肺的通气功能,增强肺泡通气量。

推拿手法刺激中府、云门、膻中、肺俞等穴位,可作用于斜角肌、胸锁乳突肌、胸大肌、胸小肌和胸背部的肌肉,可增加内、外呼吸肌的收缩功能,从而达到调节活量、改善肺通气的作用。腹部腹直肌、腹内斜肌、腹外斜肌与膈肌的协调运动,可增加腹式呼吸深度,因此,推拿刺激胸腹部肌肉对调节肺活量有重要意义。根据肺病推拿的基本手法治疗重度慢性阻塞性肺疾病,按顺时针与逆时针方向按摩其腹部与丹田,运用一指禅手法按顺序推按患者阑门、建里、中脘、上脘、巨阙、关元、中府、云门等穴位,并对患者的胸大肌进行拿揉、拇指平推及掌根按压。患者俯卧位时,随着其呼吸节奏规律推按患者肺俞、肾俞、气海及关元等穴位。肺病推拿联合肺康复能调理三焦,清气升,浊气降,“吐故纳新”,减少残气量,有利于膈肌功能的恢复,改善呼吸肌肌力,促进肺通气能力增加,进一步促进排痰,达到改善呼吸困难等症状的目的。

3. 推拿通过免疫系统改善肺功能　免疫器官、免疫细胞和免疫分子组成了免疫系统。免疫细胞、免疫蛋白、免疫因子、干扰素等都是具有免疫能力的物质。

推拿调节肺功能的机制有可能与免疫系统有关。推拿可以增加机体血液中的免疫分子,增加血清免疫球蛋白及其复合物的含量,使之更好地介导各种免疫细胞之间的协作,充分发挥体液免疫的功能。研究表明,常规小儿推拿手法治疗咳喘患儿,分别在治疗后第 2、第 6 个月时,检测患儿血清 IgA、IgM、C3 和 C4 含量。结果发现小儿推拿能影响咳喘儿童体液中免疫抗体 IgA、IgM、IgG、C3 和 C4 含量,提高呼吸系统的免疫状态,提高机体抗病能力,减少呼吸道感染的反复发作。

Toll 样受体(toll like receptors,TLR)是参与非特异性免疫反应的重要物质,与哮喘发生和发展存在较大关系,其中 TLR1、TLR2、TLR4 发挥重要作用。小儿推拿疗法治疗小儿支气管哮喘慢性持续期研究表明,小儿推拿治疗后与治疗前比较 TLR1、TLR2、TLR4 水平均有所提高,推拿治疗后与对照组(倍氯米松气雾剂治疗)比较,TLR1、TLR2、TLR4 水平也均提高,小儿推拿疗法可以从本质上改善患儿机体,扶正祛邪,增强患儿免疫功能。

推拿联合穴位敷贴治疗 175 例小儿支气管肺炎患者,对照组 175 例接受头孢类抗炎药物(头孢孟多酯钠)的治疗。结果显示,研究组总有效率 95.43%,明显高于对照组 87.43%($P<0.05$)。研究组肺啰音、咳嗽、发热、气喘症状改善时间明显短于对照组;治疗后两组用力肺活量(FVC)、FEV1、血氧分压(PaO_2)较治疗前明显上升,二氧化碳分压($PaCO_2$)较治疗前明显下降,且治疗后研究组 FVC、FEV1、PaO_2 明显高于对照组,$PaCO_2$ 明显低于对照组;治疗后两组血氧饱和度较治疗前明显上升,研究组血氧饱和度明显高于对照组。免疫因素方面,治疗后两组干扰素-γ(IFN-γ)较治疗前明显上升,TNF-α、C 反应蛋白(CRP)较治疗前明显下降,研究组 IFN-γ 明显高于对照组($P<0.05$),TNF-α、CRP 明显低于对照组($P<0.05$),说明小儿支气管肺炎应用推拿联合穴位贴敷,症状改善所需时间更少,呼吸功能、血氧饱和度得以大幅改善,TNF-α、CRP、IFN-γ 水平更好维持在合理范围内,疗效增进明显。

4. 推拿通过抑制炎症因子改善肺功能 炎症因子是呼吸系统疾病发生的重要原因。小儿支气管哮喘是儿科门诊中发生率较高的疾病之一,属于一种气道慢性炎症,通常涉及到多重细胞组,临床表现为可逆性气流受阻,主要以胸闷、呼吸急促和咳嗽等为临床症状。选取肺经、脾经、肾经、三关、八卦、六腑、乳根、乳旁、膻中、太阳、天门、天突等穴进行小儿推拿疗法治疗支气管哮喘,每日1 次。对照组给予患儿丙酸倍氯米松吸入雾剂。观察统计两组患者治疗后的炎症因子白细胞介素-17(IL-17)、IL-6 和临床疗效。结果,治疗组患儿治疗后的 IL-17、IL-6 水平均低于对照组,组间差距较大($P<0.05$);治疗组患儿的有效率高于对照组,组间差距较大($P<0.05$);小儿推拿疗法治疗支气管哮喘慢性持续期,可有效抑制炎症因子含量,提高临床疗效。

5. 推拿通过中枢神经改善肺功能 中枢神经系统内产生呼吸节律和调节呼吸运动的神经细胞群即为呼吸中枢。正常人的节律性呼吸受控于呼吸中枢经迷走神经的反射性调节。若呼吸中枢的兴奋状态发生改变,迷走神经会通过相关躯体神经,改变呼吸的节律和深度。推拿可能通过调节皮层下情绪中枢及皮层下呼吸中枢,改善呼吸功能。

呼吸中枢广泛分布于中枢神经系统各级水平,包括脊髓、延髓、脑桥、间脑和大脑皮层等。推拿纠正脊柱小关节紊乱,可能通过对脊神经的窦椎神经返支的良性刺激,对肺脏和膈肌产生影响,从而改善肺通气和肺换气。体表-内脏相关学说认为,背胸部体表刺激通过同节段神经的传入及脊髓节段反馈,可以对内脏神经所支配的内脏功能产生一定的调节作用。推拿通过对局部及相关穴位刺激,有可能改善肺部功能。

参考文献

[1] 张振宇,范肃,潘珺俊,等.七部推拿法在肺养护中的 作用[J].河南中医,2021,41(10):1591-1593.

［2］李盼盼,吴力群,聂力,等.中医外治疗法在儿童咳嗽变异性哮喘中的运用价值[J].中医研究,2021,34(9)：55-59.

［3］魏小林,肖娜,李濛,等.肺病推拿法联合肺康复训练治疗重度慢性阻塞性肺疾病的临床疗效[J].临床和实验医学杂志,2021,20(8)：883-886.

［4］刘伟然,孙映雪,王巍,等.推拿联合穴位贴敷对小儿支气管肺炎患者症状改善时间、呼吸功能及血氧饱和度的影响[J].河北中医药学报,2020,35(3)：30-33.

［5］马延娜.中药联合穴位推拿治疗儿童反复呼吸道感染临床观察[J].浙江中医杂志,2019,54(7)：511.

［6］方雪婷,杨欢欢,王凯莉.小儿推拿治疗小儿支气管

哮喘慢性持续期疗效观察及对 Toll 样受体的作用[J].浙江中医杂志,2017,52(10)：746.

［7］ YE K. Observation on clinical effects of tuina plus montelukast sodium tablets for children with cough variant asthma[J]. Journal of Acupuncture and Tuina Science, 2017, 15(5)：349-353.

［8］于晓慧.推拿治疗小儿咳嗽变异性哮喘临床效果分析[J].中医临床研究,2017,9(12)：57-58.

［9］常超.小儿推拿疗法在小儿支气管哮喘慢性持续期的相应作用机制[J].现代养生,2017(14)：130.

［10］国伟婷,孙萌,冯向春.中医推拿疗法辅助治疗毛细支气管炎效果观察[J].齐鲁医学杂志,2016,31(4)：445-447.

二、推拿治疗消化系统疾病的调节效应与作用机制

（一）推拿治疗消化系统疾病的概况

1. **消化系统** 消化系统由消化管和消化腺两大部分组成。消化管包括口腔、咽、食管、胃、小肠(十二指肠、空肠、回肠)和大肠(盲肠、阑尾、结肠、直肠、肛管)等。临床上常把口腔到十二指肠的这一段称上消化道,空肠及以下的部分称下消化道。消化腺有小消化腺和大消化腺两种。小消化腺散在于消化管各部的管壁内,位于黏膜层或黏膜下层,如唇腺、舌腺、食管腺、胃腺和肠腺等。大消化腺多位于消化管壁外,是一个独立的器官,所分泌的消化液经导管流入消化管内。大消化腺包括三对唾液腺(腮腺、下颌下腺、舌下腺)、肝脏和胰脏。消化系统是人体八大系统之一,对人体发挥着重要作用。消化系统的基本功能是摄取食物,进行物理和化学性消化,经消化管黏膜上皮细胞进行吸收,最后将食物残渣形成粪便排出体外。

中医学认为,脾胃为"后天之本",气血生化之源。人体的消化吸收主要与脾胃相关。脾胃位于中焦,在膈之下。脾,其性主升、喜燥恶湿,主要生理功能是主运化、升清降浊、主统血。胃,其性主通降,喜润恶燥,主要生理功能是主受纳、腐熟水谷。若由于外邪侵袭;或饮食不节,暴饮暴食,过食生冷;或情志刺激,肝气郁结,横逆犯胃;或禀赋不足,脾胃素虚,均可导致脾胃功能的失调,运化失常。

2. **推拿治疗消化系统疾病的常用手法** 推拿治疗消化系统疾病,常采用局部和远端取穴操作相结合,重视背俞穴的操作。常采用的局部推拿手法包括摩腹、按腹、揉腹、振腹、提拿腹部、分推腹阴阳、一指禅推中脘等。常采用的远端推拿手法为按揉曲池、足三里、三阴交、内庭、太冲,来调补脾胃、补气血。背俞穴的手法操作主要选用点按脾俞、胃俞、肝俞、三焦俞等。

3. **推拿治疗常见的消化系统疾病** 推拿治疗的消化系统疾病可达 20 余种。常见病种有:功能性消化不良、小儿单纯性消化不良、便秘、腹泻、顽固性呃逆、贲门痉挛、慢性胃炎、慢性浅表性胃炎、胃痉挛、胃下垂、胃黏膜脱垂、消化性溃疡、急性肠炎、慢性结肠炎、溃疡性结肠炎、肠粘连、麻痹性肠梗阻、粘连性肠梗阻、假性肠梗阻、肠易激综合征、手术后肠粘连、脂肪肝、慢性胆囊炎、胆绞痛、糖尿病等。

（二）推拿对消化系统疾病的调节效应

推拿对消化系统各组织器官的调节作用体现在多个层次、多个途径。推拿对消化系统疾病的调节效应主要体现在调节胃肠功能、肝功能、胆囊功能、胰脏功能等方面。

1. 推拿调节胃肠功能 推拿调节胃肠功能，纠正胃肠紊乱的状态，从而改善胃脘胀痛、嗳气不舒、嘈杂泛酸、不思饮食、两胁胀痛等各种不适症状。胃肠推拿还可以促进宿便的排出或止泻。

（1）推拿促进胃肠消化吸收：疳积包含了疳证和积滞两个含义。儿童罹患疳证是由于脾胃消化系统因为不恰当的喂养或多种疾病而导致受损，耗伤气液，久之形成慢性损耗；积滞则往往由于摄入食物过多过杂或摄入过量的难消化食物，这些无法消化的食物残渣堆积停滞于中焦胃脘肠道，脾胃无法运化，阻碍气机，不能正常消化吸收，造成疾病的发生。研究采用捏脊配合补脾经、推三关、揉外劳宫、运内八卦、掐揉四横纹、按揉足三里、揉中脘等，每日治疗1次，发现捏脊结合推拿手法对脾虚型疳积患儿厌食症中医证候及食后腹胀、少气懒言症状的改善效果非常好；捏脊手法配合按揉足三里等穴，可以提高疳积患儿的木糖排泄率和尿淀粉酶活性，改善疳积患儿的小肠吸收功能；捏脊配合补脾经可以提高胃蛋白酶的生物活性。这些酶类（enzymes）都是消化过程中必不可少的中间物质，它们的生物活性直接决定了消化功能的正常与否。

自闭症患者共患胃肠功能障碍具有高发病率的特点，相关数据显示有超过三分之一的自闭症儿童患有慢性胃炎及慢性非特异性十二指肠炎，常有腹痛、腹胀、呕吐等不适症状。消化道症状的增加与核心症状的增加具有正相关性，由于胃肠道症状通常是可以治疗的，所以早期的识别干预具有重要意义。振腹推拿通过调理小肠气化功能，促进脾胃生化气血，调理气机，调整胃肠功能具有较好的疗效。

（2）推拿调节排便功能：曹仁发教授对小儿功能性便秘防治有独特见解。曹老认为小儿功能性便秘可分为燥热内结、食积和气血两虚三种类型。推拿治疗便秘当通便开秘。摩腹、揉板门可健脾和胃、理气消食，对小儿消化功能紊乱所致腹泻或便秘均有较好疗效。清心经、清931经能清脏腑热。天枢配大肠俞、大横能疏调大肠，除湿热，通便开秘。推三关，补脾土，按揉脾俞、胃俞及足三里，捏脊，能扶助中气，健脾和胃，脾胃气旺，自能生化气血，为虚秘治本之法。推下七节骨配揉龟尾能通便，可通调任督两脉之经气，有调理大肠功能。研究表明，顺时针摩腹不仅可以改善结肠上皮单层细胞间的微缺损，调节结肠运动，还可通过调节位于降结肠和直肠的副交感神经和交感神经，使降结肠、直肠蠕动增加，肛门内括约肌松弛，帮助大便顺利排出，从而改善患儿便秘症状。

2. 推拿调节肝功能 推拿对于某些肝胆疾病具有一定的疗效，尤其是对非酒精性脂肪肝（NAFLD）的研究较多。腹部推拿对非酒精性脂肪肝有很好的治疗作用。

非酒精性脂肪肝是一种无过量饮酒史、肝实质细胞脂肪变性和脂肪贮积为特征的临床病理综合征，属中医"积证""痞满"的范畴。它是由于湿热痰瘀互结，痹阻肝脏脉络而形成。腹部推拿使丙氨酸氨基转移酶（ALT）、甘油三酯（TG）、TC、体重指数（BMI）均有下降趋势。腹部推拿不仅改善了非酒精性脂肪肝患者的临床证候，并且能够有效调整机体的代谢紊乱状态。腹部推拿中脘、关元、水分、天枢还可影响肝脏CT指标，使肝/脾CT值之比趋于正常。

推拿对酒精性脂肪肝也有研究。酒精性脂肪肝是指因摄入酒精所引起的肝细胞内脂质蓄积超过肝湿重5%的肝损害性疾病，是临床最常见、最早期的酒精性肝病之一。研究者采用大鼠乙醇灌胃建立脂肪肝模型,同时给予足三里、捏脊、摩腹的推拿预防治疗。而后观察大鼠的一般状况,肝湿重、肝指数(=肝湿重/大鼠体重)及肝脏标本,血脂(TG、TC、HDL－C),肝功能[丙氨酸氨基转移酶(ALT)、天冬氨酸氨基转移酶(AST)],组织病理学情况等。实验结果显示推拿可以降低酒精性脂肪肝大鼠模型的肝湿重和肝指数,减少甘油三酯在肝脏内的聚集,保护细胞膜结构,改善肝脏乙醇损伤所致血清酶学改变。说明推拿可以减轻酒精对肝脏的损害,改善酒精引起的肝细胞脂质代谢紊乱,从而有效地防止肝组织的脂肪变性,延缓酒精性脂肪肝的发病过程。

此外,推拿还可以有效改善肝区血流状况。全足反射区按摩以后,彩超显示患者足部血液循环明显增加的同时,肝脏门脉血流速度也明显增加,改善肝细胞脂肪浸润,阻力减少,促使脂肪肝患者的康复。

3. 推拿调节胆囊功能　推拿手法具有促进胆囊收缩的效果。使用开立 SSI－8000 彩色多普勒超声诊断仪,观察按揉阳陵泉对胆囊收缩的影响,并对比分析了推拿穴位前后及推拿过程中胆囊收缩在时间量效上的变化。发现按揉 2 分钟即可观察到胆囊平均截面积明显缩小,持续推拿 6 分钟可以使胆囊收缩程度持续增强。手法结束后 10 分钟多数案例胆囊恢复接近推拿前状态。用 B 型超声波探查胆囊显像,电子尺测量胆囊体积的方法也可以观察胆囊收缩功能的动态变化,在排除了胆囊自然收缩的情况下,推拿胆囊穴对胆囊收缩功能有较明显作用。

推拿手法促进胆汁分泌。按揉家兔胆囊穴 30 分钟。观察术后 3 小时内和术后 4 小时至 24 小时胆汁总量,术后即刻和术后 4 小时开放引流后即刻石胆酸(LCA)、鹅去氧胆酸(CDCA)、去氧胆酸(DCA)、胆酸(CA)含量和总胆汁酸(TBA)含量的变化。结果发现推拿组手法操作后 DCA 含量较对照组明显下降。提示推拿通过调节胆汁酸成分影响胆汁分泌。

4. 推拿调节胰腺功能　推拿可以调节胰腺功能,降低血糖。采用高糖高脂饲料喂养 4 周后按 25 mg/kg 的剂量腹腔注射链脲佐菌素(STZ),制备 2 型糖尿病模型后进行以神阙为中心的摩腹操作。干预后检测血糖水平、血清胰岛素和胰腺 GLP－1r 表达,并计算胰岛素抵抗指数和观察胰岛形态。结果发现摩腹组空腹血糖、口服葡萄糖耐量的曲线下面积(OGTT－AUC)、血清胰岛素及胰岛素抵抗指数均显著低于模型组但高于空白组($P<0.05$),与阳性药物组无明显差异。摩腹组胰腺 GLP－1r 蛋白相对表达量显著高于模型组($P<0.05$),与模型组比,摩腹组胰岛结构明显改善。

(三)推拿治疗消化系统疾病的作用机制

1. 推拿增强胃肠动力　推拿手法的直接作用力可使胃肠管腔发生形态改变和运动,促使胃肠蠕动速度加快,胃肠动力增强,从而促进人体进食与排泄。间接作用,是指通过手法的良性刺激,激活经神经的传导反射作用,可促进胃肠的蠕动。无论是推拿手法的直接作用还是间接作用,均可刺激到胃肠,使平滑肌的张力、弹力和收缩能力增强,从而促进胃肠蠕动,调节肠动力。

推拿可使消化道平滑肌内的毛细血管开放,使平滑肌获得更多的血液和营养物质,增强平滑肌的张力和弹性。手法作用于腹部的同时也可刺激走行在平滑肌之间的血管神经及腹腔内大血管内的血液流动,使消化系统的代谢加强,进而最终调整消化吸收的功能。比如,推拿手法中的摩腹可增加腹肌和肠平滑肌的血流量,增加胃肠壁肌肉的张力及淋巴系统功能,使胃肠等脏器的分泌功能活跃,手掌按摩腹部时对消化道的良性刺激由腹部神经末梢传人大脑,有助于机体体液调节和内环境的平衡,促进腹腔内血液循环。

胃肠道动力障碍被认为是引起功能性消化不良的主要原因。其中包括胃排空障碍、胃的容受性扩张受损、胃肌电活动异常等多种原因。而推拿可以对功能性消化不良的多种机制进行调节,不仅能改善症状也能治其根本。

腹部推拿对胃肠系统有良性作用。众多学者研究发现通过手法直接作用于胃肠体表投影的腹部区域,柔和持续地向肠腹输出能量,以此调节中焦气机升降,补益脾气,促进肠蠕动。胃动素(MLT)是一种通过脑-肠轴多神经系统复合参与分泌的胃动力激素,它通过刺激消化道机械运动和电生理活动,使消化道在消化食物期间进行移动性复合运动,而腹部推拿恰好可以提升胃动素水平。对胃病患者推拿前后的饮水负荷试验、体表胃电图、心率变异性指标进行观察比较,发现饮水负荷试验、体表胃电图、心率变异性指标均有改善,也证明推拿能改善胃调节功能及胃动力。

合募点穴配合振腹法可以改善胃的容受性舒张、促进胃部排空、提高胃肠动力、缓解胃肠平滑肌痉挛。有研究者采用二维实时超声诊断仪动态观察推拿干预胃排空,对足三里、中脘等穴施以各种推拿手法后,症状得以缓解,而且推拿使胃收缩幅度增加、频率加快,各项指标得以改善,从而加速了胃的排空。

推拿手法在腹部施术还可以纠正胃扭转状态,可直接或间接地促进胃肠蠕动,解除胃的痉挛和周围结构的变化,增加胃腔压力,有利于胃壁的自然扩张复位。同时由于推拿手法的着力变化,还可协助腹肌的收缩增加腹压,患者在做大幅度的体位改变时,翻转的胃体借助本身重力而复位。

2. 推拿调节消化液的分泌 消化液有以下几个主要功能: ① 稀释食物,使之与血浆的渗透压相等,以利于吸收;② 改变消化腔内的 pH,使之适应于消化酶活性的需要;③ 水解复杂的食物成分,使之便于吸收;④ 通过分泌黏液、抗体和大量液体,保护消化道黏膜,防止物理性和化学性的损伤。因此,消化液的正常分泌对人体非常重要。

推拿能有效调节消化液的分泌。一方面,推拿能促进消化液的分泌。揉腹可以使胃、肠、腹壁肌肉强健,增强消化液的分泌以及肠胃的蠕动能力,促进血液循环,有利于食物的消化和营养的吸收。摩腹能通和上下,分理阴阳,去旧生新,充实五脏,驱外感之诸邪,消内生之百疾。经常摩腹可以对胃、肠道起到外加机械刺激的作用,促使胃肠黏膜产生消化液。另一方面,推拿能减少胃酸分泌,抑制胃蛋白酶的活性。西医学认为胃溃疡病的发生与胃酸和胃蛋白酶分泌的增加有密切关系。胃酸和胃蛋白酶具有消化食物的功能,但若分泌过多则使胃黏膜为自身消化而形成溃疡。溃疡大鼠实验中发现推拿组大鼠的溃疡小,个数少,程度轻,而且其胃液量也减少,胃蛋白酶活性降低,提示推拿可减少胃液的分泌,抑制胃蛋白酶的活性。

3. 推拿调节消化道神经系统 胃肠动力的神经调控非常复杂精细,分肠神经系统(enteric nervous system, ENS)、椎前神经节、交感和副交感神经系统、中枢神经系统(centre nervous system, CNS)四个部分。黏膜下、黏膜肌层、肌层内的传入纤维末梢能感受消化道内容物的化学特性和肌肉的紧张性,并通过交感、副交感神经(主要是迷走神经)传入到 CNS;通过反射调节、体液或神经内分泌途径调节胃肠运动;或通过 ENS 内的传入神经感受胃肠腔内化学物质的变化、黏膜和肌层的扭曲、变形,一部分通过其他交感神经节传入交感神经,一部分以局部神经反射方式调节胃肠动力。在胃肠运动的调节上 ENS 要比外源性神经更为重要。切断肠管以外的所有外来神经,肠壁神经丛的功能仍能保持,对局部刺激仍有反应。复杂的胃肠运动模式如移行性运动综合波主要受 ENS 控制,因此被喻为"肠脑"(brain-in-the-gut)。

4. 腹部推拿调节消化系统的综合机制　推拿调节消化系统是很复杂的,不是通过单一因素起作用。腹部局部推拿是临床治疗消化系统疾病最为常用的方法之一。在此,以腹部推拿为重点分析探讨推拿的综合机制。

(1) 腹部推拿改变细胞状态:推拿手法直接作用于人体,以力为作用特征。在手法作用力下,产生能量转换和生物电等信息传导,进而刺激机体产生各种生物学效应。已证实外界机械力可以引起细胞生物力学环境改变,产生的机械应力可改变细胞形态、结构,同时还能调控细胞的功能状态,影响细胞的增殖、分化。当手法作用于腹部时,力以机械波的形式传入细胞,在细胞质或细胞核的效应部位(如核糖体、线粒体)转变为生物效应,其作用可引起细胞形貌的改变;机械力信号也可能转变成生物信号的过程引起细胞的生化和生理应答,可能影响 Cajal 间质细胞(ICC)、肠神经元、胃肠平滑肌细胞(SMC)的增殖和凋亡。

在胃肠平滑肌收缩与舒张的信号转导机制中,细胞内游离 Ca^{2+} 作为一种重要的第二信使广泛参与细胞的运动、分泌、代谢和分化等多种细胞功能活动的调节。高浓度 Ca^{2+} 引起平滑肌收缩,低浓度 Ca^{2+} 引起平滑肌舒张。有关胃肠动力调节机制的研究很多,并已从器官组织水平发展到细胞和分子水平,而钙水平调节是其中重要的调节机制之一。

(2) 腹部推拿改善肠道黏膜通透性:腹部推拿还可以改善肠道黏膜通透性。以高脂饮食诱导形成非酒精性脂肪肝病大鼠模型,随机分为腹部推拿组、模型组,另设正常对照组。腹部推拿组每日天推拿干预,模型组和正常对照组不予任何干预手段;干预 28 日后,利用异硫氰酸荧光素-葡聚糖(FITCDextran)示踪法检测推拿干预后大鼠肠黏膜通透性,同时利用透射电镜观察肠黏膜超微结构。结果显示模型组 FITC – Dextran 含量较正常对照组显著增加($P<0.01$),表明经过高脂饮食饲养的 NAFLD 大鼠肠道通透性确实增加,腹部推拿组较模型组显著降低($P<0.01$),表明腹部推拿可以使肠道通透性降低。透射电镜观察肠黏膜超微结构,显示腹部推拿可以改善因造模引起的肠黏膜结构变化,恢复肠道细胞正常结构及线粒体状况。

(3) 腹部推拿对肠神经系统的局部调节:胃肠道存在一个从一级感觉神经元、中间神经元到支配胃肠效应的运动神经元组成的、独立于中枢之外的神经系统,称肠神经系统(ENS)。ENS 属于外周神经系统,是独立于交感、副交感神经的外周自主神经系统。它不同于一般外周神经,它可以在中枢神经系统支配下活动,也可以脱离中枢神经系统的支配而独立活动。ENS 具有完整的自我传入、传出神经。ENS 为非胆碱能非肾上腺能神经系统,主要包括黏膜下神经丛和肠肌间神经丛,分布在消化道黏膜下,由黏膜下神经丛、肌间神经丛、神经元构成的神经网络,以及由感觉神经元、中间神经元和运动神经元构成神经回路,最终形成一个完整的,可以独立完成反射活动的肠神经整合系统。在胃肠运动的调节上,ENS 要比外源性神经更为重要。切断肠管以外的所有外来神经,肠壁神经丛的功能仍能保持,对局部刺激仍有反应。复杂的胃肠运动模式如移行性运动综合波主要受 ENS 控制,因此被喻为"肠脑"(brain-in-the-gut)。"肠脑"担负着胃肠道的反射和控制活动。

(4) 腹部推拿影响中枢神经:调节胃肠运动的中枢位于脑干和延髓。通过大脑诱发电位、正电子发射体层摄影、脑磁描记术、功能性磁共振成像等技术,检测直肠扩张反射时大脑核团反应的位置,发现肠易激综合征患者在脑内 ACC、脑岛皮质、前额叶皮质和丘脑等区域存在着不同的活动信号。其中,丘脑作为脊髓丘脑束和脊髓网状束的传入信号,在高级中枢的中继起着重要作用。

摩腹法可以有效调控便秘型肠易激综合征家兔模型内脏敏感化中枢。采用冰水灌胃与冰敷束缚相结合制备便秘型 IBS 动物模型。经摩腹干预,在第 1 次摩腹后即刻和第 20 次后两个时点观察 3 组动物功能磁共振 fMRI 脑区激活变化。结果发现正常组白兔脑区激活部位在丘脑、扣带前回、脑岛皮质。模型组 fMRI 脑区激活部位在丘脑、扣带前回、脑岛皮质、脑干和小脑,其中在丘脑和扣带前回激活区域,模型组的激活像素和强度明显高于正常组($P<0.05$)。经摩腹第 1 次操作后,激活部位在丘脑、扣带前回、脑岛皮质、脑干;操作 20 次后,激活部位在丘脑、扣带前回、脑岛皮质,摩腹组激活脑区与模型组比较激活像素和激活强度显著降低($P<0.01$)。

腹部推拿效应的载体是机械力,足够的机械力可以产生能量转换和生物电等信息传导,进而刺激机体产生各种生物学效应。研究者通过摩腹法干预 IBS 模型结肠组织脑肠肽(brain-gut peptide,BGP)的表达,结果发现结肠组织 P 物质、血管活性肠肽(vasoactive intestinal peptide,VIP)等神经肽可进一步借助肠神经网络,沿躯体传入神经传到脊髓相应节段,经过交换神经元,再沿脊髓丘脑束传到丘脑,最后达到皮层感觉区,经过信息整合支配相应核团,从而对机体产生具体调节作用。目前较为普遍的认识是,推拿手法可在信号的任何传递环节上(外周水平、脊髓水平、脊髓上中枢水平)进行调控,其中中枢调控效应最为显著。

(5)腹部推拿调控神经内分泌功能:目前已有相关研究证实了腹部推拿可以通过脑-肠轴将信号传导至中枢神经系统,从而调控神经内分泌功能,达到治疗消化系统疾病的目的。据推测腹部推拿干预胃黏膜损伤,可能是借助脑-肠轴神经通路,将机械力信号传导至中枢神经系统,进而激发下丘脑中的催产素(oxytocin,OT)神经元,从而增加肠三叶因子(ITF)的合成与分泌,达到修复胃黏膜的作用。

腹部推拿感觉纤维终止于肠壁或黏膜上的感受器,这些感受器可以是对食糜成分加 H+或肽类敏感的化学感受器,也可以是对牵拉强刺激敏感的机械感受器。对肠胃分泌活动来说激素调节较神经调节具有更为重要的意义,但两者的相互作用也不容忽视,神经与激素间存在相互加强的作用。在腹部手法过程中引起内脏活动与中脑、大脑皮质与运动 4~6 的分布有一致的地方。因此,其应答关系较为明确。

(6)腹部推拿影响细胞因子:腹部推拿对大鼠乙醇性胃黏膜损伤的修复作用机制的研究中,发现与空白对照组比较,模型组大鼠胃黏膜 TNF-α、IL-6 的分泌显著升高,表皮生长因子(EGF)含量显著降低,经腹部推拿干预后胃黏膜组织中 TNF-α、白细胞介素-6(IL-6)等炎性因子均有所下降,EGF 含量显著升高。

(7)腹部推拿影响神经递质:BGP 是具有神经递质和激素双重功能的多肽分子,是第一个被发现在脑和肠道中均存在的肽,广泛分布在中枢神经系统、消化道、免疫器官等部位。1931 年,恩勒(von Enler)和加德姆(Gaddum)在研究体内 ACH 分布时意外发现,马脑和小肠提取物都可刺激兔肠平滑肌收缩,此作用不受阿托品阻断,证明其不是 ACH,当时命名为 P 物质。40 年后,此物质从脑和肠中分离出来,证明其有效物质为同一分子,由 11 个氨基酸残基组成的肽。

研究者从 BGP 角度探讨摩腹法干预 IBS 的作用机制。采用 0~2℃冰水灌胃 21 日以建立 IBS

模型,手法组运用摩腹法操作 10 日,采用免疫组化方法对结肠组织 SP、血管 VIP、CCK 进行半定量分析。结果发现,模型组结肠黏膜 SP 表达的阳性面积、不透光率密度值明显减少,VIP 增多($P<0.05$),经摩腹干预后,SP 表达升高,VIP 降低,与正常组比较无显著性差异,三组 CCK 表达无显著性差异。这说明结肠 SP 和 VIP 表达异常可能是 IBS 的致病因素之一,摩腹法可以通过调节局部肠道 SP 和 VIP 的功能来治疗 IBS。SP 为速激肽家族成员,在肠道中主要存在于肠肌间神经丛和黏膜下神经丛,SP 可兴奋肠道平滑肌,加强结肠集团推进运动。血管活性肠肽是一种抑制性神经递质,主要由结肠和十二指肠的 D1 细胞分泌,可松弛胃肠平滑肌,抑制胃酸、胃蛋白酶分泌,刺激小肠水电解质分泌,抑制小肠及结肠环形括约肌收缩。CCK 对消化道动力调节作用为抑制餐后胃排空和结肠转运。关于这三种 BGP 在 IBS 的发病作用机制已有初步报道,但实验结果不相一致,尚需进一步研究。

为了明确血浆外周钙基因相关肽(CGRP)、SP、VIP、CCK 等 BGP 是便秘型 IBS 发病的物质基础,同时也为了证实腹部推拿可以调控 CGRP、SP、VIP、CCK 的含量,研究者进行了进一步研究。采用随机、安慰剂对照的研究方法,按计算机随机数字法把推拿科专科门诊患者分为腹部推拿组、安慰剂组,每组各 30 例,疗程为 15 日。运用放射免疫技术,研究便秘型患者 CGRP、SP、VIP、CCK 等脑肠肽在外周血清的含量变化及腹部推拿干预后的作用变化。结果显示,腹部推拿组的血浆 BGP 指标 CGRP、SP、VIP、CCK 的含量与正常对照组相比无差异。安慰剂组的各项指标含量与正常对照组相比存在显著差异,腹部推拿组的血浆 BGP 指标含量与安慰剂组相比较存在显著差异。这说明患者血浆 CGRP、SP、VIP、CCK 等 BGP 的变化是致病的物质基础,且腹部推拿可以对其进行干预调控。

此外,研究者还探讨了腹部推拿对慢传输型便秘(slow transit constipation,STC)大鼠神经递质及 5 - HT 受体表达的调节作用。采用肠神经节消融术建立 STC 大鼠模型,造模成功后按照特定手法对推拿组 STC 大鼠进行连续 14 日的腹部推拿,收集各组大鼠粪便,计算粪便含水率,测定大鼠血浆中 SP、一氧化氮合酶(NOS)及 VIP 水平,测定大鼠首粒黑便排出时间及肠推动率,采用 HE 染色法进行大鼠结肠组织病理学检查,Western blot 检测大鼠结肠组织 5 - HT3R、5 - HT4R 水平。观察发现,与对照组相比,模型组 STC 大鼠粪便含水率、血浆 SP 水平及结肠组织 5 - HT3R、5 - HT4R 水平均下降,血浆 VIP 及 NOS 水平升高,首粒黑便排出时间延长,肠推动率降低,HE 染色结果表明模型组大鼠结肠组织发生病理性改变。与模型组相比,推拿组 STC 大鼠粪便含水率、血浆 SP 水平及结肠组织 5 - HT3R、5 - HT4R 水平均升高,血浆 VIP 及 NOS 水平降低,首粒黑便排出时间缩短,肠推动率升高,HE 染色结果表明推拿组 STC 大鼠结肠组织病理学改变改善,细胞排列整齐,形态圆润。这说明腹部推拿能够改善 STC 大鼠疾病状态,调节大鼠体内神经递质及 5 - HT 受体表达。

(8)腹部推拿影响信号通路:研究报道推拿治疗脂肪肝疗效显著,推拿治疗脂肪肝主要是通过调控肠组织 MLCK 信号通路,改善肠上皮屏障功能,降低肠道黏膜的通透性,有利于阻断 LPS 等毒素对肝脏的侵袭,从而达到治疗的目的。

5. 其他机制研究 治疗消化系统疾病的推拿手法很多,除了腹部推拿外,按揉足三里穴也是常用手法。结合推拿足三里手法也有相关机制研究。

有研究证实,点按足三里穴,神经信号经腓总神经、坐骨神经至脊髓、脑干、延髓神经中枢中多个核,整合后再由迷走神经至肠神经系统或直接作用于胃肠效应细胞发挥良性调节作用,但切断腓总神经及坐骨神经后其作用消失。对正常人体胃电观测中,发现推拿足三里穴,通过刺激局部压力感受器而使胫前神经兴奋产生冲动并向上传导至延髓网状结构,兴奋迷走神经而产生一系列的胃电变化,从而对胃体及胃窦的胃电波幅起到了双向调节作用。自从 1922 年首先在人体腹壁表面记录到频率为每分钟 3 次的电信号,以后有许多人进行了此方面的研究,证明了体表胃电与胃黏膜电位相同,波形相似。胃肠道的运动无论是何种形式,其通常都是依赖于这种电活动实现的,而这种胃电的活动同样也受神经调节。实验发现,刺激迷走神经可触发慢波而产生动作电位,并可使慢波的推进速度增加,而经胸切断双侧迷走神经可导致蠕动节律的紊乱。说明迷走神经通过对胃电的调节而改变胃的蠕动。迷走神经中即含有兴奋性纤维又含有抑制性纤维,推拿后胃电波幅呈双向反应性,除与胃的功能状态有关外,还可能与推拿强度激惹兴奋性或抑制性纤维有关。

外周神经系统是推拿信号传入和效应产生的必要通路。推拿信号传入以躯体传入神经为主导。刺激足三里对胃肠的传入神经主要是腓神经,刺激信号由足三里穴区的游离神经末梢、神经(干、支、束、丛)、血管壁传入神经及包囊感受器产生,然后通过腓深神经→腓总神经→坐骨神经等躯体传入神经上传到达大脑皮层内脏神经投影区,经过中枢神经系统及其核团整合分析后再由躯体传出神经到达胃肠发挥效应。交感神经参与胃肠运动的抑制调节。手法可能通过刺激交感神经,促进肾上腺髓质释放肾上腺素和 NA。这类 CA 物质对胃运动有明显的抑制作用,并且在减弱胃周期性收缩的振幅和频率方面,肾上腺素比 NA 要强 1~2 倍。迷走神经和交感神经对胃肠协调运动的调节也存在着相互影响。由刺激迷走神经引起的胃肠运动改变在切除内脏大神经后得以加强,表明了交感神经对迷走神经具有抑制作用,但机制不清。

参考文献

[1] 黄菊,冯燕华,刘金岚.曹仁发推拿治疗小儿功能性便秘经验[J/OL].中国中医药信息杂志,2022,24(1):1-4.

[2] 海兴华,刘芳,骆雄飞,等.腹部推拿对大鼠乙醇性胃黏膜损伤的修复作用及机制研究[J].天津中医药,2021,38(7):917-920.

[3] 王栋良,马鑫文.腹部推拿对慢传输型便秘大鼠神经递质及 5-HT 受体表达的调节作用[J].西部中医药,2021,34(7):29-33.

[4] 孔心甜,谢舟煜,徐景嵩,等.摩腹对 2 型糖尿病大鼠胰岛素抵抗和胰腺 GLP-1r 的影响[J].时珍国医国药,2021,32(4):998-1000.

[5] 陆燕玲,方淡思,金月琴,等.小儿推拿结合穴位贴敷治疗小儿功能性便秘 30 例临床观察[J].中医儿科杂志,2021,17(6):94-97.

[6] 宓宝来,刘杨,戴晓辉,等.从"小肠气化"论振腹推拿治疗自闭症共患胃肠功能障碍[J].环球中医药,2021,14(6):1063-1066.

[7] 孔心甜.摩腹干预对 2 型糖尿病大鼠胰腺 GLP-1r 表达的影响[D].南京:南京中医药大学,2021.

[8] 张玮,李华南,骆雄飞,等.腹部推拿对高脂饮食诱导的非酒精性脂肪肝病大鼠肠道黏膜通透性的干预作用[J].中华中医药杂志,2020,35(4):1740-1743.

[9] 骆雄飞,赵娜,刘斯文,等.腹部推拿对便秘型肠易激综合征家兔 ENS-ICC-SMC 结构的影响[J].中国中医基础医学杂志,2020,26(6):777-780+811.

[10] 李俊龙.补中化滞推拿法治疗脾虚气滞型餐后不适综合征人群的临床疗效观察[D].天津:天津中医药大学,2020.

[11] 陆学滨,黄锦军.推拿治疗功能性消化不良的研究进展[J].湖南中医杂志,2019,35(2):147-148.

[12] 刘鹏.合募点穴结合振腹法促进胃轻瘫患者胃部排空的临床与神经学机制研究[D].长春:长春中医药大学,2019.

[13] 海兴华,李华南,张玮,等.基于脑-肠轴探讨腹部推拿调控神经内分泌系统促进胃黏膜损伤修复的作用

机制[J].辽宁中医杂志,2018,45(9):1860-1862.

[14] 石玉生,李海争,张玮."和解肝脾腹部推拿法"对非酒精性脂肪肝大鼠肠组织 MLCK 信号通路的影响[J].辽宁中医杂志,2018,45(10):2200-2203+2237.

[15] 李志宏,肖兵,林有志,等.按揉阳陵泉穴对胆囊收缩功能影响的时效规律研究[J].河南中医,2018,38(2):300-302.

[16] 陈敏仪.捏脊配合推拿手法治疗学龄前儿童疳积的临床研究[D].广州:广州中医药大学,2017.

[17] 张玮,李华南,海兴华,等.腹部推拿对便秘型肠易激综合征血浆脑肠肽含量干预作用的临床研究[J].四川中医,2015,33(11):164-166.

[18] 吴炯,推拿对脑卒中后胃肠功能紊乱患者的胃肠动力及营养水平的研究.杭州:浙江医院,2015-06-30.

[19] 陈建权,王倩,刘建平,等.腹部推拿治疗非酒精性脂肪肝疗效分析[J].四川中医,2014,32(6):162-163.

[20] 侯翠敏,陈建权,刘建平,等.腹部推拿对非酒精性脂肪肝病患者肝脾 CT 值的影响[J].四川中医,2014,32(2):154-155.

[21] 杨芝仙,董美辰,李冬梅,等.浅述不同方向摩腹的双向调节作用[A].中华中医药学会推拿分会第十四次推拿学术交流会论文汇编[C].中华中医药学会中华中医药学会推拿分会,2013:2.

[22] 李志宏.按揉阳陵泉穴对促进胆囊收缩在时间量效上的研究[D].昆明:云南中医学院,2013.

[23] 李小玲,林中,袁园,等.胃肠动力的神经调节[J].神经解剖学杂志,2012,28(2):213-216.

[24] 谢燕东,杨琦,王景杰,等.针刺足三里穴对胃运动影响的神经机制[J].现代生物医学进展,2010,10(19):3741-3743.

[25] 李怡,邵清华,金宏柱.推拿预防大鼠酒精性脂肪肝的实验研究[J].针灸临床杂志,2009,25(12):38-40+71.

[26] Wood JD. Enteric nervous system: reflexes, pattern generators and motility[J]. Curr Opin Gastroenterol,

2008(24):149-158.

[27] 薛志成.介绍我的摩腹术[J].现代养生,2008(9):6.

[28] 王金贵,王艳国,骆雄飞,等.摩腹法对肠易激综合征白兔模型不同脑区激活特征的影响[J].天津中医药,2008(5):377-379.

[29] 王金贵,王艳国,孙庆,等.摩腹法对肠易激综合征模型结肠组织脑肠肽表达的影响[J].天津中医药大学学报,2007,26(1):19-21.

[30] 吴斌,齐清会.平滑肌细胞内钙水平对胃肠动力的调节[J].国外医学(消化系疾病分册),2005(2):97-100.

[31] Schemann M, Neunlist M. The human enteric nervous system[J]. Neurogastroenterol Motil, 2004, 16: 55-59.

[32] 王文举,李克钧,韩世春,等.肠脑学说及其临床应用[J].中国临床康复,2004(16):3126-3127.

[33] 马英.足反射区按摩改善中、重度脂肪肝患者门脉血流作用初探[J].双足与保健,2004(5):14-15.

[34] Hansen MB. The enteric nervous system Ⅱ, gastrointestinal func-tion[J]. Pharmacol Toxicol, 2003(92):249-257.

[35] 阿辉.揉腹养生延年益寿[J].健康天地,2002(4):53.

[36] 孙武权,吴嘉容,沈建雄,等.推拿对家兔胆汁分泌影响的实验研究[J].按摩与导引,2002(3):19-20.

[37] 周信文,刘新华,朱梁,等.推拿治疗功能性消化不良 B 超胃排空检测前后的观察[J].浙江中医学院学报,2002(4):59-61.

[38] 王兴强,王暖.推拿斜扳法治疗胆绞痛 24 例临床观察[J].中医外治杂志,1998(2):13.

[39] 马峥嵘,徐俊.推拿健康人"足三里"穴对胃电双向调节的实验观察及机理初探[J].按摩与导引,1997(4):9-11.

[40] 李征宇,严隽陶,杨香媛,等.推拿对大鼠实验性胃溃疡作用的观察[J].中医杂志,1993(9):556-557.

[41] 王传堂,栾长业.透视下手法整复胃扭转 23 例报告[J].按摩与导引,1992(4):33.

[42] 王子建.用 B 型超声波显象观察推拿胆囊穴对胆囊功能的影响[J].上海中医药杂志,1989(3):28.

三、推拿治疗循环系统疾病的调节效应与作用机制

(一)推拿治疗循环系统疾病的概况

1. 循环系统　循环系统(circulatory system)是分布于全身各部的连续封闭管道系统,是人体重要的系统之一,它包括心血管系统和淋巴系统。心血管系统主要包括心脏、血管及调节血液循环的动力和管道系统,其主要作用是为全身组织器官运输血液,并且通过血液将营养物质、氧、激素等物质供给各组织器官,并将各组织器官的代谢产物通过肺、肾和皮肤排出体外,从而保证人体新

陈代谢的正常进行。心血管系统内循环流动的是血液,淋巴系统内流动的是淋巴液。淋巴液沿着一系列的淋巴管道向心流动,最终汇入静脉,因此淋巴系统也可认为是静脉系统的辅助部分。

中医学认为,传统医学中的心、脾、肝等脏腑与西医学的循环系统关系最为密切,且相互协同。心主血脉,肝主藏血,脾主统血,脉为血之府。心居于胸腔之内,为神之舍、血之主、脉之宗,全身之血统属于心。心主血脉是指心气推动血液在脉中运行,流注全身,发挥营养和滋润作用。心主血脉功能正常时,面色红润,舌色淡红,滋润而有光泽,脉缓和有力,胸部舒畅。心主血脉的正常与否,取决于 3 个条件,即心气是否充沛,脉管是否通畅,血液是否充盈。心的病理变化主要为心阴虚、心阳虚,或气滞、血瘀、痰饮阻遏心阳。脾主统血,是指脾气有统摄、控制血液在脉中正常运行而不逸出脉外的功能。清代沈明宗《张仲景金匮要略》:“五脏六腑之血,全赖脾气统摄。”脾不统血会导致出血症状。肝主藏血体现在两个方面,一是贮藏血液,肝如同“血库”一般,能够贮藏一定的血液;二是调节血量,当机体处于安静或睡眠状态时,机体所需血量减少,部分血液回流入肝,并贮藏起来;而当人体在工作或剧烈活动时,机体所需血量增加,血液则由肝脏输送到经脉,以供全身各组织器官所需。

2. 推拿治疗循环系统疾病的常用手法 推拿手法能够疏通经络,调畅气血,从而促进血液循环。常采用的推拿手法包括擦法、一指禅推法、按法、揉法、捏法、拿法、提法、推法、击法、拍法等,同时也可以配合点按膻中、合谷、太冲、期门、血海、膈俞等穴来调和气血、通经活络。

3. 推拿治疗常见的循环系统疾病 循环系统疾病一般是指心脑血管疾病。心脑血管疾病是心脏血管和脑血管疾病的统称,泛指由于高脂血症、血液黏稠、动脉粥样硬化、高血压等所导致的心脏、大脑及全身组织发生的缺血性或出血性疾病。心脑血管疾病是一种严重威胁人类,特别是50 岁以上中老年人健康的常见病,具有高患病率、高致残率和高死亡率的特点,全世界每年死于心脑血管疾病的人数高达 1 500 万人,居各种死因首位。

常用推拿手法治疗的循环系统疾病可达 20 余种,主要包括原发性高血压、窦性心律失常、房性心律失常、房性交界区性心律失常、室性心律失常、心脏传导阻滞、心力衰竭、动脉粥样硬化、动脉硬化症、心绞痛、心肌梗死、类冠心病、阵发性室上性心动过速、闭塞性周围动脉粥样硬化、雷诺综合征、血栓性静脉炎、高脂血症、脑卒中、脑梗死、脑血管供血不足、脑血管病后遗症等。

(二) 推拿对循环系统疾病的调节效应

推拿具有明显的疏通经络、行气活血化瘀的作用。其作用在循环系统疾病的治疗中尤为明显。推拿疗法通过手法特有的机械运动对机体进行刺激,能够扩张毛细血管,改善局部血液循环,提高血流速度,改善心脏功能,提高心肌供血,进而调节人体的血压、心率、脉搏、代谢等。推拿对循环系统疾病的调节是多层次、多途径的。

1. 推拿对血管的调节效应 推拿可以增加毛细血管数量,扩张毛细血管。推拿的作用,可使血液循环反射性地增加,首先表现为毛细血管的扩张。在推拿作用下,每 1 平方米肌肉断面中的毛细血管数由推拿前的31 个增加到1 400 个。毛细血管的扩张与增加,可影响到机体血液的再分配。

推拿可以恢复血管弹性。推拿手法通过对躯体外表的压力和手法操作时产生的摩擦力,大量地消耗和去除血管壁上的脂类物质,这些脂类物质大量清除,对恢复血管壁的弹性,改善血管管道的通畅,避免血管硬化的形成,具有一定的作用。

推拿可以改变血管半径,使动脉段半径增加。推拿过程中,由于外力作用于人体软组织,造成动脉产生狭窄形变,同时增加动脉段半径。通过不同程度地改变锁骨下动脉Ⅱ、椎动脉、尺动脉Ⅰ、桡动脉、尺动脉Ⅱ、骨间动脉的半径,模拟临床应用中推拿疗程对血管半径产生的积极效应。根据心血管血流网络与电网络的等效关系,建立流体网络与电气网络各个参数之间的类比关系。采用55段大动脉组成的人体动脉树模型,构建上肢动脉的精细集总参数模型,利用 MATLAB 中的 Simulink 模块和 SimPower Systems 模块对其进行求解和仿真,监测不同动脉半径下上肢桡动脉脉搏波波形变化。结果当尺动脉Ⅱ与桡动脉半径在-10%~10%内变化时,桡动脉处的收缩压与舒张压随半径变化呈反比下降趋势,锁骨下动脉Ⅱ呈正比上升趋势,其余3条动脉变化微弱。

血管性头痛是一临床多见的发作性疾病,其病因复杂,疗效亦常不尽人意。研究者在临床实践中,以气功推拿或常规推拿治疗本病,疗效较好。气功推拿能活血化瘀,通络止痛。

2. 推拿对血压的调节效应 推拿对血压有双向调节作用,其在治疗高血压病上体现得最为清晰。高血压是世界范围内心脑血管疾病发病和死亡的主要原因。推拿作为一种无副作用,安全有效的治疗手段,逐渐在国内外广泛应用于控制血压。随着中医的不断发展,推拿的在治疗高血压方面的优势被不断认可,成为控制轻、中度高血压的有效方法之一。

研究者用推拿治疗100名高血压患者,治疗总有效率为96.00%,治疗后的舒张压、收缩压水平明显降低。国外研究者也对推拿治疗高血压进行研究,也得出按摩组的收缩压和舒张压明显低于对照组的结论。推拿罐疗法干预血压,临床疗效也很显著。研究着分别于每次治疗前、治疗结束后5分钟、15分钟及30分钟测量并记录患者肱动脉血压,进行降压疗效评估。结果:推拿罐疗后收缩压及舒张压较治疗前下降。治疗后15分钟、30分钟收缩压较治疗前下降,治疗后5分钟、15分钟、30分钟舒张压较治疗前下降。第3~第8次治疗前收缩压及舒张压较第1次下降。推拿罐疗8次疗效比较中,第1次治疗后收缩压及舒张压较治疗前下降。降压总有效率为82.35%。

通过推拿治疗高血压,观察推拿后即刻测定其心阻抗血流图变化,结果推拿组患者收缩压、舒张压、平均动脉压均有明显下降,与治疗前比较有显著性差异。周围总阻力降低,总下降率80.43%,治疗前与治疗后差异显著;血管顺应性改善,改善率为78.2%,推拿前后差异有显著性意义。推拿后,后负荷降低,心搏量增加;射血分数增高,心肌氧耗减少,总减少率达80.4%。由此表明推拿不仅具有降低血压和改善临床症状的作用,而且比降低血管阻力的药物更有独到之处。也有研究者对高血压患者进行推拿治疗后,收缩压下降明显,并且经多次推拿后血压可恒定在一定水平。日本学者对高血压患者进行腹部推拿后,收缩压下降5~15 mmHg,舒张压下降5~10 mmHg。根据节段神经反射的理论,苏联学者进行推拿刺激,可反射性地影响头部、颈部及上肢血管功能,推拿对高血压具有良好效果。推拿的降压效果可能与降低周围总阻力,改善血管顺应性,调节节段神经反射作用等有关。

中医推拿诊治高血压的治疗原则是平肝潜阳、镇静安神、宁心降压。颈肩部推拿治疗高血压效果尤为突出。从神经学的角度来看,按揉颈肩部治疗高血压的疗效,是由于自律神经在颈部广泛分布,与脑和脊髓有着密切的联系,推拿时在颈肩部产生的刺激,可影响脊髓和大脑皮层下的血管调节中枢,从而进一步降低血压;从经穴的角度来看,在颈肩部进行推拿,会刺激肩井、天柱、风池等穴位,从而起到气血运行,降低血压的作用。

桥弓穴降压的研究很多。有研究者随机抽取社区高血压患者 240 例,分为治疗组和对照组各 120 例。治疗组在药物治疗的基础上予以推桥弓穴治疗,每日 1 次,10 日为 1 个疗程;对照组进行常规药物治疗,2 个疗程后观察治疗效果。结果显示,治疗组治疗后的血压,与治疗前及对照组比较均有所下降,差异有统计学意义,治疗组的症状改善情况优于对照组,说明推桥弓穴对高血压降压有显著的近期疗效。

3. 推拿对血液流变的调节效应 血液流变学指标主要是反映由于血液成分变化,而导致的血液流动性、凝滞性和血液黏度的改变。在正常情况下,血液在血压的作用下,在血管内流动,并随着血管壁情况和血管形状等血管性状及血液黏度(成分)的变化而改变,维持正常的血液循环。当血液黏度变大时,血液流动性就变差,也就最容易发生血管栓塞性疾病。相对黏度越小,则流动性越好。宏观血液流变学包括血浆黏度、血液黏度、红细胞沉降率、血液及管壁应力分布,细胞血液流变学包括红细胞变形性、红细胞聚集性、血小板聚集性、血小板黏附性等。推拿手法作用于机体所产生的组织内压远远大于静脉压和毛细血管压,能够促进血液和组织液之间的物质交换,加强细胞间液的毛细血管壁滤过过程和重吸收过程,进而改变机体血液流变学特性。对基底动脉供血不足患者和健康对照者进行血液流变学检测研究发现,病例组的红细胞电泳时间、全血高及中、低切值、红细胞沉降率、纤维蛋白原、红细胞聚集指数、红细胞沉降率方程 K 值与健康对照组比较差异显著,因此血液流变学异常在椎基底动脉供血不足的发病机制中起着显著作用。

推拿手法影响血流速度和加速度脉波(acceleration plethysmogram, APG)。局部手法按摩 20 分钟进行疲劳恢复,观察运动前后血流速度和 APG b/a、d/a。结果与安静恢复组同期比较,手法恢复组第 3 轮运动后 25、45 分钟 APG b/a 值降低,第 3 轮运动结束、运动后 25、45 分钟 APG d/a 值显著升高;手法恢复组在第 2、第 3 轮运动后 25 分钟、45 分钟血流速度的绝对值显著增加,运动后 25 分钟、45 分钟血流速度的相对值升高。加速度脉波是对末梢血液循环判定的一种简便、非创伤性检测手段,多应用于临床及健康管理领域。已有学者对高龄退行性病变、高血压及糖尿病与 APG 的关系进行了相关性研究,明确了 b/a 可反映末梢动脉的器质性变化,d/a 可反映动脉壁的功能的紧张。此外,这 2 个指标还可反映血管的伸展性和器质的、功能的血管壁紧张,其中 d/a 值的上升主要表现为中枢动脉血压的降低和后负荷的减轻。

血液流变和血液动力相互影响。有研究者先建立缓变狭窄振荡血管内血液流动模型,对中医擦法血液动力学进行初步分析。然后建立关于缓变狭窄径向振荡血管内血液动力学模型,讨论中医振法的血液动力学机制并相继引入水平力的作用,讨论具有轴向运动狭窄的弹性血管和黏弹性血管中的血液动力学模型。本文在此基础上作了进一步的完善来研究血管黏弹性对擦法推拿作用下血管切应力的影响。血管的局部性狭窄使得血管所处的力学环境发生变化将会导致血管内血液流动的切应力变化。众多研究表明血管壁切应力的变化将会对血管的内皮细胞和平滑肌细胞等产生影响,促使一系列相应的生理参数发生变化从而调动生理功能的调节反应达到活血化瘀的效果。因此有关推拿作用下血管轴向运动局部狭窄中的切应力变化对中医推拿的研究十分必要。

推拿手法具有活血化瘀,引起血液动力学改变的功效。有研究建立组织压随中医推拿摆动类手法作用力发生动态变化时的毛细血管-组织血液动力学模型,来研究摆动类手法的血液动力学。血液在毛细血管内作低雷诺数流动,血浆渗出毛细血管壁遵循 Starling 定律,组织压随实测的揉法推拿作用力线性变化。同时考虑了血液表观黏度、血浆蛋白浓度、红细胞压积。数值计算组织压动态变化时的毛细血管流量、血液表观黏度、渗透率和渗透因子,并和静态组织压的相应变量进行比较。结果显示组织压动态变化导致毛细血管血流量有所增大,而血液表观黏度将下降。

4. 推拿对血液成分的调节效应　血液由血浆和血细胞组成,血液的功能也包含血细胞功能和血浆功能两部分,可以运输、防御、调节体温、调节渗透压和酸碱平衡。

推拿可以调节血细胞的数量。以 HB、红细胞计数(RBC)和平均红细胞血红蛋白量(MCH)为观察指标,对小儿营养不良性贫血的推拿疗效观察中发现,推拿治疗组进行补脾经、推三关、摩腹、捏脊,隔日治疗 1 次,共治疗 10 次以后,治疗组的 HB 和 MCH 均有不同程度的提高,RBC 升降不一。对于"形寒怕冷,自汗气短"的白细胞减少症患者,选用补阳气的穴位进行推拿手法治疗可以改善其症状和血液指标,推拿可采用摩膻中、揉运足三里、捏脊、摩中脘等。

血浆运载血细胞,运输维持人体生命活动所需的物质和体内产生的废物等。血浆是血液的重要组成部分,呈淡黄色液体(因含有胆红素)。血浆的化学成分中,水分占 90% ~ 92%,其他 10% 以溶质血浆蛋白为主,并含有电解质、营养素(nutrients)、酶类、激素类(hormones)、胆固醇(cholesterol)和其他重要组成部分。血浆蛋白是多种蛋白质的总称,用盐析法可将其分为白蛋白、球蛋白和纤维蛋白原。推拿手法可引起部分细胞蛋白质的分解产生组织胺和类组织胺物质,加上手法的机械能转化为热能的综合作用,促使毛细血管扩张,增加局部皮肤和肌肉的营养供应使肌萎缩得以改善,能促进损害组织的修复。推拿还可以明显降低胆固醇、甘油三酯、血糖。在高血压合并高脂血症、糖尿病的推拿治疗中发现,推拿治疗后胆固醇与甘油三酯均明显下降,与治疗前相比较有显著性差异。推拿组中 15 例血糖升高者,治疗后血糖值明显下降,与治疗前相比有显著性差异。

5. 推拿对心功能的调节效应　推拿具有改善血管功能,促进血液循环的作用,对心肌的供氧,心功能的改善也有一定作用。推拿手法能改善冠状动脉缺氧或缺血等,促使人体血管发生扩张,以此来改善人体的心脏功能。

研究者总结了辨证认知下推拿手法、活血化瘀推拿手法对心功能的影响。按照辨证分型给予患者针对性的推拿治疗手法包括擦法、揉法、按法、一指弹推法、揉法和动法,主要治疗穴位分别为关元、神堂、内关、足三里、背部压痛点、心俞、气海、合谷、膻中、厥阴俞、极泉以及三阴交穴。针对出现冠状供血不足患者给予活血化瘀、温阳通络的推拿手法,也可显著改变患者治疗后心功能情况。

通阳散结推拿法对冠心病患者心功能也有影响。观察组实施通阳散结推拿法:① 团揉腹部:患者仰卧位,术者双手掌交叠或使用单侧手掌对患者腹部进行团揉,团揉时以肚脐为中心进行时长为 5 分钟的顺时针团揉。② 掌振丹田:术者采用手掌的根部对患者下腹部丹田作颤法 5 分钟,注意手法保持较慢的频率、控制力度。③ 拿手三阴、手三阳经:术者沿患者的双上肢,以三阴经与三阳经为循行路线,施以拿法,手法顺序顺经络方向,共操作 5 分钟。④ 拿揉胸大肌:术者将双手四指放于患者的胸大肌前侧,将双手的拇指放置于患者腋下,拿揉胸大肌,操作 5 分钟。每周治疗 5 次,连续治疗 12 周。结果显示观察组 ST 段与 T 波改善情况明显优于对照组(P<0.05);观察组

的心脏射血分数及心率明显优于对照组($P<0.05$);观察组的健康状况评分高于对照组($P<0.05$)。

现代研究认为,推拿可以产生温热刺激,并深入到脏腑经络,起到温经散寒的作用。同时,推拿手法也可以影响人的痛觉,产生止痛的效果,从而对老年胸痹具有改善作用。循经推拿辅助护理路径干预 45 例冠心病心绞痛患者,并记录干预组和常规组治疗前后心绞痛症状改善情况、心绞痛恢复情况以及西雅图心绞痛量表(SAQ)评分情况。结果干预组干预后心绞痛症状改善幅度、心绞痛恢复情况优于常规组($P<0.05$),干预组干预 6 周后 SAQ 评分也高于常规组($P<0.05$)。

对于脊源性冠心病,岭南林氏正骨推拿流派分析该病的发病机制,以中医筋骨理论为根,以现代神经解剖学为用,重视筋骨评估规范化,同时强调和其他类型冠心病的鉴别。正骨推拿通过纠正脊柱来改善心功能。

推拿手法治疗冠心病,在心电图上也有改变。研究者运用推拿手法对 40 例冠心病治疗后发现,配合推拿治疗的临床症状及心电图改善总有效率达 92.5%,证明临床配合推拿手法治疗对冠心病患者的心绞痛症状及心肌缺血的改善具有一定作用。

研究者通过推拿治疗 14 例 23 例次冠心病患者后的观察,心率减慢者 17 例次,由于心率减慢,心脏做功减轻,氧耗减少,同时舒张期延长,血液灌注随之增多,提高了心肌供氧。研究还发现推拿可使患者左心喷血时间延长,射血前期及真等容收缩时间(TICT)缩短。统计学上的显著差别提示推拿能使左心收缩功能改善,左心收缩时间间期缩短,射血前期指数与右心室喷血时间指数的百分比值减少,这表明推拿后能使冠心病患者左心室收缩力增加,冠状动脉灌注改善。

6. 推拿对淋巴循环的调节效应 人体安静时,淋巴液缓慢流动,在大淋巴干中的流动,也只有 $4\sim5$ mL/s。但在某些刺激因素下能加速淋巴流动,推拿就是最为显著的刺激之一。研究表明,向心性推拿淋巴流速可增加 8 倍,并能促进淋巴液的形成,加强淋巴液的循环,促进水肿及渗出物的吸收。

肢体淋巴水肿是周围血管病科常见疾病,易反复,迁延难愈。研究者对推拿治疗肢体淋巴水肿进行总结。60 例乳腺癌腋窝淋巴结清扫术后,推拿治疗组在对照组的基础上给予穴位按摩(由远心端向近心端依次按揉鱼际、内关、外关、曲泽、少海、手三里、手五里、臂臑、肩髃、肩髎),结果治疗组的患肢水肿程度轻于对照组,生活质量评分高于对照组。另外 70 例乳腺癌术后或放疗后的上肢淋巴水肿患者,在中药熏洗的基础上进行推拿治疗,采用拿揉法松解患肢,沿心包经循行推患肢,按揉天泉、中冲、曲泽、间使、内关、大陵、劳宫穴位,总有效率为 94.28%,高于单纯中药熏洗对照组的 68.57%。

推拿对改善淋巴系统回流起着积极作用。因组织内压力在手法作用下增高,组织间液受到挤压后进入毛细淋巴管,淋巴液生成增加,同时在淋巴管内的淋巴液因收到手法的压力作用,而促使淋巴回流加快。淋巴推拿手法发展迅速,例如"人工淋巴引流术"等,该类手法可以加快局部淋巴的回流速度,减轻神经末梢周围的液体压力,使炎性物质迅速被淋巴液带走,清除体液里的致痛物质,能够有效减轻疼痛、缓解水肿。

淋巴引流手法和肌内效贴相结合治疗关节置换后下肢肿胀,比较治疗前及治疗后 10 日的肿胀度、疼痛目测类比评分及临床疗效,发现治疗后较治疗前肿胀度和疼痛评分下降,效贴和引流手法结合组比单纯效贴各项指标效果显著。这说明淋巴引流手法增强了肌内效贴的作用。

7. 推拿对微循环的调节效应　微循环是指微动脉与微静脉之间的血液循环,是血液与组织细胞进行物质交换的场所。微循环的基本功能是进行组织液和血液之间的物质交换。一般情况下,微循环的血流量与组织器官的代谢水平相适应,保证各组织器官的血液灌流量并调节回心血量。如果微循环发生障碍,将会直接影响各器官的生理功能。

甲皱微循环检查是临床上最常用的一种了解机体微循环状态的方法。随机选取上海中医药大学在校大学生 60 名,开展 12 周的少林内功锻炼。使用 WX-9 型微循环显微仪观察大学生练功前后甲皱微循环的变化情况,探讨推拿功法少林内功锻炼对手部温度的影响。12 周少林内功锻炼后,功法组大学生甲皱微循环的血流速度、输入枝管径、输出枝管径、襟顶管径较本组锻炼前均有显著差异。

冠脉微循环是冠脉微动脉和微静脉之间的血液循环,是最终实现心血管功能的场所。中医推拿也可以调理冠脉微循环。推拿操作为擦大椎及胸胁 3～4 遍;按揉脾俞、足三里各 2 分钟;揉膻中 3 分钟;摩中脘 3 分钟;拿内关、外关 3～4 遍;拿按合谷 2 分钟;掐揉神门 2 分钟。每日按摩 1 次,10 次为 1 个疗程。

末端病多发生在人体的四肢末端,末端局部往往出现血液循环障碍,推拿疗法是临床上一种常见的末端病治疗方法,具有缓解疲劳、促进微循环、消炎镇痛等作用。

家兔佐剂性关节炎模型组球结膜也存在严重的微循环障碍,毛细血管明显纤细和扭转等畸形增多,血流缓慢瘀滞,管襟数目减少,血红细胞聚集渗出,并有白色微小血栓形成等一系列严重微循环障碍,直接影响组织细胞物质交换和正常代谢;经摆动类手法结合挤压类手法和摩擦类手法推拿治疗后球结膜微循环明显改善,指标变化有显著意义,说明推拿治疗能改善微循环的功能,增加血液流动性、降低血液黏稠度、降低红细胞聚集,增加血管管径,使血流量增加。

（三）推拿治疗循环系统疾病的作用机制

推拿治疗对循环系统的调节机制主要体现在：① 推拿手法对循环系统具有直接的物理刺激；② 推拿手法通过对神经的调节起作用；③ 推拿手法通过对体液的调节起作用。

1. 推拿对心脏、血管等的物理作用　物理学上的压力是指发生在两个物体的接触表面的作用力,或者是气体对于固体和液体表面的垂直作用力,或者是液体对于固体表面的垂直作用力。物体间由于相互挤压而垂直作用在物体表面上的力,叫作压力。挤压类推拿手法就是典型的压力作用。手法压力的方向是垂直于机体的表面,并作用于机体内部组织。手法作用下的机体内部血管组织,或者心脏组织受到直接的压力刺激,必然会产生相应的反应,甚至引发其他的内在机制。

不同力度按压心俞对局部血流速度和温度会产生影响。把 20 名健康志愿者,分别用极轻、轻度、中度、重度、极重 5 级力度分别按压左侧心俞。观察结果显示 5 级力度（由轻到重）按压心俞后血流速度增长值分别是 $[-4.68(-6.92,-1.56)]$ cm/s、$[2.16(1.30,3.35)]$ cm/s、$[1.86(0.78,4.26)]$ cm/s、$[4.94(2.31,7.63)]$ cm/s、$[1.56(-1.95,2.47)]$ cm/s。对按压前后各组血流速度差值进行统计与多重比较：轻度、中度和重度按压后血流速度与按压前比较均增高,且重度效应明显高于轻度和中度；按压后即刻温度增长值分别是 (1.88 ± 0.64) ℃、(2.05 ± 0.68) ℃、(2.25 ± 0.59) ℃、(2.35 ± 0.61) ℃ 和 (2.32 ± 0.69) ℃,多重比较结果显示极重和重度按压效应优于其他。

这说明在一定范围内,随着按压力量的增加,心俞穴局部温度和血流速度都有增加的趋势。按压力量取重度时,心俞穴局部血流速度与局部温度最大。

《黄帝内经素问·举痛论》中对按法的行气活血作用机制作了详细论述,即"寒气客于背俞之脉则血脉泣,脉泣则血虚,血虚则痛,其俞注于心,故相引而痛。按之则热气至,热气至则痛止矣"。中医用按之则热气至效应对抗寒凝气滞的病机来阐述按压心俞穴缓解心绞痛的作用机制。为进一步阐明按压心俞缓解心绞痛的西医学机制,研究者选用结扎冠状动脉左前降支建立心肌缺血再灌注损伤(myocardial ischemia-reperfusion injury, MIRI)动物模型,探索心肌内源性保护机制与按法的热气至效应之间的关系。预按压心俞组、按压心俞组缺血心肌组织腺苷含量均增高;缺血后按压心俞、预按压心俞均能提高人磷酸化磷脂肌醇 3 激酶(p - PI3K)/PI3K、磷酸化蛋白激酶(p - Akt)/Akt;预按心俞组、按压心俞组有提高 p - ERK/ERK 比值的趋势。从而得出结论,预按压心俞和缺血后按压心俞均能减少缺血再灌注损伤,其通过诱发内源性触发物质腺苷激发 RISK 通路发挥心肌保护效应。

2. 推拿对神经机制的影响　中枢神经系统对于心血管系统的调控,主要通过交感神经及相关神经递质进行血压调节。有研究发现,推桥弓能在相应脑区产生明显特异性反应。穴位推拿能通过手法操作刺激机体各反射区向大脑皮层传递信息,刺激交感神经兴奋,释放神经递质,使血压下降。推拿治疗高血压以推桥弓为主,多数研究者认为推桥弓可以刺激颈动脉窦压力感受器,从而调节血压。推桥弓穴亦能使相关迷走神经、交感神经节和动脉、静脉等产生一系列的复杂变化,可促交感神经和神经纤维产生良性的调节,使血管舒张,血压下降。推拿可刺激机体产生神经冲动传入大脑皮层及延髓中枢,引发各种反射,从而调节血压。实验研究中也发现多数神经递质分布在网状核和延髓区域,少数神经递质分布在网状核之间的网状结构。颈动脉窦的神经冲动可通过神经冲动传到孤束核。推拿能刺激感受器,促进神经冲动传递,调控交感神经,降低血压。

原发性高血压患者大脑在静息状态下额上回、额中回、枕上回、枕中回、中扣带回、后扣带回、壳核、中央前回、脑岛、颞上回、距状回、岳脑、中央前回存在 ALFF 信号降低。且此丘脑为种子点的静息脑网络中丘脑与小脑、额上回、前扣带回、舌状回、梭状回的功能连接度降低,与中央前回、颞上回、枕中回、缘上回、尾状核等功能连接度增高。研究者应用推桥弓与颈中线治疗原发性高血压,发现推桥弓与颈中线均可即时降低原发性高血压患者收缩压。推桥弓即时降压疗效好于推颈中线。运用功能磁共振技术,发现推桥弓组治疗后,EH 患者 SBP 下降更为明显,且丘脑与小脑、扣带回、中央前回功能连接度降低,与屏状核、脑岛、额上回等功能连接度增高。这表明推拿降压的中枢机制之一可能是通过调节 EH 患者丘脑的异常静息态功能连接而实现的。既往学者还对推拿降压的周围神经机制进行研究,认为与刺激颈动脉窦压力感受器有关。该感受器能感受压力刺激,并产生电信号传入延髓及下丘脑的心血管神经元,抑制交感神经,兴奋迷走神经,继而降低心率,扩张血管,使血压下降。近年来兴起的压力感受性反射激活疗法(baroreflex activation therapy, BAT)是通过在颈动脉区植入装置,对血压起良性调控作用。此外,颈动脉体嘌呤能受体也被证实为控制高血压的新药物靶点。上述研究均表明推拿能通过刺激颈动脉体,对内脏神经产生影响,从而控制血压。

分节段推拿手法能干预家兔椎-基底动脉供血不足。椎-基底动脉供血不足是导致眩晕的重要原因。推拿手法能有效改善椎动脉直接、间接的受压以及交感神经受到炎症刺激导致的眩晕症状等。椎动脉走行起于锁骨下动脉,左右各一支,从 C6 横突孔进入,上行至第 1 横突孔,经枕骨大孔上升到颅内后,走于延髓腹侧,两条椎动脉在脑桥下缘融汇在一起,构成基底动脉。椎-基底动脉系统是前庭神经系统(包括前庭神经核、前庭神经和前庭感受器官)的血供来源,此系统任何部位缺血均会引起患者不同程度的眩晕症状。椎动脉一般分 4 部分,近端部分(V1 段)、横突部分(V2段)、枕下部分(V3 段)和颅内部分(V4 段)。椎动脉 V1 段的走行方向多变、多次成角,在 C6 横突孔入口处成角最小,很容易血管迂曲,所以相对于另外 3 段,椎动脉 V1 段是最易发生狭窄的部分,对血流的影响极大。颈椎周围约由 30 余条肌肉包绕颈部的血管、神经等组织,从动静态来平衡颈椎,颈椎周围肌群生物力学的失衡(动态失衡)会导致颈椎稳定性降低,使得椎动脉周围的交感神经丛或交感神经节产生刺激,从而影响到椎动脉的血供。有研究证实,刺激颈中神经节或颈下神经节,椎-基底动脉血流量减少。针对机械性压迫及神经体液学说,研究认为,推拿手法作用于颈部末梢组织,可使钙离子通道激活,提高血管舒张因子含量,导致血管舒张。部分学者采用颈部交感神经节手法干预配合旋转提拉,临床疗效较好。基于椎动脉的正常生理解剖,C6 水平以上其基本都在横突孔内走行直至颅内,手法作用力无法直接作用到,只有在椎动脉入横突孔前才能够起到刺激的目的,有研究者提出的"颈臂穴"就是椎动脉进入横突孔的解剖位置。C6 横突附近分布着颈中神经节、星状神经节,该部位分布的细小神经,容易被外界刺激,从而导致神经、肌肉及血管发生改变。按摩星状神经节,能抑制交感神经异常兴奋,使其节前、节后神经纤维功能受到抑制,从而达到扩张血管、加速血流的目的。还有研究认为,适宜力量的理筋类及关节松解类手法可以调整人体颈部组织的动静力平衡。通过手法的作用力,可能通过力的能量转化或磁场的转化,形成"力-磁场(能量)-脑-信息反馈",改善患者症状。研究显示分节段推拿手法作用于颈项部可以影响椎动脉血流量(BF),尤其在交感神经和椎动脉的共同作用下,可以调节血液中的 ET/CGRP(血清降钙素基因相关肽 CGRP、血浆内皮素 ET)水平,进而改善椎-基底动脉供血不足。

3. 推拿对体液机制的影响　体液调节可以总体上划分为全身性调节与局部性调节两部分,前者是指激素和一些生物因子通过循环系统对全身发挥相应的调节作用。相应的激素主要有肾上腺素、心房钠尿肽等。而局部性体液调节则是指激素作用在邻近细胞与组织,通过局部作用来调节循环系统,如 PGs、组织胺、ET 与 NO 等。

血清肌钙蛋白(cTnI)在急性心肌缺血后血中浓度迅速升高,可以灵敏的反映心肌缺血情况,是心脏受损时的特异性标志物。CK-MB 主要存在于心肌细胞中,在心肌缺血时,血清中 CK 水平迅速提高,其可作为其诊断的指标之一。有研究认为,联合检测血清 cTnI 与 CK-MB 有助于早期诊断急性心肌梗死和病情的分析。在按法刺激心俞、大杼对缺血再灌注损伤模型兔血清心肌 cTnI、磷酸肌酸激酶同工酶水平的影响实验中,模型组、模型+按压心俞组、模型+按压大杼组的兔心电图 ST段结扎后均有抬高,恢复灌注后 ST 段都有回落。各组兔血清心肌损伤指标含量来看,按压心俞组和按压大杼组的再灌注 3 小时的血清 cTnI 含量有下降趋势。血清 CK-MB 含量各组差异有统计学意义,按压心俞组和按压大杼组的含量低于模型组。

推拿治疗原发性高血压的机制主要包括内分泌机制、神经机制、血管调节机制。其中内分泌机制被普遍认为与肾素-血管紧张素-醛固酮系统(RAAS)活性异常有关。研究表明 RAAS 可通过两条拮抗轴对血压起调控作用：一是血管紧张素转换酶（ACE）-血管紧张素Ⅱ（AngⅡ）-血管紧张素Ⅱ1型受体（AT1R）轴缩血管，促进血管平滑肌细胞增殖；二是血管紧张素转换酶2（ACE2）-血管紧张素1-7（Ang1-7）-Mas轴扩血管，抑制血管平滑肌细胞增殖；而AngⅡ又在这其中发挥关键作用：① 直接参与了心血管的重塑，致使心血管硬化，增加了外周阻力；② 与血管受体、肾脏受体、中枢受体结合，使全身血管收缩，同时增加了对水和钠离子的重吸收，扩充了血容量。这最终导致两条拮抗轴的作用水平失衡，RAAS激活而血压上升。七味三芎汤联合三步九推法治疗EH，结果显示推拿治疗组相较于对照组，患者收缩压及舒张压水平改善更为明显，肾素（PRA）、醛固酮（ALD）及AngⅡ水平下降幅度更大，焦虑状况、睡眠状况及情感职能评分改善明显，生活质量得到提高。这表明推拿疗法可通过抑制RAAS，减少水钠潴留，发挥降压作用；而焦虑状况、睡眠状况及情感职能评分的改善则可能与AngⅡ表达受抑制有关。

推拿还可缓解血管紧张痉挛，促进脑部血液的循环，改善脑部供血。通过按压前额部头维、太阳、印堂穴，可有效缓解临床症状。在风府至大椎穴及肩颈部周围运用轻重、缓急、频率变化的拿法使肌肉放松，进而引起扩血管因子的产生，促进局部肌肉、血管、组织扩张，改善血液黏滞状态，抑制周围小血管收缩，达到降压的目的。

此外，当推拿手法直接作用于体表时，同时还间接调节血管活性物质。如血管内皮细胞、降钙素基因相关肽（CGRP）等。推拿对体液调节的方式是通过施加在体表的力，对人体产生一种机械刺激。这种刺激信号改变血管壁切应力，从而对血管的内皮细胞产生影响，促使细胞内钙离子增多，并间接使NOS的活性发生改变，促进产生大量NO。血管内皮细胞是能合成ET、NO等多种血管活性物质在内的高度活跃的代谢库，并且影响着血压的变化，而血压的降低还可反向调节血管内皮细胞的功能。研究证实体内血管反应会促使细胞内的钙离子浓度发生明显变化，引起体内血压变化等多种生化生理反应。另有实验对大鼠"内关"穴进行推拿，实验结果表明，推拿后可使心肌缺血大鼠的血清及心肌超氧化物歧化酶活力明显提高，降低血清及心肌丙二醛含量和血清乳酸脱氢酶及磷酸激酶的活性。

参考文献

[1] 张靖宇,柳昌希,陈泽林,等.推拿罐疗法调节血压临床疗效的初步研究[J].辽宁中医杂志,2022,49(1):168-172.

[2] 段正庭,叶森林,陈东男,等.推拿治疗原发性高血压的机制研究[J].亚太传统医药,2022,18(3):204-207.

[3] 李晶晶,沈世辉,蒋全睿,等.不同力度按压心俞对局部血流速度和温度的影响[J].新中医,2021,53(2):122-125.

[4] 李增图,杨丽娉,陈莹.分节段推拿手法干预对家兔椎-基底动脉供血不足的"神经-血管"反馈调控机制研究[J].浙江医学,2021,43(11):1144-1148.

[5] 李丽萍,李明林.推拿形成动脉管径变化下血管系统集总参数模型研究[J].医用生物力学,2021,36(1):259.

[6] 范志勇,吴山.岭南林氏正骨推拿流派诊治脊源性类冠心病综合征的经验[J].中国中医急症,2021,30(6):1093-1095+1112.

[7] 陈东男,叶森林,段正庭,等.基于推拿探讨原发性高血压的降压机制[J].按摩与康复医学,2021,12(21):88-90.

[8] 刘湘,张玥,刘效敏,等.中医外治疗法治疗肢体淋巴水肿的研究进展[J].血管与腔内血管外科杂志,2021,7(5):585-589.

[9] 李武,蒋全睿,张婉娟,等.按法刺激心俞、大杼对缺血再灌注损伤模型兔血清心肌肌钙蛋白、磷酸肌酸

激酶同工酶水平的影响[J].辽宁中医杂志,2020,47(9):188-191+228.

[10] 蒋全睿,危威,张婉娟,等.预按压和缺血后按压心俞穴对MIRI模型兔心肌RISK通路的影响[J].时珍国医国药,2020,31(12):3057-3060.

[11] 蔡芮桐,尹文浩,张泽.中医特色疗法在老年冠心病心绞痛中应用研究进展[J].辽宁中医药大学学报,2020,22(5):189-192.

[12] 张燕,王权午,矫俊东,等.推拿手法对心脏功能影响的研究进展[J].智慧健康,2020,6(17):44-45+70.

[13] 姚斐,安光辉,田健材,等.推拿功法少林内功对大学生甲皱微循环影响的研究[J].中华中医药杂志,2019,34(11):5443-5445.

[14] 张燕,黄昌男,白雪娇,等.通阳散结推拿法对冠心病患者心功能影响的研究[J].世界最新医学信息文摘,2019,19(97):193-194.

[15] 张顺华,王伟中.中医推拿治疗原发性高血压的临床效果和安全性观察[J].心血管病防治知识(学术版),2019,9(27):12-14.

[16] 齐伟,胡冠宇,卢群,等.摆动类手法作用于循环系统的机制[J].中国老年学杂志,2018,38(2):486-487.

[17] 冯海艳,薛晴,冯丽丽.循经推拿辅助护理路径干预对冠心病心绞痛患者的影响[J].齐鲁护理杂志,2017,23(23):36-38.

[18] 刘生发,张锋.肌内效贴结合淋巴引流手法治疗全膝关节置换后下肢肿胀[J].中国组织工程研究,2017,21(11):1647-1651.

[19] 张峰,吴云川.推拿疗法对末端病的治疗研究[J].吉林中医药,2015,35(7):746-749.

[20] 王晨.局部手法按摩对短时间剧烈运动循环系统的影响[J].中华中医药杂志,2015,30(9):3127-3130.

[21] 王敏玉.推桥弓与颈中线治疗原发性高血压临床观察及脑内信息响应研究[D].成都:成都中医药大学,2015.

[22] 金鑫,朱荣光.中医推拿治疗原发性高血压的临床观察[J].中医临床研究,2014,6(25):38.

[23] 俞建萍.推桥弓穴治疗原发性高血压120例近期疗效观察[J].上海医药,2013,34(6):44-46.

[24] 于慧.高血压病外治法的古今文献研究[D].济南:山东中医药大学,2013.

[25] 玄进,陈岩.冠脉微循环的病理生理及中西医结合治疗[J].实用中医内科杂志,2012,26(3):90-91.

[26] Moeini M, Givi M, Ghasempour Z, et al. The effect of massage therapy on blood pressure of women with pre-hypertension[J]. Iran J Nurs Midwifery Res, 2011, 16(1):61-70.

[27] 李军,魏东明,文新,等.推拿对家兔佐剂性关节炎微循环和血液流变学的影响[J].中医药学报,2010,38(1):37-39.

[28] 王朝宏,冉明山.中医推拿治疗原发性高血压临床观察[J].中华中医药学刊,2010,28(7):1546.

[29] 李华东,毛树文,毛德刚.推拿治疗冠心病稳定劳累性心绞痛40例[J].辽宁中医药大学学报,2007(5):151-152.

[30] 林成杰.推拿治疗轻中度高血压的临床研究[D].济南:山东中医药大学,2005.

[31] 刘玉峰,许世雄,严隽陶,等.外部作用力引起组织压动态变化时的毛细血管血流[J].生物医学工程学杂志,2004(5):699-703.

[32] 浏丹,许世雄,Y. T. Chew,等.血管粘弹性对揉法推拿作用下血管切应力的影响[J].医用生物力学,2004(3):129-135.

[33] 葛晓东.推拿疗法在治疗周围血管疾病中的运用[J].中医药学报,1998(4):35.

[34] 薛喜儒.推拿治疗血管神经性偏头痛[J].前卫医药杂志,1995(3):173.

[35] 陆建荣.气功推拿治疗血管性头痛的体会[J].江苏中医,1990(9):26.

[36] 刘孟安,齐传厚.推拿对血液循环系统影响的研究近况[J].滨州医学院学报,1989(3):80-83.

[37] 张樟进,周慧琳.推拿治疗小儿营养不良性贫血的疗效观察[J].上海中医药杂志,1987(4):19-20.

[38] 王庆林.推拿治疗白血球减少症12例[J].山东中医杂志,1985(2):21.

[39] 郑凤胡,施浚昌,何玉辉,等.对穴位推拿改善冠心病患者左心功能的观察[J].上海中医药杂志,1981(10):32-34.

四、推拿治疗泌尿系统疾病的调节效应与作用机制

(一)推拿治疗泌尿系统疾病的概况

1. 泌尿系统　泌尿系统是人体代谢产物排泄的重要途径,可以调节水盐代谢和酸碱平衡,对维持机体内环境的稳定具有重要作用。狭义的泌尿系统由肾脏、输尿管、膀胱及尿道组成。广义的

泌尿系统有男性和女性的区别。男性泌尿系统包括肾、输尿管、膀胱、尿道、前列腺、输精管、睾丸、附睾等;女性泌尿系统包括肾、输尿管、膀胱、尿道、宫颈、外阴、附件、卵巢、输卵管等。本章节主要介绍狭义泌尿系统。泌尿系统主要功能是形成、输布和排泄尿液。

尿的生成是在肾单位中完成的。每个肾脏由120万个肾单位组成的,一共有240万个肾单位。肾单位由肾小体和肾小管组成,肾小体又包括肾小球和肾小囊。肾脏不仅是排泄器官,它对维持体内电解质平衡也有重要作用。肾小球是一个毛细血管球,血液流经肾小球时,其中的尿酸、尿素、水、无机盐和葡萄糖等物质,通过肾小球和肾小囊内壁的过滤作用形成原尿,并暂时储存在肾小囊中。人体每天形成的原尿大约有150升。当尿液流经肾小管时,原尿中对人体有用的全部葡萄糖、大部分水和部分无机盐,被肾小管重新吸收,回到肾小管周围毛细血管的血液里,剩下的水、无机盐、尿素、尿酸等形成尿液。原尿在肾小球过滤和肾小管重吸收的作用下形成尿液,随后尿液进入肾小盂,经过肾盂的收缩进入输尿管,再经过输尿管的蠕动进入膀胱,并在膀胱暂时储存,当贮积到一定量之后,才排出体外。肾小球和肾小囊内壁的滤过、肾小管的重吸收和排泄分泌等过程是持续不断的,而排尿是间断的。将尿生成的持续性转变为间断性排尿,这是由膀胱的功能完成的。

尿中所含的排泄物为水溶性并具有非挥发性的物质和异物,种类最多,量也很大,因而肾脏是排泄的主要器官。此外,肾脏是通过调节细胞外液量和渗透压,保留体液中的重要电解质,排出氢,维持酸碱平衡,从而保持内环境的相对稳定。因此肾脏又是一个维持内环境稳定的重要器官;肾脏还可生成某些激素,如肾素、促红细胞生成素等,所以肾脏还具有内分泌功能。

调节储尿和排尿的神经中枢位于脑桥,协调膀胱及尿道外括约肌的神经中枢位于骶脊髓的运动神经元。排尿分为自主性排尿和反射性排尿。当尿液在膀胱中达到一定容量时,膀胱内压力急剧升高,大脑排尿中枢产生尿意反应,此强烈的感觉冲动传到脊髓,反射中枢便传出运动冲动,引起逼尿肌收缩,外括约肌及会阴肌松弛,尿液被排出膀胱,称为反射性排尿。自主性排尿起始于大脑皮质,而脑干为排尿的促发区,脑干排尿中枢内的神经元通过神经末梢与腰骶部的副交感节前神经元发生突触联系,继而通过盆神经使逼尿肌收缩,同时通过抑制性中间神经元使 Onuf 核控制的盆底肌肉、尿道外括约肌松弛,发生排尿。可见,排尿是一项复杂的活动,需要在内脏神经和躯体神经系统,即盆神经(副交感)、腹下神经(交感)及阴部神经(躯体神经)的协同作用下完成。

中医对尿液生成和排泄生理和病理的认识是以肾和膀胱的气化开合功能为中心,涉及肺气的肃降、通调、制约功能,脾的运化、转输、升清、统摄的功能,三焦的输送和协调功能。《黄帝内经素问·逆调论》云:"肾者,水脏,主津液。"狭义而言,肾主水是指肾具有主持和调节人体水液代谢的作用。《黄帝内经素问·灵兰秘典论》记载:"膀胱者,州都之官,津液藏焉,气化则能出矣。"膀胱的开合与尿液的排泄有关,而膀胱的开合,依赖于肾的气化。《黄帝内经灵枢·经脉别论》曰:"饮入于胃,游溢精气,上输于脾,脾气散精,上归于肺,通调水道,下输膀胱,水精四布,五经并行。"人体内的津液,来源于胃。经胃的受纳、腐熟,小肠的泌别清浊,形成津液。既成之津液,经脾的运化、转输作用,上达于肺;肺中之津液,经肺的气化作用,分为清浊两部分,其清中之清者,在肺宣发作用下,布散肌腠、皮毛,或经心脉输布脏腑组织;其清中之浊者,经肺之肃降作用,由三焦水道,下达膀胱;其浊液,则在肺之宣发作用下,形成汗液,由玄府排泄而出。到达膀胱之津液,在肾的气化作用下,清升浊降,清者得以四布,浊者形成尿液排出体外。故此,人体水液的正常运行,是肺脾肾等脏腑共同作用的结果,水液代谢与脾肺肾及三焦的气化有关。可见,尿液的生成和排泄与肾、膀胱、肺、脾、三焦等脏腑的关系密切。

2. 推拿治疗泌尿系统疾病的常用手法 中医学认为推拿具有疏经通络,活血化瘀,舒筋散结,祛邪扶正的疗效。西医学认为推拿手法在临床上可起到舒筋活络,宣通气血,减轻或解除肌肉痉挛,活血化瘀消肿止痛,整复脱位,疏通狭窄,剥离粘连等作用。推拿手法本质是一种机械力刺激,作用于患者体表后,对细胞产生刺激,从而激发细胞活性,引发机体的生物学效应,达到防病治病的目的。推拿有利于尿道消肿,并有调节膀胱张力和尿道括约肌的作用,有利于泌尿道感染患者的康复。西医学认为,泌尿系统功能主要受内脏神经的调节。常用的推拿方法有按摩腹、揉腹、振腹、捏脊、擦八髎、揉丹田、按揉中极、振关元等,其中揉法、按法、推法等强刺激手法可以兴奋交感神经,颤法、擦法等平缓规律的手法可以兴奋副交感神经。

3. 推拿治疗常见的泌尿系统疾病 泌尿系统疾病与其解剖、生理、病理特点有关。输尿管是一对细长的管道,全长 20～30 cm,上连肾盂,下入膀胱,中间有 3 个狭窄处,是结石滞留部位。膀胱是贮尿器官,大小、形状随着尿液多少而变化,膀胱三角在两个输尿管口和尿道内口三者连线之间,空虚时也显平滑,这里是肿瘤和结核的好发部位。膀胱的排尿反射受大脑皮层和脊髓排尿中枢的控制,阴部神经又传于躯体神经,所以排尿可以受意识控制,这些结构受损伤,可以引起尿失禁。如果尿液不能从膀胱排出而贮存在膀胱内引起尿潴留。婴儿由于大脑皮层发育不完全而出现遗尿是正常的,一般在 2～3 岁这种现象可逐渐消失,而有正常排尿功能的儿童在睡眠时不能自己控制的排尿则患遗尿症。

推拿治疗的常见泌尿系统疾病包括:① 感染性疾病:急性尿路感染、慢性尿路感染、慢性肾小球肾炎、急进性肾小球肾炎等。② 结石性疾病:如肾结石、输尿管结石。③ 前列腺疾病:前列腺肥大、前列腺增生、前列腺炎等。④ 其他疾病:尿潴留、小儿原发性遗尿、压力性尿失禁、排尿障碍等。

（二）推拿对泌尿系统疾病的调节效应

泌尿系统的主要功能是形成、输布、贮存、排泄尿液。尿液形成于肾,输送于输尿管,储藏于膀胱,排出于尿道。因此,推拿对泌尿系统的调节主要体现在对尿道括约肌、逼尿肌、盆底肌、尿动力学、血液循环等方面的调节效应。

1. 推拿对逼尿肌的调节效应 人体的膀胱壁由三层组织组成,由内向外为黏膜层、肌层和外膜。肌层由平滑肌纤维构成,称为逼尿肌,逼尿肌收缩,可使膀胱内压升高,压迫尿液由尿道排出。在膀胱与尿道交界处有较厚的环形肌,形成尿道内括约肌。在括约肌收缩能关闭尿道内口,防止尿液自膀胱漏出。逼尿肌受副交感神经控制,路径是:骶 2～4 脊髓的骶副交感神经核→2～4 骶神经→盆内脏神经→盆丛→膀胱丛。释放的 ACH 作用于 M 型胆碱能受体,逼尿肌收缩,尿道内括约肌松弛。膀胱逼尿肌和尿道内括约肌受交感神经和副交感神经双重支配。交感神经兴奋时使膀胱逼尿肌松弛,尿道括约肌收缩,因而有利于储尿。副交感神经的作用与交感神经相反,兴奋时能使膀胱逼尿肌收缩,尿道内括约肌松弛,使尿由膀胱排出。推拿腹下耻骨联合正中,紧张性膀胱经推拿后内压下降,而松弛性膀胱经推拿后内压上升。临床试验证明,推拿对逼尿肌有双向调节作用,既可兴奋神经,又可抑制神经,通过观察发现,体内经穴位按摩可消除膀胱和尿道水肿,松弛尿道括约肌,反射性刺激膀胱肌壁,使膀胱逼尿肌收缩,引起排尿。可见,手法通过影响逼尿肌的压力来调节膀胱的作用,对逼尿肌有双向调节作用。

2. 推拿对尿道括约肌的调节效应　西医学认为,膀胱的排尿功能受内脏神经的调节,是交感神经与副交感神经协调作用的直接结果,其交感神经中枢位于 1~2 腰椎(与肾俞相合),副交感神经中枢位于 2~4 骶椎(与八髎、膀胱俞相合),并通过腰内脏神经、盆内脏神经(与中极相合)发挥作用。推拿手法具有调节自主神经功能作用(强刺激如揉、弹拨法、按推法、推法可以兴奋交感神经,轻而平缓、规律的刺激如指颤法、擦法可以兴奋副交感神经),从而达到调节尿液排泄的目的。推拿及穴位按摩有利于消除膀胱和尿道肿胀并有松弛尿道括约肌的作用;同时反射性刺激膀胱肌壁使膀胱逼尿肌收缩从而引起排尿。临床资料表明,推拿疗法可调节膀胱张力和括约肌功能,治疗尿潴留及遗尿症。推拿治疗遗尿症相关综述认为,推拿可增加膀胱壁的牵引感受器功能,同时还可增加交感神经支配膀胱括约肌的兴奋性,减低副交感神经支配膀胱逼尿肌的兴奋性,提高膀胱排尿阈。而推拿对神经有双重调节作用,它既可兴奋神经,又可抑制神经,通过疗程观察发现,体内经穴位按摩可消除膀胱和尿道水肿,腹部推拿可显著增加尿道括约肌厚度、环形括约肌厚度及黏膜上皮厚度,有利于控尿。腰骶部推拿对大鼠的尿道括约肌组织形态有调节作用,且腰骶部推拿组比腹部推拿组大鼠的尿道括约肌厚度、环形括约肌厚度、上皮细胞厚度、固有层厚度、上皮细胞层数、尿道皱襞长度等更接近正常大鼠。因此,推拿对交感神经与副交感神经有协同调节作用,通过调节膀胱张力和尿道括约肌功能,达到调节尿液排泄的目的。

3. 推拿对盆底肌的调节效应　盆底肌指盆底的肌肉,分为三层,浅层包括会阴浅横肌、球海绵体肌等;中层包括会阴深横肌、尿道括约肌等;深层包括肛提肌,这些肌肉共同构成了盆底肌,支持着盆腔脏器,以免脱垂。盆底肌肉将耻骨、尾椎等连接在一起。它围绕在尿道、阴道和直肠开口的周围,支撑着盆腔和腹腔器官,协同作用于膀胱、肠和性功能。因此,盆底肌肉和性功能、排尿功能等都有密切联系。研究认为,推拿可以间接刺激 S3 或 S4 骶孔神经,不仅能增强尿道括约肌的张力,还能降低盆底痉挛的发生率。推拿刺激穴位不仅可以使来自骶神经的阴部神经兴奋,还能改善患者自主控制排尿的能力。因为刺激体神经可阻止膀胱的收缩,提高尿道括约肌张力的抑制作用,达到稳定逼尿肌的疗效。因此,推拿能促进盆底肌的收缩,改善膀胱功能,缓解尿失禁,推拿手法作用于相应的穴位具有一定阻止尿液流出的作用。

4. 推拿对尿动力学的调节效应　尿动力学是根据流体力学原理,采用电生理学方法及传感器技术,来研究贮尿和排尿的生理过程及其功能障碍。包括尿流率、尿渗透压等。研究者发现,推拿手法治疗,尤其是腹部、腰骶部以及下肢部位相应经络穴位的手法对 SUI 漏尿量及漏尿次数均有明显改善。腹部推拿和腰部推拿通过提高尿渗透压,有调整夜间尿量的作用,且有远期的稳定作用。说明推拿可以改变尿动力学形态,对尿流率、尿渗透压等具有一定调节效应。

5. 推拿对局部血液循环的调节效应　推拿手法治疗慢性前列腺炎中,手法直接或间接作用于前列腺,可使毛细血管扩张,血液循环加快,代谢增强,酶系统功能增高,前列腺的生理活动和功能得到调整,使炎症得到充分吸收,消除肿胀物通过穴位刺激,使泌尿系统功能得到调整,增强机体抵抗力,减轻症状。研究者发现推拿按摩腰腹部等穴位经络能改善泌尿系统微循环,促进利尿排石,加快输尿管蠕动频率,增大蠕动波幅的生物信息效应,还具有解痉止痛、改善肾功能等效果。研究者认为推拿手法中的擦法可以使血流变发生改变,改善局部血液循环;擦法刺激能够对血管的内皮细胞和平滑肌细胞等产生影响,促使细胞内 Ca^{2+} 增多,并通过对 Ca^{2+} 敏感的蛋白激酶使一氧化氮合成酶活性增强,产生更多的一氧化氮,达到行气活血的目的。

(三)推拿治疗泌尿系统疾病的作用机制

1. 推拿对膀胱的直接调节　人体正常生理情况下,膀胱的储尿、排尿与尿量对膀胱壁的充盈刺激有密切关系。当尿量达到一定数值,膀胱内容量充盈到一定程度,就会产生足够的牵张刺激,使逼尿肌兴奋性增高,诱发其收缩,从而启动膀胱的排空,刺激膀胱排尿。

研究表明,腹部推拿可通过影响膀胱相关肌群的功能及膀胱内压,以改善膀胱动力。局部推拿可使下腹部压力升高,间接作用于膀胱壁层压力感受器,同时使膀胱出口压力升高,促进尿液排出。腹部推拿通过改善膀胱动力,再将机械刺激的信号向上、向内传输至排尿中枢,对其产生反馈性电刺激,使其活动增强,从而改善排尿功能的作用机制。腹部推拿也可通过影响膀胱相关肌群的功能及膀胱内压,以改善膀胱动力。研究还表明,腹部推拿可以通过力学效应作用于腹部来调控 $NGF-Tr-kA$、$PI3-K/Akt$ 信号通路。腹部推拿在手法作用力下,产生能量转换和生物电等信息传导,进而刺激机体产生各种生物学效应。研究表明,推拿手法可以使局部神经兴奋性增高,引起膀胱局部肌群功能,从而达到促进排尿功能恢复。

膀胱逼尿肌是一种特殊的平滑肌组织。较系统的研究后发现离体条件下膀胱逼尿肌肌条可出现自发的兴奋性收缩;离体膀胱逼尿肌条在多种神经递质拮抗剂"鸡尾酒"式的混合阻断下,仍然能产生收缩。逼尿肌组织具有自主产生兴奋的能力,这种自发性肌源性兴奋并不依赖于神经因素的作用而存在。因此,当推拿手法直接作用于腹部膀胱区时,手法的外部压力刺激诱发或增强了对膀胱壁机械牵张刺激的力度,逼尿肌自发性兴奋,进而产生节律性收缩,尿道内括约肌松弛,从而启动膀胱排尿反射。研究中还发现,在膀胱流出道梗阻和神经源性异常引起的逼尿肌不稳定时,这种肌源性的自发兴奋和收缩明显增强,表现为不稳定逼尿肌肌条与正常逼尿肌肌条相比,自发性收缩的幅度和频率明显增加;同等张力负荷下不稳定逼尿肌肌条的自发性收缩频率较正常逼尿肌肌条明显增加。这一现象的发生目前被归咎为两个基本的机制:① 神经源性学说。强调所有兴奋性改变均源于神经因素,或为神经因素的延续效应,主要表现在神经受体的数量和功能的上调。② 肌源性学说。该学说认为兴奋性改变还包括逼尿肌肌细胞的兴奋性增高、细胞间信号传导功能的加强、逼尿肌细胞与神经节细胞的联系增加,以及膀胱内可能存在的起搏细胞功能数量及功能的上调等。在膀胱兴奋的肌源性学说这一理论中,研究认为 Cajal 间质细胞是一类与平滑肌细胞在形态及功能上均不相同的细胞,这些细胞是胃肠道、输尿管等器官的起搏细胞,这些器官的平滑肌自发性兴奋均起源于其中 ICCs 细胞。有研究采用 c-kit 特异性标记的方法,先后证实了在豚鼠和人的膀胱中存在 ICCs 细胞,这种细胞呈长梭形,在去极化时不能产生自发收缩,有别于正常的逼尿肌肌细胞,更为特异的是这种细胞 c-kit 表达呈阳性,它们主要沿肌束分布,并可产生钙活动,与神经和平滑肌细胞也有广泛的联系,极可能是起搏细胞或是兴奋调节细胞。由此推测,推拿的机械作用力使膀胱内压增加而产生的类似尿液对膀胱壁充盈刺激的机械牵张力,可能引起膀胱

ICC 细胞的兴奋,从而产生上述协调逼尿肌收缩的过程。

2. 推拿影响泌尿系统的神经传导　人体中调节储尿和排尿的神经中枢位于脑桥,协调膀胱及尿道外括约肌的神经中枢位于骶脊髓的运动神经元。当尿液在膀胱中达到一定容量时,膀胱内压力急剧升高,大脑排尿中枢产生尿意反应,此强烈的感觉冲动传到脊髓,反射中枢便传出运动冲动,引起逼尿肌收缩,外括约肌及会阴肌松弛,尿液被排出膀胱,称为反射性排尿。逼尿肌的收缩加强了对膀胱内感受器的刺激,尿流加强了对后尿道内感受器的刺激。冲动经由盆神经、腹下神经与阴部神经传入脊髓;并经脊髓-丘脑通路向上传导,继而经丘脑投射于大脑。自主性排尿起始于大脑皮质,而脑干为排尿的促发区,脑干排尿中枢内的神经元通过神经末梢与腰骶部的副交感节前神经元发生突触联系,继而通过盆神经使逼尿肌收缩,同时通过抑制性中间神经元使 Onuf 核控制的盆底肌肉、尿道外括约肌松弛,发生排尿。因此,推拿对泌尿系统的调节机制主要表现在神经传导中脑桥排尿中枢和骶神经及膀胱和免疫功能等方面的影响。

(1) 手法影响脑桥排尿中枢:脑桥是重要的调控排尿和储尿的神经结构。近年来研究表明,位于脑桥的 Barrington 核,即脑桥排尿中枢(PMC)可能通过位于 L5～S1 节段的骶副交感核(SPN)背侧中间神经元对 L1～L2 段的 IML 区交感节神经元发挥调控作用。当该区域被去除时,可致完全的尿潴留,并且对此区域行电刺激,产生膀胱逼尿肌协调收缩,致尿道内压急剧下降、盆腔肌肉松弛、膀胱内压升高,从而产生排尿现象。此外,位于脑桥被外侧盖的腹外侧部的 L 区,即脑桥储尿中枢(PSC)对排尿活动有抑制性作用,且对膀胱的控尿功能有协助作用。因此,如果 PMC 和 PSC 这两个中枢本身出现问题或其传导通路发生障碍,则直接影响正常排尿的生理功能。研究也表明,腹部推拿可能通过调控 PMC 与 PSC 中枢进而改善排尿障碍。腹部推拿可能是通过能量信号及神经反射传导而改变了 PMC 与 PSC 中枢的兴奋状态进而对其产生广泛性的影响,从而起到调节膀胱功能的作用。

(2) 手法影响脊神经

1) 手法影响整个脊神经调节泌尿系统:脊神经,由脊髓发出的成对神经。人体共有 31 对,其中颈神经 8 对,胸神经 12 对,腰神经 5 对,骶神经 5 对,尾神经 1 对。每一对脊神经由前根和后根在椎间孔处合成。前根由脊髓前角运动神经元的轴突及侧角的交感神经元或副交感神经元的轴突组成。纤维髓脊神经分布到骨骼肌、心肌、平滑肌和腺体,支配控制肌肉收缩和腺体的分泌。后根上有脊神经节,是传入神经元细胞体聚集而成,后根由感觉神经元的轴突组成,其末梢分布全身各处,能感受各种刺激。脊神经是混合神经,典型的脊神经含有四种纤维成分:躯体运动、躯体感觉、内脏运动、内脏感觉纤维。督脉贯穿脊柱,与脊神经相随相行,重叠于脊神经的体表。在督脉上的良性刺激,可促进椎动脉血液循环,有益于大脑的血液供应,进而影响大脑对排尿的控制,在睡眠中发生反射性排尿,在督脉经上治疗可促进排尿中枢的发育。

手法调节中的捏脊疗法,主要是在背腰部督脉上的操作,动作中包括提、捻、推、放等手法。这些动作主要是通过调整整个脊神经来调节膀胱功能。捏脊疗法的一方面可以刺激脊神经使大脑皮层兴奋,调节中枢神经,进而调节排尿系统;另一方面,又能使高级神经中枢控制脊髓排尿反射中枢,并促进交感神经兴奋,抑制副交感神经,使尿道括约肌收缩,从而对遗尿起到治疗作用。有研究表明,脊髓损伤后,骶髓排尿中枢(S2～S4)发挥抑制作用的神经中枢或神经传导纤维遭到破坏,导致神经系统功能重组,形成新骶髓反射弧,由无髓鞘的 C 传入纤维,经后根达 S2~S4 后角,通过中间神经元兴奋骶副交感节前神经元下传导致逼尿肌反射亢进。因此推测,捏脊手法起效很可能是由于人工膀胱反射弧的建立,脊神经反射性地调节大脑和脊髓相应神经细胞的功能,调节肾脏泌尿功能,尿道括约肌舒缩功能等。

2）手法影响腰神经:支配膀胱及尿道的交感神经、副交感神经均位于胸腰脊髓内,其随阴部神经走行,分布于膀胱颈及尿道内括约肌的平滑肌肌纤维间,在储尿期末对关闭膀胱颈起着重要作用。在调节膀胱功能的操作中,有些手法重点作用在脊神经中的腰神经部分,比如腰椎定点斜扳法,L4~L5 节段的腰椎定点斜扳旋转椎体刺激马尾,既不损伤脊髓,又可调节 T11~T12、L1 发出的接受膀胱感觉的交感神经纤维与 S2~S4 运动核发生的引起逼尿肌收缩,括约肌放松的冲动与兴奋,可改善排尿初级中枢的功能。还有研究证实,三焦俞和肾俞穴区的初级传入神经分别来自 T8~L3 和 T9~L4 的脊神经节,传出神经来自同节段的椎旁节和脊髓腹角的运动神经元,集中节段分别为 T10~L2 和 T11~L3。因此,按揉三焦俞和肾俞可能通过兴奋支配膀胱的交感神经,抑制尿液的排出,解除遗尿或尿失禁。较重的手法刺激肾俞穴可兴奋中枢神经,使交感神经处于优势。肾俞所在部位又是支配膀胱的脊髓节段,通过植物中枢反射,使膀胱平滑肌弛缓,尿道内括约肌收缩,从而促进贮尿。重手法刺激与剧烈运动或不良环境刺激作用相似,可使交感神经活动加强,为维持内环境相对稳定,机体会调动多器官的潜力,提高适应能力来应付环境的急剧变化,如抑制排尿。

3）手法影响骶神经:支配膀胱的逼尿肌和尿道内括约肌的副交感神经位于骶 2~4 脊髓内。骶副交感神经下传至盆内脏神经,通过盆神经丛到达膀胱丛而使逼尿肌收缩,尿道内括约肌松弛,排出尿液。西医学认为骶 3~5 的骶神经分支是肛提肌神经来源,刺激 S3 或 S4 骶孔神经不仅能增强尿道括约肌的张力还能降低盆底痉挛的发生率。刺激这些穴位不仅可以使来自骶神经的阴部神经兴奋,还能改善患者自主控制排尿的能力。推拿治疗可以直接刺激腰骶神经,改善逼尿肌的稳定,从而尿道括约肌的肌张力就能得到升高。有证据表明 S2~S4 支配的肌肉有臀大肌、跖屈肌以及足部的一些小肌肉,刺激这些肌肉可能对逼尿肌有抑制作用。下肢背部的皮肤、会阴部的皮肤是由骶皮节支配,刺激下肢背部皮肤、会阴部皮肤的传入神经,也能达到抑制逼尿肌的功效。刺激这些部位后至少能产生两种作用:① 通过骶髓的直接通路提供对膀胱节前运动神经元的中枢抑制;② 刺激支配神经节和逼尿肌的抑制性交感神经元。因此,推拿手法治疗于这些部位和相应的穴位有一定阻止尿液流出的作用。

此外,骶部神经刺激还能降低环磷酰胺诱导的逼尿肌过度活动,可能作用在伤害性感受的 C 纤维。因此在治疗遗尿时,手法刺激骶神经上的相关穴位而产生疼痛或温热感,这些刺激可能通过无髓鞘 C 纤维的传导,进而降低环磷酰胺诱导的逼尿肌过度活动,达到抑制排尿的目的。

八髎穴是骶神经通过之处,八髎穴可刺激骶骨神经根的传出神经,被动引起逼尿肌、膀胱内括约肌节律性地收缩运动,并增加二者之间的协调功能,促进排尿反射的形成。在腰骶部的揉法、擦法以及点按次髎可以通过刺激骶神经,达到协调逼尿肌和尿道内括约肌节律性收缩舒张的作用,使小便得到控制和调节。在八髎区域施手法,刺激盆丛自主神经,还可以调节大脑皮层的排尿中枢,从而加强膀胱的泌尿功能,使排尿功能紊乱得以纠正。

（3）手法影响足部反射区：足反射原理中的神经反射理论认为，人体可划分为体表与内脏器官密切联系的条反射带，垂直方向和水平方向的反射带在足部交织成网，将人体各个部分均反射到足部，这些反射区能反映相关脏器的病变，当脏器发生病变时，其反射区会发生变化，同时，当反射区受到伤害时，也会影响到相关脏器的生理功能。足部反射区按摩疗法将人双足分为60余个主要反射区，泌尿反射区也称基本反射区，由肾、输尿管、膀胱反射区组成，是足部按摩最重要的反射区之一，具有增强泌尿系统的排泄功能，以加速体内代谢产物排出体外。有研究采取交叉对照的方法，在水负荷一致等相同试验条件下定量按摩健康受试者泌尿反射区和非泌尿反射区，结果发现按摩足部泌尿反射区对肾脏泌尿功能有明显的影响。足部泌尿反射区按摩后尿常规没有阳性结果出现，计量指标全在生理范围内波动；尿比重、尿钠、尿酸、尿素氮、尿肌酐较空白观察的数据明显增加，尿钾明显减少；按摩开始后3小时尿量显著增多，泌尿量峰值在第2小时出现，有"滞后"现象；全天的尿量无明显改变；尿 pH 上升，趋近于7。这些数据证明足部泌尿反射区与肾脏泌尿功能有密切关系。

3. 推拿影响免疫功能 按摩时可改变局部血流速度，对局部血流方向亦可调整。按摩可改变淋巴结内各型淋巴细胞比例，直接调节了免疫力，总的来说主要是通过影响淋巴循环、血液循环起到治疗作用。西医学研究表明按摩具有消炎消肿、分离组织粘连、改善局部微循环、解痉镇痛、纠正小关节功能紊乱等广泛作用。推拿能有效地缓解患者排尿异常的症状，改善炎症刺激，降低免疫反应。研究表明，足部按摩疗法能降低血清中 IL-1β、IL-6 水平，IL-1β、IL-6 水平异常升高，是易患各种感染性炎症的原因之一。细胞因子 IL-1、IL-6 等可诱导产生 IL-8，低剂量 TNF-α 诱导 IL-1 产生。足部按摩疗法能够改善前列腺液中细胞因子的表达水平，通过免疫调节，中断或阻止细胞因子效应以消除症状和炎症反应，达到抗炎的作用，从而改善炎症刺激，降低逼尿肌的超敏状态，缓解排尿症状。足部按摩疗法还可以调节自主神经功能，减少 CA，降低肾上腺素受体的兴奋性等多途径，多层次综合调节作用，从而改善所引起的排尿异常的症状。

男性的前列腺与排尿也有密切关系。推拿手法也会通过影响前列腺的功能而改善排尿。前列腺位于膀胱与尿生殖膈之间，包绕尿道根部。其环状平滑肌纤维围绕尿道前列腺部，参与构成尿道内括约肌。前列腺由 30~50 个复管泡状腺组成，汇成 15~30 条导管，分别开口于尿道。当膀胱充盈到一定程度，发生排尿冲动时，前列腺伴随逼尿肌的收缩，尿道内括约肌的松弛，使排尿顺利进行。老年人腺组织逐渐退化，腺内结缔组织增生，形成前列腺增生，压迫尿道，引起排尿困难。

推拿手法可使血管壁和细胞膜的通透性得到改善，血流量也会增加。腹部手法可作用到髂内动脉，直接调节前列腺的血液供应。手法操作也可促使 BPH（良性前列腺）增生，患者前列腺血流速度加快，促使炎性渗出物吸收和消散，从而起到消肿止痛的作用。慢性前列腺炎的症状也可能与神经营养因子、神经生长因子（NGF）引发的神经源性炎症和心理压力引发的生化反应有关，促炎症细胞因子和抗炎症细胞因子的失衡可能参与了发病机制。IL-8 是一种强效、相对低分子量的炎症趋化因子，主要由单核巨噬细胞、成纤维细胞、内皮细胞和多种上皮细胞产生，特点是帮助募集中性粒细胞和单核细胞进入炎症部位和调节白细胞黏附分子的表达。TNF-α 则具有广泛的生物活性，参与炎性反应、免疫应答、内毒素性休克等病理过程。研究表明，足部反射区按摩可以降低慢性前列腺炎患者 IL-8、TNF-α 水平。足部反射区按摩通过改善人体血液循环，促进神经体液代谢,调动免疫功能,调整机体失衡,阻断原有的病理信息反射等达到防治疾病的作用。

参考文献

[1] 王琳琳,洪莉.可注射水凝胶治疗压力性尿失禁研究
　　　进展[J].中国实用妇科与产科杂志.2018,34(2).

[2] 王钲,易锦,辛随成,等.腰骶部与腹部推拿对压力性
　　　尿失禁大鼠尿道括约肌组织形态的不同影响[J].北
　　　京中医药,2016,35(1):69.

[3] Sharifiaghdas F, Tajalli F, Taheri M, et al. Effect of
　　　autologous muscle-derived cells in the treatment of
　　　urinary incontinence in female patients with intrinsic
　　　sphincter deficiency and epispadias: A prospective study
　　　[J]. Int J Urol. 2016, 23(7): 581 – 586.

[4] 李正飞.应用腹部推拿治疗非阻塞性尿潴留的作用
　　　机制研究[J].中医外治杂志,2016,25(5):3 – 4.

[5] 李正飞.腹部推拿治疗非阻塞性尿潴留的探讨[J].
　　　河北中医,2015,37(12):1856 – 1857.

[6] Stangel-Wojcikiewicz K, Jarocha D, Piwowar M, et al.
　　　Autologous muscle-derived cells for the treatment of
　　　female stress urinary incontinence: a 2 – year follow-up
　　　of a Polish investigation[J]. Neurourol Urodyn. 2014,
　　　33(3): 324 – 330.

[7] 何建青,郭思佳.治神在推拿临证中的作用[J].陕西
　　　中医学院学报,2013,36(1):56 – 57.

[8] 郑庆山,马乐,易锦,等.推拿治疗女性压力性尿失禁
　　　临床疗效观察[J].北京中医药,2012,31(12):
　　　889 – 891.

[9] 常德贵,李广森,张培海,等.足部反射区按摩对气滞
　　　血瘀型慢性非细菌性前列腺炎患者前列腺液中
　　　TNF – α、IL – 8 的影响[J].辽宁中医杂志,2011,38
　　　(5):804 – 807.

[10] 刘焰刚,孟祥奇,陈廷坚.推拿干预对良性前列腺增
　　　生患者残余尿量的影响[J].中国中医药信息杂志,
　　　2009,16(10):37 – 40.

[11] 郑霖.逼尿肌细胞、ICCs 细胞自发性钙瞬变发生及调
　　　控机制的研究[D].重庆:第三军医大学,2009.

[12] 文巧芳,杨云.推拿手法解除患者尿潴留疗效观察
　　　[J].现代中医药,2008,28(1):30.

[13] 邹川,刘旭生,黄春林.试论《内经》对尿液生成和排
　　　泄的认识[J].四川中医,2008,26(8):50 – 51.

[14] 曾科学.罗力.推拿手法干预 ESWL 术后碎石排出 80
　　　例的临床观察[J].按摩与导引,2008,24(2):6 – 7.

[15] 马惠昇.推拿滚法行气活血效应机制浅析[J].江苏
　　　中医药,2007,39(3):39 – 41.

[16] Lose G, Mouritsen L, Nielsen JB. A new bulking agent

[17] 邓国忠.按摩足部泌尿反射区对肾泌尿功能影响的
　　　研究[D].成都:成都中医药大学,2006.

[18] 李莉.推拿治疗小儿遗尿 70 例临床观察[J].按摩与
　　　导引,2005,21(5):6 – 7.

[19] 詹强.足部反射区推拿对白细胞介素 – 1β 的影响
　　　[J].浙江中西医结合杂志,2004,14(3):138 – 140.

[20] 詹强.足穴推拿疗法对不同年龄人群血清 IL – 6 水平
　　　变化的影响,中国中医药科技,2004,11(3):
　　　133 – 134.

[21] Reitz A, Schmid D M, Curt A, et al. Afferent fibers of
　　　the pu-dendal nerve modulate sympathetic neurons
　　　controlling the bladder neck [J]. Neutourol Urodyn,
　　　2003(22):597 – 601.

[22] Barber MD, Bremer RE, Thor KB, et al. Innervation of
　　　leva-tor ani muscles in women [J]. Am J Obstet
　　　Gynecol. 2002(187):64 – 71.

[23] Cano G, Card J P, Rinaman I, et al. Connections of
　　　Bar-rington's nucleus to the sympathetic nervous system
　　　in rats[J]. J Auton Nerv Syst, 2000(79):117 – 128.

[24] 李繁东,刘玉兰,于鲜华,等.低频脉冲电流刺激太溪
　　　穴治疗前列腺增生症[J].中国疗养医学,1997,6
　　　(1):16.

[25] Ding Y Q, heng H X, Gong L W, et al. Direct
　　　projections from the lumbosacral spinal cord to
　　　Barrington's nucleus in the rat: a special reference to
　　　micturition reflex [J]. J Comp Neurol, 1997(389):
　　　149 – 160.

[26] 肖赤宁,潘建黔.推拿治疗遗尿症综述[J].贵阳中医
　　　学院学报,1996(4):55 – 56.

[27] Vaughan C W, Satchell P M. Role of sympathetic
　　　innerva-tions in the feline continence process under
　　　natural filling conditions [J]. J Neurophysiol, 1992
　　　(65):1842 – 1849.

[28] Nadelhaft, Mckenna K E. Sexual dimorphism in
　　　sympathetic preganglionic neurons of the rat hypogastric
　　　nerve[J]. J Comp Neurol, 1987(256):308 – 315.

[29] 赵有华,颜志强.推拿加穴位指压法治疗尿潴留[J].
　　　河北中医,1986(10):65.

五、推拿治疗神经系统疾病的调节效应与作用机制

(一)推拿治疗神经系统疾病的概况

1. **神经系统**　神经系统对机体功能活动起主导调节作用,对人体非常重要,主要由神经组织组成,分为中枢神经系统和周围神经系统两大部分。中枢神经系统又包括脑和脊髓,它接收全身各处的传入信息,并进行整合加工,或储存在中枢神经系统内成为学习、记忆的神经基础;周围神经系统包括脑神经、脊神经和自主神经,其功能是将外周感受器和中枢神经系统进行连接。机体内外的各种信息,由感受器接受后,通过周围神经传递到脑和脊髓的各级中枢进行整合,再经周围神经控制和调节机体各系统器官的活动,以维持机体与内、外界环境的相对平衡。

西医学中的神经系统,在中医理论中属"神"的范畴。"神"有广义和狭义之分。广义之神,是指整个人体生命活动的外在表现;狭义之神,即是指心所主的神志,即人的精神、意识、思维活动。《黄帝内经素问·灵兰秘典论》记载:"心者,君主之官也,神明出焉。"张景岳注:"心为一身之君主……脏腑百骸,惟所是命,聪明智慧,莫不由之。"此外,《黄帝内经灵枢·海论》记载:"十二经脉,内属于脏腑,外络于肢节。"指出人体的十二条经脉在内分别与体内相应的脏腑相通,在外分别与相应的体表、肢节联系,从而使人体各个器官、组织形成一个统一、完整的机体。心主神明的生理功能类似于中枢神经系统,经络系统则类似于周围神经系统。

2. **推拿治疗神经系统疾病的常用手法**　常采用的推拿手法主要包括:头部操作:拿五经,扫散法、一指禅推头部穴位,振百会、按揉四神聪、揉或振印堂穴等;背部操作:按揉背部督脉和膀胱经上的背俞穴;肢体远端操作:点按神门、内关、巨阙,来调养心神、安神定志。

3. **推拿治疗常见的神经系统疾病**　推拿治疗的神经系统疾病可达20余种,主要包括:中风后遗症、脑萎缩、痴呆症、脑瘫、健忘症、失眠、头痛、头晕、帕金森、舞蹈症、多动症、言语障碍、周围性面瘫、面肌痉挛、肌肉震颤、三叉神经痛、坐骨神经痛、多发急慢性神经炎等。

(二)推拿对神经系统疾病的调节效应

神经系统病症的发病主要包括中枢神经、周围神经病变。或是遗传因素;或是中毒、感染、外伤,使神经受损;或是由于神经组织本身营养不足,痿废不用;或是肿瘤、出血、突出等压迫神经;或是生物-心理-社会等综合因素引起的。推拿作为一种良性的物理刺激,其对神经系统的作用主要体现在对中枢神经和周围神经的调节,以及促进神经修复等方面。

1. **推拿对中枢神经的调节效应**　中枢神经系统是神经系统的主要部分,包括位于颅腔内的脑和位于椎管内的脊髓,其位置在人体的中轴,由明显的脑神经节、神经索或脑和脊髓以及它们之间的连接成分组成。在中枢神经系统内大量神经细胞聚集在一起,有机地构成网络或回路,其主要功能是传递、储存和加工信息,产生各种心理活动,支配与控制动物的全部行为。

中枢神经系统的疾病,主要涉及大脑和脊髓相关疾病。推拿治疗也往往选择以头部和背部穴位为主的手法操作,这些手法具有明显的中枢调节作用。推拿手法作为一种良性的外源性刺激,可以通过手法、施力大小等变化所引发的感觉冲动传导到脊髓后,直接或间接通过中间神经元,与脊髓前角和侧角的躯体运动、内脏运动神经元发生突触传递,引起同节段或近节段神经反射,对躯

体运动和内脏运动进行调整,感觉冲动还可以通过复杂的神经机制对躯体感觉信号进行调整。同时,经由脊髓的神经化学信号,也可以进一步向上传至丘脑、大脑皮层,通过大脑皮层信息的整合,来治疗神经系统疾病。

焦虑症是神经系统疾病中最常见的一种类型,一旦发病后患者常常表现为失常的大脑皮质功能活动,中枢神经的兴奋与抑制发生失调现象,从而导致一系列综合征的发生。推拿操作以头面颈项部、背部穴位为主,选择心俞、肝俞、胆俞、脾俞、胃俞、肾俞、风池、脑户、百会、头维、太阳、鱼腰;再加中脘、气海、关元、手三里、合谷、足三里、解溪等,治疗焦虑症临床疗效显著。芳香按摩疗法也能使焦虑抑郁患者的脑电 α 波活动显著增强、δ 波活动显著减少,改善患者的特质焦虑指数、贝克抑郁量表和心理社会幸福指数的心理评估分数。

运用百会"振法"对急性脑栓塞大鼠躯体感觉诱发电位(SEP)的影响进行观察,实验中发现,在对大鼠行改良光化学法血栓模型造成急性不完全性脑缺血后,其 P 波的波幅明显降低,即刻用振法仪刺激大鼠百会穴后,其 P 波波幅显著回升。实验表明,振动效应可能是通过作用于缺血后的大脑皮层及皮层下脑组织,从而提高了受损区域的电生理活动状态。

醒脑通络推拿法治疗小儿脑瘫,其头部训练:将双手放在患儿头部两侧,循三阳经,沿头、颈两侧至大椎进行推拿,对肌肉及姿势异常部位进行按摩,向上轻拉颈部,医师前臂压住患儿肩膀,缓解痉挛;从耳后发际直至肩部,轻揉颈部两侧肌肉;从枕骨下直至胸椎,按摩颈后部肌肉。头部训练配合上躯干部运动和肢体行走训练,治疗脑瘫肢体痉挛疗效显著。

现代研究表明,督脉在项背部与循行脊里的皮质脊髓束走行和控制躯体运动的功能一致,所以皮质脊髓束是督脉在项背部的实质内容。通过通督推拿可能影响了大脑皮质和皮质脊髓束的兴奋性,从而达到了对运动的调控作用。同时推拿通过对周围神经和肌肉的刺激,调整神经反射环路中各个运动神经元的兴奋性,促进脊髓运动神经元的可塑性变化,改善局部肌肉的肌张力,提高了再生神经的协调性运动支配能力,使得肢体痉挛得以缓解,运动功能得以有效地恢复。

不同的推拿手法对中枢神经系统可能存在兴奋或抑制。提拿、弹拨、叩击等手法对机体有兴奋作用,表面抚摸手法则有抑制作用。同一个手法,由于频率的快慢,用力的轻重,操作时间的长短不同,其作用也不同。轻度用力的手法,其刺激作用软弱而柔和,可抑制中枢神经系统,产生轻松舒适之感,具有放松肌肉、缓解痉挛、镇静止痛的作用;重度用力的手法,其刺激作用较强烈,可兴奋中枢神经系统,产生酸麻胀重感,可促使精神振奋、肌肉紧张、呼吸心跳及胃肠蠕动加快、腺体分泌增强等。过强过长时间的重度手法虽易使神经兴奋,但很快可转入抑制状态,故患者可有疲劳思睡的感觉。轻柔的、时间短的手法还可改善大脑皮层的功能,并通过自主神经反射,调整疲劳肌肉的适应性和营养供求状况;刺激强的、时间长的手法则起相反的效果。

2. 推拿对周围神经的调节效应　周围神经系统包括 12 对脑神经、31 对脊神经和自主神经(交感神经和副交感神经)。脑神经按出入颅腔的前后顺序即嗅神经、视神经、动眼神经、滑车神经、三叉神经、外展神经、面神经、位听神经、舌咽神经、迷走神经、副神经和舌下神经。脑神经损害,会产生许多病症。脊神经分为颈神经 8 对,胸神经 12 对,腰神经 5 对,骶神经 5 对,尾神经 1 对,共31 对。脊神经穿经椎间孔出椎管,其中上 7 对颈神经从相应的颈椎上方穿出,第 8 对颈神经从第 7颈椎和第 1 胸椎之间穿出。以下的脊神经皆按此顺序,分别在该节和下一节椎骨之间的椎间孔穿出。脊神经在椎孔内的位置：前方同椎间盘与椎体相邻，后方有关节突关节与韧带。当这些结构发生运动损伤时，常常累及脊神经，会出现感觉与运动障碍等症状。

交感神经是自主神经系统的一部分。由脊髓胸 1 至腰 2 节段的灰质中间外侧柱发出节前神经元，经过脊髓神经前根，从相应节段的白交通支进入椎旁交感神经链，并在链内上行或下行，与链内或链外神经节内的节后神经元发生突触联系，节后神经元随相应的脊神经走行至末梢，支配心脏血管、腹腔内脏、平滑肌及腺体等，以调节这些组织器官的功能活动。刺激交感神经，可引起心肌收缩力加强、心跳加速、腹腔内脏、皮肤末梢血管收缩、新陈代谢亢进、瞳孔散大、疲乏的骨骼肌工作能力增加等。人体大多数组织器官均受交感神经及副交感神经的双重支配，在功能上具有拮抗作用。

副交感神经也是自主神经系统的一部分。由脑干的某些核团及脊髓骶段的灰质中间外侧柱发出节前神经元，混合于脑神经（主要为面神经、舌咽神经及迷走神经）或脊神经中行走，到达器官内或器官旁，与副交感神经节中的节后神经元发生突触联系，随后节后神经元分布于内脏器官、平滑肌和腺体，并调节其功能活动。刺激副交感神经可引起心跳减慢、胃肠蠕动增强、括约肌松弛、瞳孔缩小、腺体分泌增加等。

周围神经系统是中枢神经系统结构和功能的延续。它的传入纤维（或称感觉纤维）将来自感觉器官（如眼）和身体不同部位（如皮肤）感受器的冲动传入中枢神经系统，它的传出纤维（或称运动纤维）将中枢神经系统的神经冲动传到效应器官（肌肉和腺体）。

推拿能修复损伤神经。有研究者对推拿治疗周围神经损伤进行了总结。周围神经损伤是临床较为常见的神经损伤之一，可造成相应的感觉减退、运动功能降低等功能或器质性改变。推拿治疗周围神经损伤具有一定的临床研究与基础研究的支持与论证包括对周围神经损伤导致的臂丛神经、正中神经、尺神经、桡神经等上肢周围神经损伤，以及臀上皮神经、坐骨神经、胫神经、腓总神经等下肢周围神经损伤具有良好的治疗作用，疗效确切，临床应用广泛。推拿治疗周围神经损伤的基础研究主要从行为学、组织形态学、分子生物学等对推拿的起效机制进行形态学与细胞生物学的阐释，具体起效的分子机制与相关通路还需要进一步深入探索。

（三）推拿治疗神经系统疾病的作用机制

推拿调节神经系统功能的机制非常复杂。推拿可以通过影响神经传导通路上的任何一个、几个，或者整个环节起调节作用。

1. 推拿促进神经细胞再生 周围神经损伤后再生的先决条件是神经元胞体的存活及轴突的延伸，而在损伤后的局部微环境中，来源于施万细胞（Schwann cell，SC）和体液的神经营养因子浓度过低，远不足以维持神经元胞体的存活。通过推拿的外周刺激可以促使神经细胞再生。

周围神经损伤后，远端的神经膜细胞（又称施万细胞）很快增殖，形成施万细胞索，再生轴突沿着 SC 细胞索生长，进而促进细胞再生；同时周围神经损伤后层黏连蛋白（LN）分泌水平增高，可促进损伤神经修复。进一步研究发现 LN 不仅能够引导神经趋向性生长，促进轴突生长成熟、引导神经方向性生长，还能维持正常的神经再生微环境、增强细胞间黏附，促进损伤神经的修复。以推拿作为干预手段，采用坐骨神经分支选择性损伤（spared nerve in jury，SNI）大鼠模型模拟临床周围神经损伤症状,通过行为学和免疫组化方法检测脊髓腹角、坐骨神经损伤点处 LN 的变化,研究推拿起效与 LN 表达量间的关系。结果表明,推拿能够改善 SNI 大鼠的运动功能,上调脊髓腹角和坐骨神经处 IN 的表达量,其中脊髓腹角处 LN 的表达量明显高于坐骨神经处,表明中枢调控外周在损伤修复中发挥主要作用,可改善中枢外周通路的功能,在促进损伤神经修复的过程中扮演重要角色。研究者认为,LN 发挥神经损伤修复的机制主要是促进 SC 分裂、增殖、迁移和髓鞘化,促进有髓神经纤维的再生;促进轴突的再生;具有再生轴突导向作用,引导神经再生方向;引导再生轴突生长锥的方向;为周围神经再生提供了良好的微环境。

推拿手法联合跑台训练促进神经再生作用的研究中,也有类似阐述。施万细胞是周围神经特有的胶质细胞。神经损伤后,施万细胞分裂增殖并分泌多种活性物质,与神经再生关系密切。神经缝合后的康复治疗是促进神经再生、肢体功能恢复的重要手段。研究建立坐骨神经横断伤外膜缝合模型,缝合手法组给予捻揉手法及跑台训练,每日 1 次。分别于干预后 2、3、4、8 周,各组取 8 只大鼠检测坐骨神经传导速度、再生神经轴突数及施万细胞数。结果与缝合对照组比较,施万细胞数虽无显著性差异,但手法组施万细胞数有持续高于对照组的趋势,提示手法及运动训练有可能促进施万细胞增殖。此外,与对照组比较,缝合手法组坐骨神经传导速度在干预后 4 周、8 周加快($P<0.05$),轴突数目在 2 周、4 周时有显著性差异($P<0.05$)。

推拿除了促进周围神经细胞再生外,也能够影响中枢神经细胞的再生。研究者对用线栓法制成的 SD 大鼠大脑中动脉阻塞再灌注模型后进行推拿、针刺,发现脱氧核糖核苷酸末端转移酶介导的缺口末端标记法阳性细胞数明显降低,缺血周边区皮质可见细胞凋亡调节因子 Bcl-2、Bax 大量表达,说明推拿可减少缺血所致 DNA 双链断裂,抑制细胞凋亡,从而保护脑神经细胞。也有研究者从神经缺损评分、脑梗死程度、脑组织形态学变化、细胞凋亡及凋亡相关基因 P53 蛋白表达方面探讨推拿对急性脑缺血的治疗作用及其机制,并对脑组织神经细胞死亡与凋亡的分布及 P53 免疫反应阳性细胞进行观察。结果显示,推拿可减少神经缺损评分、降低脑梗死程度、减少缺血所致脑神经细胞的死亡,DNA 双链断裂及减少梗死周边区皮层 P53 数量,说明推拿对急性脑缺血有较好的干预作用,其作用机制可能是通过抑制细胞凋亡,从而保护脑神经细胞。

2. **推拿调节神经营养因子**　推拿对中枢、外周神经的调节效应,可能是因为其能够调节神经营养因子。神经营养因子是一类由神经所支配的组织(如肌肉)和星形胶质细胞产生,且为神经元生长与存活所必需的蛋白质分子。神经营养因子通常在神经末梢以受体介导式入胞的方式进入神经末梢,再经逆向轴浆运输抵达胞体,促进胞体合成有关的蛋白质,从而发挥其支持神经元生长、发育和功能完整性的作用。背部循经推拿手法能上调亚健康模型大鼠海马区的脑源性神经营养因子(BDNF)蛋白表达水平,这是推拿调治亚健康状态的作用途径之一。实验动物大鼠经过每日 1 次、每次 3 小时的束缚应激,连续造模 21 日后,大鼠海马神经营养因子 BDNF mRNA 及蛋白表达水平均出现下调,而背部循经推拿却能上调束缚应激大鼠海马区 BDNF 的表达。

神经生长因子是最早被发现的神经营养因子,对中枢及周围神经元的发育、分化、生长、再生和功能特性的表达均具有重要的调控作用。研究发现,推拿能够促进大鼠内源性神经生长因子的分泌,促进受损的神经纤维末梢以及运动终板形成和恢复,证明推拿具有促进损伤神经再生和修复的作用。研究亦证实,应用揉、捺、弹拨等推拿手法可以加速坐骨神经损伤大鼠的神经再生与修复。神经夹持造成大鼠坐骨神经损伤模型,推拿治疗后 NGF 显著性升高,其受体 p75NTR 免疫组化表达显著性下降。对大鼠臂丛神经离体电生理检测、下颌下腺免疫组化检测和光镜观察中,发现机械振动推拿治疗组优于西药治疗组和模型对照组,包括下颌下腺内源性神经生长因子单位浓度,神经髓壳的恢复程度及患肢肌肉的恢复程度等方面,推拿能够有效防治肌肉萎缩,促进大鼠下颌下腺内源性神经生长因子的分泌,加速受伤臂丛神经根的修复。

3. 推拿调节神经递质的分泌 神经递质是神经元之间或神经元与效应器细胞如肌肉细胞、腺体细胞等之间传递信息的化学物质。在神经元的信息传递过程中,当一个神经元受到来自环境或其他神经元的信号刺激时,储存在突触前囊泡内的递质可向突触间隙释放,作用于突触后膜相应受体,产生突触后电位,引起下一级神经元的应答活动,将递质信号传递给下一个神经元。神经递质主要以旁分泌方式传递信号,因此速度快、准确性高。递质信号的终止可依赖于突触间隙或后膜上相应的水解酶分解破坏,或者被突触前膜特异性递质转运体重摄取。根据神经递质的化学组成特点,主要有胆碱类(Ach)、单胺类(肾上腺素、NA、DA 和 5 -羟色胺)、氨基酸类递质(兴奋性递质如谷氨酸和天冬氨酸;抑制性递质如 γ 氨基丁酸、甘氨酸和牛磺酸)和神经肽类等。大量研究表明,推拿对神经递质具有双向良性调节作用,可以通过调节神经递质的紊乱来发挥治疗疾病的作用。

脊柱推拿治疗脑瘫的动物实验研究中,采用 Morris 水迷宫实验和跳台实验观察幼鼠学习记忆能力,采用高效液相色谱法检测大鼠海马组织内 5 -羟色胺、多巴胺、肾上腺素、NA 含量,来观察脊柱推拿对脑性瘫痪模型幼鼠学习记忆的影响,并探讨其机制。结果发现正常推拿组、模型推拿组海马组织内肾上腺素均明显高于空白对照组;正常推拿组和模型推拿组肾上腺素明显高于模型对照组。这说明脊柱推拿可改善脑瘫模型幼鼠学习记忆能力,可能与调节海马内 5 -羟色胺、NA、肾上腺素、DA 等单胺类神经递质有关。

对失眠的推拿研究中发现,中医推拿手法治疗可以有效调节患者的神经机制,在保障患者治疗安全性的同时改善患者的睡眠质量,进而发挥显著的临床治疗效果。研究将 78 例失眠患者分为对照组和研究组,每组各 39 例,研究组在常规治疗的同时给予推拿治疗,在患者的头部背部和腰部进行手法操作。治疗后,在神经递质水平观察中发现,研究组 5 - HT 水平明显高于对照组,而 DA 水平明显低于对照组,两组对比,差异有统计学意义。研究显示,5 - HT 具有调节睡眠-觉醒周期,延长患者非快速眼动睡眠,进而达到缩短患者浅睡时长和入睡时长,增加患者睡眠深度的目的;DA 则具有维持机体兴奋性和觉醒状态的作用,当其水平下降时可以有效减少睡眠过程中觉醒的次数,进入保障睡眠的完整性。通过推拿的手法可以对患者头部的穴位产生机械性刺激,扩张患者机体的毛细血管,增加患者脑部的血流量;同时伴随着患者血流量的增快,患者大脑局部缺氧的症状也会得到缓解,并且节律性的手法刺激可以对患者的自主神经系统产生有效的调节作用,抑制大脑皮层的异常放电和过度兴奋状态,从而到达恢复大脑皮层及相关神经系统的平衡。

紧张性头痛又称紧张型头痛或肌收缩性头痛,是慢性头痛中最常见的一种,约占头痛患者的40%。对于紧张性头痛的病因,目前认为,头颅外周肌肉异常收缩是导致紧张性头痛的主要原因之一。通脉调气推拿法治疗本病取得了较满意的临床疗效,其降低血浆 5 - HT、ET 来实现镇痛效应,缓解持续紧张的肌肉组织,使痉挛的血管得以舒张,头痛减轻或消失的作用,将成为诊治该病的主要依据。通脉调气推拿的作用可能是通过良性信号传递至大脑中枢,经过大脑中枢信号整合,进而从运动神经元传出达到对神经递质紊乱调整的作用。

在中枢神经系统与胃肠道中双重分布的肽类神经递质统称为 BGP,是形成脑-肠互动双向通路的共同神经递质,其具有神经递质和激素的双重功能,包含 5 - HT、CCK、VIP 等。研究表明,失眠模型大鼠胃肠道内 BGP 明显降低,在大鼠下丘脑中可观察到 Ghrelin mRNA 同样明显下降,而应用通脉调神腹部推拿治疗心脾两虚型心理生理性失眠患者,发现 5 - HT 的升高及 NE 的降低均较西药对照组更为明显。

4. 推拿对感受器的影响 推拿对神经系统疾病的调节还通过神经传入途径起作用。传入途径主要是感受器和传入神经。皮肤中或皮下组织中感受器对推拿机械力学刺激的反应是推拿发挥疗效的起始环节。机体通过感受器接受各种刺激,经过感觉神经将信息传递到大脑皮层感觉区,产生相应的感觉。皮肤上有很多类型的感受器,推拿通过一系列手法作用于受术者体表,皮肤中或皮下组织中感受器对推拿机械力信息的编码和抽提是推拿发挥作用的基础。与推拿作用相关的感受器主要有 皮肤触压觉感受器、伤害性感受器、温度感受器。皮肤触压觉感受器将承受的机械力刺激和产生的外形变化转化为初级传入神经的电冲动。不同的皮肤感受器具有不同的末端结构,无毛皮肤中的触压觉感受器主要包括环层小体(pacinian corpuscles)、触觉小体(merssner corpuscles)、美克尔感受器(Merkel cell)及鲁菲尼小体(Ruffini corpuscles)等。这些感受器的传入纤维是插入囊内的 Aβ 纤维。

推拿手法的刺激强度主要取决于压力,其直接作用导致施术部位皮肤及深层组织变形,因此,被体表或深层组织中机械力感受器所感知。人体皮肤感受触觉的功能不仅依赖于有髓鞘的 Aβ 纤维,也与无髓鞘的 C 类触觉传入纤维密切相关。C 类触觉传入纤维广泛分布于人体有毛皮肤,并作为一种低阈值机械感受器发挥其感受愉悦和传递疼痛的功能,其功能的发挥与机械力刺激密切相关,推拿作为一种外治疗法通过皮肤中的机械感受器产生与传递信息,从而发挥其作用。

伤害性感受器可以将化学、机械和热等伤害性刺激转化为神经冲动。伤害性感受器广泛地分布在皮肤、关节、肌肉和内脏中,研究表明,脊髓背根神经节(DRG)和三叉神经节(TG)中 C 纤维和 Aδ 类纤维是伤害性感受器的传入纤维。伤害性感受器可以直接被机械压力激活,从而使机体感受触觉、组织肿胀等。推拿时产生一种肌肉酸胀或胀痛的感觉,是一种定位模糊的深部痛,刺激停止后可持续一段时间。推拿产生的疼痛,是一种生理性疼痛,这表明推拿治疗效应可能与感受这种生理性疼痛的伤害性感受器有关。

温度感受器的传入纤维为有髓细纤维和无髓纤维。推拿是操作者施术部位皮肤与受术者皮肤直接接触,从而对受术者形成一个持续的良性温度刺激。研究表明,掌振法治疗的即刻皮肤温度的最高点出现在掌振法结束后的 1 分钟时,这说明掌振法对受试者的局部皮肤具有升温效应,研究推测不仅是直接接触过程中单纯的热传导作用,还可能是掌振法启动了人体内部某种产热机制。

感受器也可以被看成为具有传导作用的换能器,它能通过跨膜信号转换,把物理、化学等能量形式的刺激转变为跨膜电变化。推拿手法引起触压感受器发生变形,导致感受器细胞膜上机械门控 Na^+ 通道因被牵拉,由关闭状态转为开放状态,使原来不能通过的 Na^+ 得以由此通过,引起 Na^+ 内向电流。Na⁺内向电流导致内负外正的感受器静息跨膜电位差值减少,生理学将这种感受器的局部去极化称为感受器电位(也称发生器电位)。感受器电位是一种过渡性慢电位,其幅度与外界刺激强度成比例,它不能作远距离传播,故称局部电位。因此,感受器电位的幅度、持续时间和波动方向,就反映了外界刺激的某些特征。感受器电位通过时间性总和或/和空间性总和,达到阈电位时就会触发产生动作电位。通过上述感受器换能过程,手法作用力最终转换成为电特性的传入冲动。

感受器在把刺激信号转换成神经动作电位的过程中,不仅发生了能量形式的转换,同时还将刺激所包含的各种信息转移到动作电位的某种特有的序列之中,感受器的这种信息转移作用称为编码作用。编码是指一种信号系统(如莫尔斯电码),如何把一定的信息内容(如电文内容)包含在少量特定信号的排列组合之中。不同力度、不同频率、不同变化速率的各种推拿手法在作用于触压感受器时,引起的感觉程度不同,是由于不同的推拿刺激强度不仅可以通过单一传入纤维动作电位的频率高低来编码,还可通过参与这个换能过程的触压感受器数目与类型的差异进行编码。不同频率的推拿刺激不同触压觉感受器的编码内容和机制是不完全相同的。

环层小体位于真皮层,是一个直径约 1 mm 的洋葱样同心圆结构,由无髓轴突终末、中央核、第一节、髓鞘及薄层状囊等结构组成。环层小体为快适应机械感受器,主要对迅捷触摸、吹动及高频振动敏感。环层小体主要编码波动性刺激的频率,相关实验表明,环层小体对振动感觉的最大反应或最下临界值在 50~500 Hz 的频率范围内,最佳频率为 250 Hz。触觉小体位于真皮层,是一种非常重要的,有被囊的,低阈值快适应的精细触觉感受器。触觉小体提供两点分辨觉和波动觉,最适宜刺激为 30 Hz 左右。当触觉小体发生变形时,触觉小体将机械力转变为去极化的发生器电位,并将信息传到其中的 Aβ 纤维末梢,当电位累积到足够大小时引起神经纤维动作电位。实验表明移动的两点辨别觉大部分由触觉小体所传导,其敏感性与触觉小体的数量有关。美克尔感受器位于表皮内,它由一群含有囊泡的感受器细胞组成,是皮肤中唯一的、不以感觉神经的外周部分为感受器的机械感受器,感受器与表皮内的一根 Aβ 纤维末梢构成突触联系。美克尔感受器为机械力慢适应感受器,直径约为 0.25 mm,感受野较小,美克尔感受器只对作用在其所支配的皮肤表面上的机械力敏感,因此,美克尔感受器主要对刺激的部位进行编码。鲁菲尼小体位于真皮底部,是一个充满胶质丝状物的小囊样结构,其传入纤维为伸入其中并与胶质丝状物相连接的 Aβ 纤维。鲁菲尼小体属慢适应感受器,主要对刺激强度进行编码。当皮肤受到任何的牵拉或者变形,鲁菲尼小体自身发生变形,并使伸入其中的 Aβ 纤维终末发生变形,进而引起神经末梢去极化,并产生动作电位。

5. 推拿对神经传导过程的影响　推拿手法对神经系统疾病的调节不是单一起作用的,它也会作用在神经传导过程中。推拿可以影响神经兴奋与抑制过程,影响神经的传导,影响反射弧。各种推拿手法的刺激部位和治疗穴位,大多分布在周围神经的神经根、神经干、神经节、神经节段或神经通道上。手法的刺激作用,可改善中枢、周围神经装置及传导路径,可促使中枢、周围神经产生兴奋,以加速其传导反射。在沿神经走行方向按压时,可使神经暂时失去传导功能,起到局部镇痛和麻醉作用。在缺盆穴处的交感神经星状结处按压,能使瞳孔扩大,血管舒张,同侧肢体皮肤温度升高。手法还具有改变同一节段神经支配的内脏和组织的功能活动,促使其加强或改善的作用,如手法刺激第 5 胸椎,可使贲门括约肌扩张,而刺激第 7 胸椎,则其作用相反。

腹部拥有独立的神经系统,即肠神经系统,通过手法对腹部的刺激,触发腹部脏器的感受器,可以将腹部推拿产生的信号上传至椎前神经节及中枢神经系统,经传入信息整合,从而实现对不同层次的调节,同时经自主神经系统、神经内分泌系统将信息传送至肠神经系统。研究发现腹部推拿治疗紧张性头痛,一方面通过刺激腹部内脏的神经丛,抑制交感神经的兴奋性,削减 NA 的释放,另一方面通过直接刺激胃窦,促进 β-内啡肽的分泌,抑制 P 物质、兴奋性氨基酸的释放,进而抑制颅周炎性反应和脊神经根/轴索反射,以降低外周伤害性感受器的敏感性。

手法刺激还可以通过反射传导途径来调节中枢神经系统的兴奋和抑制过程。较强的手法刺激健康人的合谷和足三里穴后,发现脑电图中"α"波增强,说明强手法的经穴推拿能引起大脑皮层的抑制。在颈项部施用有节律性的轻柔手法可使受试者脑电图出现"α"波增强的变化,表明大脑皮层的电活动趋向同步化,有较好的镇静作用,可以解除大脑的紧张和疲劳状态。

总之,推拿是将适宜的机械力刺激作用于人体体表的特定部位,引起该部位的皮肤或深层组织的感受器发生变化,进而将机械力的刺激转化为电信号,并以神经冲动的形式,经过传入纤维到达中枢神经系统,并在神经系统发生复杂的电学和化学变化,借助于神经-内分泌-免疫网络发挥其调节和治疗作用。

参考文献

［1］王菁,刘旭峰,薛卫国.中医推拿疗法治疗失眠的临床疗效及安全性观察[J].贵州医药,2021,45(3):432-433.

［2］包安,李华南,张玮,等.腹部推拿治疗情志疾病的作用机制探讨[J].天津中医药,2021,38(7):880-884.

［3］郑宇,朱清广,孔令军,等.推拿相关 C 类触觉传入纤维的研究进展[J].中华中医药杂志,2021,36(9):5380-5383.

［4］张静,尚清,李靖婕.醒脑通络推拿法治疗脑瘫患儿肢体痉挛疗效分析[J].国医论坛,2021,36(5):35-37.

［5］万军,郭鑫.推拿治疗周围神经损伤研究进展[J].辽宁中医药大学学报,2021,23(2):214-220.

［6］张静,杨华元,姚斐.物理疗法调节睡眠障碍脑电α波的研究进展[J].上海中医药杂志,2020,54(2):102-107.

［7］姜铮.推拿治疗焦虑症 100 例[J].世界最新医学信息文摘,2018,18(22):175-176.

［8］何琪,张骞,邱先桃,等.脊柱推拿对脑瘫幼鼠学习记忆的影响及机制研究[J].中医药导报,2018,24(11):36-39+44.

［9］雷龙鸣,唐农,唐宏亮,等.背部循经推拿对亚健康模型大鼠海马脑源性神经营养因子基因和蛋白表达的影响[J].辽宁中医杂志,2017,44(1):187-189.

［10］金国琴,柳春.生物化学(第 3 版).上海:上海科学技术出版社,2017.

［11］王金贵,唐成林.实验推拿学.北京:中国中医药出版社,2017.

［12］张林峰,于天源,潘璠,等。推拿对坐骨神经损伤大鼠层黏连蛋白表达的影响[J].西部中医药,2016,29(5):12-17.

［13］马书杰,严隽陶,陶然,等.推拿手法联合跑台训练促进大鼠坐骨神经再生的效果[J].中国康复理论与实践,2016,22(11):1276-1280.

［14］程艳彬,房敏,朱清广,等.推拿相关感受器转导与传入机制初探[J].中华中医药杂志,2014,29(7):2133-2136.

［15］梅旭晖,纪倩,姚斌彬,等.推拿对坐骨神经损伤大鼠神经生长因子及其受体 p75NTR 的影响[J].中华中医药杂志,2013,28(7):1994-1997.

［16］董赞,郝盼富,王二真,等.通督推拿法治疗脑卒中痉挛性瘫痪临床研究[J].中医药临床杂志,2012,24(3):221-223.

［17］王金贵.通脉调气推拿法治疗紧张性头痛的研究.天津:天津中医学院第一附属医院,2005-03-29.

六、推拿治疗内分泌系统疾病的调节效应与作用机制

（一）推拿治疗内分泌系统疾病的概况

1. 内分泌系统 内分泌是机体组织所产生的物质，不经导管，而是直接释放入血液（体液）中的现象。分泌细胞所产生的激素直接进入到体液中，以体液为媒介对靶细胞产生效应。它具有调节生长、发育、生理功能等。

内分泌系统是体内所有的内分泌腺、激素（内分泌腺的分泌物）构成的体液调节体系。它由内分泌腺体和分布于其他器官的内分泌细胞组成。主要的内分泌腺体包括有下丘脑、垂体，甲状腺、肾上腺、甲状旁腺、胰腺、性腺等。内分泌腺和内分泌细胞所分泌的激素对机体的新陈代谢、生长发育和维持内环境的稳定，使机体能够正常运转，并适应外界的各种环境变化等均具有重要的作用。

内分泌系统与中枢神经系统密切联系。在生理功能上，密切配合，相互作用。内分泌系统间接或直接地接受中枢神经系统的调节，也可以把内分泌系统看成是中枢神经调节系统的一个部分。内分腺系统也影响中枢神经系统的活动。

中医学认为，风、寒、暑、湿、燥、火等外邪，以及七情、劳倦、饮食等内伤均可导致机体气机失常、气血不和、阴阳失调，从而引发内分泌疾病。五脏六腑皆与气血阴阳相关，肝脾肾尤其与内分泌调节关系密切。肝主疏泄，调畅气机，气机调畅则脏腑功能平衡协调，气血津液输布正常；肝主藏血，气血充盛调畅，女子月经才能正常来潮。若肝失疏泄，郁而化火，灼伤肝阴、肝血，则出现肝阴虚、肝血虚之证。脾为后天之本，气血生化之源。脾主运化，运化水谷，又运化水湿，脾失健运，则聚湿成痰。内分泌疾病中的虚证、痰湿之证多应从脾论治。肾为先天之本，主骨、生髓、藏精。人体之元阴元阳皆藏于肾，五脏六腑之功能全赖肾中元阴之滋润，元阳之蒸腾、气化。正因为有了肾之阴阳的滋润和温煦，人体才能正常发育、成熟。内分泌疾病中出现的脏腑功能亢进或不足、生长发育异常等皆与肾相关。

2. 推拿治疗内分泌系统疾病的常用手法 由于内分泌腺体分布在身体不同部位，同时内分泌的调节功能也影响全身各部，所以治疗内分泌系统疾病常用的推拿手法也包括身体各部位的手法操作，主要涉及头颈部、胸腹部、背腰部、四肢部的按法、揉法、运法、推法、摩法等，其中以腹部推拿手法文献报道较多。通过推拿手法治疗，健脾化湿，调理气血津液、滋补肝肾，从而调节内分泌系统疾病。

3. 推拿治疗常见的内分泌系统疾病 内分泌系统疾病与内分泌系统所包括的器官或腺体、激素水平有密切相关性。人们常说的内分泌紊乱，也称为内分泌失调，男女均有，女性症状尤为明显。内分泌系统疾病可以概括为三大类：内分泌功能亢进、内分泌功能减退和激素不反应综合征。

推拿治疗的内分泌系统疾病主要包括：糖尿病、高脂血症、甲状腺炎（thyroiditis）、肥胖症、慢性疲劳综合征、更年期综合征、绝经后骨质疏松症、乳腺增生、黄褐斑等疾病。

（二）推拿对内分泌系统疾病的调节效应

据文献报道，推拿手法可通过调节血糖、血脂、激素水平等调节内分泌系统的生理功能，治疗各种内分泌系统疾病。本小节将重点以推拿治疗糖尿病、甲状腺炎、乳腺病、肥胖症、慢性疲劳综合

征为例进行介绍。

1. 推拿对糖尿病的调节效应 糖尿病属中医"消渴病"范畴,典型主症为"三多一少",是临床上内分泌疾病的常见病、多发病,并常伴有神经、心血管、肾脏、视网膜等病变,以及糖尿病足等并发症。糖尿病的发生多与遗传因素、饮食等有关。《黄帝内经素问·通评虚实论》云:"消瘅……肥贵人,则膏粱之疾也。"这反映了过食肥甘厚味易引发糖尿病。文献报道认为推拿手法能够对糖尿病进行调节。

研究者观察了振腹法对代谢综合征患者血糖的影响。振腹法可以使患者的血糖水平明显降低。振腹组包括背部、四肢、腹部腧穴逐一点按,同时采用振腹操作。振腹组干预后空腹血糖水平降低差异有统计学意义($P<0.05$)。有研究者认为振腹法具有解除痉挛、舒筋通络的作用,对治疗内分泌疾病及相关疾病具有可靠性,尤其是治疗 2 型糖尿病和肥胖症。采用掌振的振腹法也观察到治疗后,治疗组 FPG、2 小时 PBG 及空腹胰岛素(FINS)下降值显著高于对照组;孤立的空腹血糖受损及孤立的葡萄糖耐量异常经振腹治疗均可显著提高患者胰岛素敏感性指数(ISI)、降低患者胰岛素抵抗指数。

足部推拿可用于治疗糖尿病足。研究者采用中药泡足和足部按摩推拿辅助西药治疗早期糖尿病足,治疗组治疗总有效率为 86.89%(53/61),治疗组治疗后神经症状、神经反射、感觉功能评分及多伦多临床神经病变评分(TCSS)总分均低于对照组,差异有统计学意义($P<0.05$);观察组左、右足经皮氧分压($TcPO_2$)水平、踝肱指数、感觉传导速度、运动神经传导速度均高于对照组,差异有统计学意义($P<0.05$)。

通瘀明目推拿法对 2 型糖尿病非增殖期视网膜病变(DR)具有改善作用,同时可提高血清一氧化氮水平、降低内皮素(ET)水平。对相关指标进行分析,结果显示:总体疗效上治疗组优于对照组($P<0.05$);视网膜病变分期、视敏度与视力水平方面,治疗组改善较对照组更明显($P<0.05$);血清 NO 与 ET 水平,治疗组均较对照组改善明显($P<0.05$)。

也有研究者从糖耐量的角度观察推拿的疗效。糖耐量异常(IGT)是糖尿病的一种前期状态,即血糖高于正常范围但未达到糖尿病的诊断标准。IGT 有双向性,其进一步发展会导致糖尿病,且与心血管疾病的发生有更强的相关性,但若及时干预,可恢复至正常状态。大量研究表明针灸推拿调治 IGT 疗效确切,易被患者接受。

此外,还有研究者报道推拿应用于治疗糖尿病便秘、糖尿病肥胖症、糖尿病周围神经病变、糖尿病性胃轻瘫等。

2. 推拿对甲状腺炎的调节效应 甲状腺炎是由各种原因导致的一类累及甲状腺的异质性疾病。由于其病因不同,临床表现及预后差异较大,甲状腺功能减退和亢进,有时在病程中两种功能异常均可发生,部分患者最终发展为永久性甲减。按病程可分为急性(化脓性)、亚急性(非化脓性)和慢性。按病因可分为感染性、自身免疫性、放射性甲状腺炎等。其中自身免疫性甲状腺炎最为常见,又可分为桥本甲状腺炎(即慢性淋巴细胞性甲状腺炎)、萎缩性甲状腺炎、无痛性甲状腺炎以及产后甲状腺炎等。

有研究者认为推拿桥弓穴结合针刺对治疗桥本甲状腺炎(Hashimoto's thyroiditis,HT)有调节效应。将 66 例桥本甲状腺炎患者随机分为治疗组与对照组,观察治疗前后两组患者的甲状腺功能水平、甲状腺特异性抗体滴度、甲状腺体积和峡部厚度等变化。结果显示治疗后,两组患者甲状腺激素均较治疗前有明显变化,组间比较发现治疗组促甲状腺激素(TSH)降低幅度大于对照组($P<0.05$),游离T3(FT3)、游离T4(FT4)升高幅度大于对照组($P<0.05$);抗甲状腺过氧化物酶抗体(TPOAb)、甲状腺球蛋白抗体(TGAb)与甲状腺微粒体抗体(TMAb)滴度均较治疗前降低($P<0.05$);治疗组甲状腺体积和峡部厚度炎性肿胀均较治疗前降低($P<0.05$),而对照组甲状腺体积和峡部厚度炎性肿胀为部分降低;治疗组综合疗效优于对照组($P<0.05$)。探讨针刺结合推桥弓手法治疗桥本甲状腺炎的疗效,可以从肝脾肾角度分析进行论治。“固本通经”针法结合推桥弓手法治疗桥本甲状腺炎有良好的疗效。研究者认为针灸结合推拿可有效缓解HT患者甲状腺症状,并且疗效性指标甲功三项(FT3、FT4、TSH)水平、TgAb、TPOAb滴度水平、甲状腺体积和峡部厚度、中医证候积分、综合疗效评定等均有所改善。针灸与推拿结合在治疗HT方面具有显著的优势,可以作为一种安全有效的方法在临床中广泛推广与应用。

3. 推拿对乳腺病的调节效应 乳腺疾病主要有乳腺增生、乳腺炎、乳腺纤维腺瘤、乳腺癌、乳腺叶状囊肉瘤等。乳腺病通常有三大症状: 乳房疼痛、乳内肿块、乳头溢液。据文献报道,推拿手法单独使用或与其他方法联合应用可以治疗多种乳腺疾病,其中推拿治疗乳腺炎和乳腺增生的研究报道较多。

研究者观察了产后早期急性乳腺炎应用手法推拿联合瓜蒌牛蒡汤加减予以治疗的临床效果。分析研究组和对照组的疗效、症状进展状况以及炎性细胞状况。结果研究组不仅恢复正常体温的时间更短,而且肿痛消失的时间更短($t=4.32$、4.64,$P<0.05$)。干预前后相比,两组中性粒细胞以及白细胞含量水平都有显著程度的下降($P<0.05$),但干预后研究组的中性粒细胞、白细胞水平比对照组更低($t=19.8$、11.91,$P<0.05$)。也有研究者探讨中医外治联合手法推拿在哺乳期急性乳腺炎患者中的应用效果。中药外敷+乳腺疏导推拿治疗效果显著,试验组的疼痛消退时间、体温恢复时间、硬结消退时间、白细胞恢复时间均明显短于参照组,差异具有统计学意义($P<0.05$)。中药外敷+乳腺疏导推拿可促使各项症状快速消退,不需要停止哺乳,极易使患者接受。针刺法联合推拿治疗急性乳腺炎对患者C反应蛋白(CRP)也有影响。研究显示针刺法联合推拿治疗组治疗后的CRP水平低于治疗前($P<0.05$),同时也低于对照组($P<0.05$)。

推拿治疗乳腺增生的研究也较多。研究者认为推拿可以促进乳络通畅、调和冲任,起到减轻患者的疼痛、调节情绪及调节内分泌的作用。推拿与其他方法的联合应用,效果更好。乳癖消胶囊联合调和任冲推拿手法治疗肝郁气滞型乳腺增生症的疗效观察证实了这一点。联合治疗2个月后,发现联合组总有效率为90.38%。与推拿手法的联合治疗比单一疗法的疗效更为显著。调和冲任推拿手法+乳癖消胶囊治疗乳腺增生(肝郁痰凝型)患者也具有较好的临床效果。调和冲任推拿手法通过按摩极泉起到提拉胸大肌作用;通过按摩三阴交、丰隆、足三里、太冲、蠡沟等穴,起到散结、活血、消肿、祛痰等功效;通过按摩厥阴俞穴、心包募膻中穴等配穴,起到解郁、疏肝等功效;通过点按背部膀胱经相应穴位,可有效调节前胸部位,促进此处气血畅通,达到调达肝脾、开胸散结的目的。临床也有针刺联合推拿手法治疗乳腺增生的临床报道。1 250例乳腺增生患者随机分为观察组和对照组,对照组给予乳核散结片治疗,观察组给予针刺联合推拿手法治疗。治疗4周后,观察组患者乳房疼痛、肿块和溢乳症状缓解时间均明显低于对照组,并发症总发生率也比对照组低,观察组疗效优于对照组。

有研究者利用复杂网络对推拿治疗乳腺增生症腧穴配伍规律进行了分析。提取出72条推拿治疗乳腺增生症的处方,涉及乳腺近端穴位25个,远端穴位54个,总使用频次分别为235次(37.12%)、398次(62.88%)。近端选穴、远端选穴分别以膻中、肝俞使用频率最高,分别占总腧穴频次的19.15%、9.80%;近端选穴多为胃经、任脉、肺经、肝经等;远端腧穴进行归经分析,多为膀胱经、胃经、肝经、胆经;近端、远端穴位二阶关联规则中相关性最高的腧穴组合为乳根-膻中、脾俞-肝俞;复杂网络k-core层次分析发现膻中、乳根、期门、神封、气户、华盖、库房、大包、俞府,共9个;远端选穴处方中核心腧穴为肝俞、肩井、足三里、三阴交、脾俞、内关、太冲、风池、胃俞、厥阴俞、肾俞、天宗、天枢、气海、中脘、膈俞、合谷、曲池,共18个。因此得出推拿治疗乳腺增生症处方选穴配伍多以膻中、乳根、期门、肝俞、肩井、足三里为主,常用远近配穴法、前后配穴法。

4. 推拿对肥胖症的调节效应　肥胖症是一组常见的代谢症群,往往与内分泌的失调有关。当人体进食热量多于消耗热量时,多余热量以脂肪形式储存于体内,其量超过正常生理需要量,且达一定数值就演变为肥胖症。正常男性成人脂肪组织重量占体重的15%~18%,女性占20%~25%。随着年龄增长,体脂所占比例也相应增加。肥胖症一般分为两种,无明显病因者称单纯性肥胖症,有明确病因者称为继发性肥胖症。随着对单纯性肥胖(obesity,OB)发病机制认识的不断深入,推拿作用于人体促进糖脂代谢已经成为单纯性肥胖症研究的核心。

研究者依托运腹通经推拿法选取摩腹、推腹、点腹三个手法对单纯性肥胖进行干预治疗。治疗结束后,推拿治疗组的体重、BMI、腰围(WC)、臀围等指标,治疗后比治疗前比较均降低,与对照组比较各项指标降低更为显著。腹部推拿法可以促进机体的甘油三酯代谢能力,对于机体的脂质代谢具有良好的调节作用。此外,腹部推拿法对单纯性肥胖症也有良好的降糖效应。运腹通经推拿法还能显著改善老年女性腹型肥胖患者瘦素抵抗情况,且可有效降低其炎性因子表达水平。

研究者也探讨了腹部推拿联合其他方法治疗肥胖症。腹部推拿联合阿托伐他汀钙治疗更有助患者降低腰围,改善腹型肥胖塑形。基于"俞募配穴"理论的腹部推拿手法联合针灸治疗肝郁型腹型肥胖,可更有针对性地降低腰围、腹部内脏脂肪,改善机体低度炎症状态。腹诊推拿法联合穴位贴敷治疗能够有效改善单纯性肥胖患者的临床症状,降低体质量指数,改善糖脂代谢状态,且疗效优于单纯常规护理。推拿罐疗法对治疗单纯性腹型肥胖也具有良好的疗效。

5. 推拿对慢性疲劳综合征的调节效应　20世纪80年代中期,医学界提出了"慢性疲劳综合征(CFS)"这一概念。慢性疲劳综合征指的是健康人不明原因地出现严重的全身倦怠感,伴有低热、头痛、肌肉痛、抑郁、注意力不集中等精神症状,有时淋巴结肿大而影响正常生活的一种临床综合征。

研究者采用随机临床试验设计,将80例慢性疲劳综合征患者随机分为经穴推拿组和对照组,治疗后进行量表评估。结果两组比较,治疗后,两组患者的疲倦严重量表(fatigue severity scale,FSS)评分、匹茨堡睡眠质量指数量表(PSQI)积分不同程度降低,而SF-36、总体健康评分均有增高,但是经穴推拿组患者的降低幅度或增高幅度均优于对照组($P<0.05$)。

背部推拿治疗慢性疲劳综合征与口服中成药进行分组治疗对照研究,结果展现了背部推拿法的优效性,尤其是在缓解疼痛、改善疲劳状态具有优势。试验结果可得出治疗组及对照组总有效率分别为90.6%和83.3%,差异具有统计学意义($P<0.05$)。治疗后两组患者的疲劳量表积分、血清免疫球蛋白、中医症状积分与治疗前差异明显,有统计学意义($P<0.05$);治疗组以上评价指标的改善程度优于对照组,差异有统计学意义($P<0.05$)。而且,治疗组相较对照组的疗效持续时间更长,治疗效果保持更好。

腹部推拿法治疗心脾两虚型CFS的临床疗效也有报道。观察组采用腹部推拿法治疗,对照组给予归脾丸口服治疗。治疗结束后结果分析,疲劳量表积分及中医症状积分较治疗前均降低,且观察组各积分较对照组降低更明显;治疗后观察组总有效率为90.00%,高于对照组的70.00%,两组之间比较差异均有统计学意义($P<0.05$)。

齐鲁脏腑推拿在CFS的治疗中具有显著的疗效。研究者引入肝郁脾虚症状分级量化表和多维疲劳量表(MFI-20)从中西医两个方面进行疗效评价。治疗前后比较,中医症状评分差异有显著的统计学意义($P<0.01$),推拿能显著改善CFS患者的中医症状,其中"腹胀""食少""便溏不爽"三项评分改善最为明显。治疗后的MFI-20评分也较治疗前有显著统计学意义。

(三) 推拿治疗内分泌系统疾病的作用机制

推拿调节内分泌疾病的机制涉及下丘脑-垂体-靶腺轴多个环节。由于不同内分泌疾病发病原理不同,手法操作及选穴不同,作用机制也会不同。

推拿手法的适度刺激,经内侧感觉传导系统,将上行冲动传至下丘脑和边缘系统,使人体处于一种良性应激状态中,促进机体β-内啡肽及促激素,如促肾上腺皮质激素(ACTH)的合成与释放,通过下丘脑-垂体-肾上腺皮质轴,或者通过下丘脑-垂体-性腺(HPA)轴和下丘脑-交感-肾上腺髓质及其他内分泌调节轴,对全身各种靶细胞的功能进行广泛的调整。由于内分泌激素的参与,使整体调整能力得到多级放大,并使神经调整反应较为快捷而时间延续较短的整体调整作用,得到内分泌调整的补充、放大和延续。

1. 推拿治疗糖尿病的作用机制 中医学认为糖尿病归属"消渴"范畴,多为肺脾肾三脏功能失调,上、中、下三焦虚损,本虚标实,阴阳俱虚,以阴为主。推拿刺激脾俞、肝俞,通过经络传导于脏器可以直接发挥推拿对2型糖尿病患者糖代谢的良性调整作用。而脾经、胃经乃多气、多血之经,滋养肌肉、骨骼,选取脾俞、胃俞、血海、足三里、三阴交穴可以调整脾胃功能,益补中气,使气血旺盛,滋养肌肉、骨骼,从而达到对靶器官的良性刺激,发挥调整胰岛素水平的作用。推拿整脊治疗糖尿病与针灸的作用机制相似。部分背痛性2型糖尿病可发现脊柱退变、椎间关节紊乱、软组织炎症粘连,间接影响胰腺自主神经,胰腺功能下降,β细胞分泌功能不足,糖代谢降低,使血糖升高。推拿整脊疗法治疗背痛,其作用为滑利椎间关节,松解僵挛的软组织,减少脊神经前根的间接刺激,影响内脏神经胰腺功能。西医学认为自主神经系统管理着消化、生殖、泌尿等系统的活动,调节新陈代谢,主要支配内脏和血管中平滑肌及腺体,以保证机体内外环境的平衡。自主神经又分为交感与副交感神经,各脏器都受二者的双重支配。当机体受到轻柔而有节律的慢性刺激,例如掌推振颤法时,副交感神经功能增强,使血管舒张,消化道蠕动增强,括约肌弛缓,腺体分泌增加,加快糖的利用与代谢,降低血糖的含量。副交感神经兴奋,还能直接促进胰岛素的分泌,使血糖下降。

近些年,振腹手法调节糖尿病的报道较多。振腹疗法能使肠系膜中小动脉充血,自身消耗掉体内大量的血糖,使血糖转化为肌糖从而起到降低血糖的作用。研究者认为振腹手法可以直接刺激腹大神经和明显改善内脏血液循环分布,双向调节多种腺体的分泌功能。振腹手法不仅能抑制和延缓内分泌系统疾病的发生和发展,而且能有效地治疗部分内分泌紊乱性疾病。振腹手法通过高频率、低振幅、中强度的有规律刺激腹部,使机体副交感神经兴奋性提高,刺激腹大神经和改善内脏血液循环,从而调节各腺体的分泌功能,以保持内分泌系统的平衡状态;振腹手法通过增强胃肠蠕动等使平滑肌做功,促使腹腔充血,消耗血糖,减轻负荷;同时促进腺体分泌,使胰岛素水平相对提高,有利于糖的利用、代谢、降低血糖、保护胰腺。实验室研究还证实振腹疗法可良性调节糖尿病的血糖水平,改善肾上腺皮质分泌功能及 HPA 轴的功能,改善胰岛素抵抗程度,调节机体的整体状态。

此外,胰岛素抵抗和胰岛素分泌障碍是 2 型糖尿病的主要病理机制,脂肪细胞作为特殊内分泌细胞,要分泌多种炎性因子,如 IL－6、TNF－α 等。这些因子在维持体内能量平衡中起重要作用,并参与了胰岛素抵抗的形成与发展。经穴推拿后血清炎症因子 IL－6、TNF－α、C 反应蛋白(CRP)水平均下降。推拿能够降低患者体内脂肪含量,调整体内脂肪的分布,间接影响脂肪组织对 IL－6、TNF－α、CRP 的分泌,再通过与胰岛素抵抗相关因子的作用,间接减轻胰岛素抵抗。

2. 推拿治疗甲状腺炎的作用机制　桥本甲状腺炎属于中医"瘿瘤""虚劳"范畴,多为情志不畅,肝失疏泄,以至脉络受阻,血瘀痰凝,形成痰、气、瘀阻于颈部形成肿大、结节或气肿而成"瘿"。桥弓穴位于胸锁乳突肌区域,不是一个点,而是胸锁乳突肌区立体区带。在胸锁乳突肌区施行推拿桥弓手法,实则是对胸锁乳突肌区血管、神经、肌筋膜、淋巴管和淋巴结施行泻法治疗(向下为泻),使颈前部血流量减速、淋巴管疏通,降低甲状腺局部温度,加速炎症反应的消退,有利于甲状腺损伤组织的修复,可刺激甲状旁腺调节血钙的水平,缓解低血钙引起的肢体痉挛和紧张情绪。通过推拿桥弓手法刺激直接调节甲状腺功能活动,从而达到治疗 HT 的效果。

3. 推拿治疗乳腺病的作用机制　急性乳腺炎属中医学"乳痈"范畴,是一种常见病,多发于产后尚未满月。中医学认为不通则痛,通则不痛。造成乳痈证多为肝气郁结、营气壅滞、脉络不通而致。采用本法按摩治疗具有疗效快、痛苦小、无副作用、简便易行、患者易于接受等特点,并可达到消瘀通滞、通络散结的目的。

乳腺增生症,属中医"乳癖"的范畴。它是乳腺组织增生及退行性变,与内分泌功能紊乱密切相关。乳腺在内分泌激素,特别是雌/孕激素的作用下,随着月经周期的变化,会有增生和复旧的改变。由于某些原因引起内分泌激素代谢失衡,雌激素水平增高,可以出现乳腺组织增生过度和复旧不全,经过一段时间以后,增生的乳腺组织不能完全消退,就形成乳腺增生症。推拿治疗乳腺增生症可疏通经络、活血调气、散瘀止痛、调和阴阳。

动物实验观察了循经通络推拿手法结合药物治疗与单纯手法、单纯药物治疗对乳腺增生大鼠的疗效差异及对下丘脑-垂体-卵巢(HPO)轴的影响。采用孕雌激素联合造模法制备乳腺增生症模型。手法组予以循经通络推拿手法治疗,药物组灌胃给予三苯氧胺,药物加手法组同时给予循经通络推拿和药物灌胃。治疗结束后测量大鼠乳头直径和乳头高度,HE 染色观察乳腺组织病理学变化,ELISA 法检测血清中卵泡刺激素(FSH)和黄体生成素(LH)水平,Western-blot 及 RT－RCR 检测下丘脑促性腺激素释放激素(GnRH)及垂体促性腺激素释放激素受体(GnRH－R)的蛋白和

mRNA 表达。结果与模型组比较,各治疗组大鼠乳头直径、乳头高度显著减小($P<0.05$);药物加手法组大鼠乳腺组织病理形态明显改善,手法组和药物组大鼠乳腺组织形态改善不明显;药物组、药物加手法组血清 FSH 水平明显降低,LH 水平显著升高($P<0.05$),手法组大鼠血清 FSH、LH 水平变化不明显($P>0.05$);药物加手法组大鼠 GnRH、GnRH-R 的蛋白和 mRNA 表达均明显减少($P<0.05$),药物组明显下调了 GnRH 和 GnRH-R 的 mRNA 表达,而对其蛋白水平未见明显调控作用($P>0.05$),手法组 GnRH、GnRH-R 的蛋白表达和 mRNA 表达均无明显变化($P>0.05$)。循经通络推拿手法结合三苯氧胺对乳腺增生症大鼠的疗效优于单纯手法、单纯药物治疗,其作用机制可能与降低下丘脑 GnRH 和垂体 GnRH-R 的表达,影响下丘脑-垂体-卵巢轴功能相关。

4. 推拿治疗肥胖症的作用机制　腹部脂肪,尤其是腹部内脏脂肪的堆积、代谢失常作为发生腹型肥胖的核心机制,与中医学中焦主运化的观点不谋而合。研究显示揉腹法能有效改善脂肪肝患者肝脏 B 超、胆固醇、甘油三酯等指标。分析认为腹部推拿可能通过手法的机械力学效应干预胃肠相关细胞的形态、结构和功能从而改善肠动力,并有可能通过机械力改善肠上皮细胞的结构形态,因为肠道黏膜屏障功能的解剖基础是由位于肠上皮细胞和相邻肠上皮细胞之间的连接构成。通过干预肠上皮细胞的紧密连接情况,改善肠道黏膜通透性,阻断肠内的脂毒素进一步进入肝脏,为肝细胞逆转脂肪变性提供环境。

动物实验表明运腹通经推拿法能够有效改善肥胖大鼠的胰岛素抵抗现象,其可能的机制之一是加强了骨骼肌 SIRT1/PGC-1α 通路的功能。采用喂养高脂饲料的方法造模。造模成功后分为模型对照组和推拿组。推拿组采用运腹通经推拿法(摩法、运法、推法、点法、振法)进行干预。4 周后结果显示:推拿组与模型对照组比较,空腹胰岛素含量与胰岛素抵抗指数明显降低($P<0.05$,$P<0.01$),骨骼肌 SIRT1、PGC-1α 蛋白及 mRNA 表达水平均明显高于空白对照组($P<0.01$),表明运腹通经推拿法能够有效调节肥胖大鼠的空腹血清胰岛素含量与胰岛素抵抗指数,加强骨骼肌 SIRT1/PGC-1α 通路功能。

5. 推拿治疗慢性疲劳综合征的作用机制　近年来有研究发现 CFS 可能是由于外感六淫、七情内伤、身心过劳、饮食不良以及痰饮血瘀等多因素共同作用于人体,造成人体气血不足,脏腑气机失调,阴阳失衡从而形成的一种涉及多经络多脏腑的功能失调性疾病。病机关于五脏六腑的阴阳气血津液,病位涵盖心肝脾肺肾脑。临床发现推拿治疗 CFS 效果显著。推拿治疗主要作用于患者的经络筋骨和体表肌肉,通过手法的刺激来疏通经络,缓解肌肉的疲劳酸痛;平衡气血阴阳,扶正祛邪,防病治病;调畅情志,舒缓心情,延年益寿,进而达到防治 CFS 的目的。有研究表明,CFS 患者的肌肉酸痛是由于氧的代谢率降低造成的,而氧的代谢率则受血氧含量水平的影响。推拿具有可以增加血液中的氧含量的作用,能有效改善患者体内氧的新陈代谢水平,从而缓解肌肉疲劳。在生化学指标的探讨中,研究者证实了推拿的介入可能与调节炎性细胞因子有关。针刺配合推拿可以降低 CFS 患者血清中白介素-6(Interleukin-6,IL-6)、干扰素-γ 和干扰素-α(Interferon,IFN-α)含量,这可能是推拿治疗 CFS 的机制之一。研究者通过对肾虚型大鼠血清学的分析,发现机械推拿能通过降低血清中 IL-1β,IL-6 含量起到调节免疫的作用,进而改善 CFS 大鼠体力以及兴奋性,达到增强体质、缓解临床症状的效果。推拿治疗 CFS 还有可能是改变了神经递质。研究证实通过慢性束缚建立的大鼠模型单胺类神经递质有较显著变化,其中下丘脑中 DA、NA、5-HT 的含量会下降。另有文献报道 5 - HT 含量减少可引起失眠抑郁等症状。色氨酸操纵子(tryptophane operon, Trp)是 5 - HT 的生化前体物资,5 - HT 随 Trp 升高而升高。捏脊拔罐可以降低 Trp 的含量,从而降低 5 - HT 含量,缓解 CFS 失眠抑郁等症状。通过对血清丙二醛含量及血清超氧化物歧化酶和血清谷胱甘肽过氧化物酶活性变化的对比,证实推拿还可以通过调节患者体内的氧自由基代谢来缓解患者的疲劳,这可能是推拿防治 CFS 的作用机制。综上所述,推拿治疗 CFS 的病理机制可能是通过松解肌肉,降低炎性细胞因子来改善肌体的疲劳,酸痛症状;借助手法作用于皮肤、肌肉及筋膜来整体调节体内的神经递质含量,进而调整患者的失眠抑郁状况,达到缓解 CFS 症状的目的。

推拿背腰部膀胱经对 CFS 患者血清白介素-6(IL - 6)、乙酰胆碱 M1 型受体(CHRM1)含量也具有调节作用,为推拿治疗 CFS 提供细胞因子水平的理论依据。研究中推拿组采用推拿背腰部膀胱经法治疗,针刺组采用针刺背俞穴法治疗。观察两组患者治疗前后疲劳量表(FS - 14),焦虑自评量表(SAS)和抑郁量表的评定分值及血清 IL - 6、CHRM1 含量的变化。结果两组 CFS 患者经过不同方法治疗后生活质量均较治疗前提高,推拿组在改善 CFS 患者临床症状和健康状况、缓解疲劳及提高临床疗效方面优于单纯针刺法,差异比较具有统计学意义($P<0.01$);两组患者治疗前后血清 IL - 6、CHRM1 水平均显著降低($P<0.05$, $P<0.01$),组间比较,推拿组降低更明显($P<0.05$)。这说明推拿背腰部膀胱经对 IL - 6、CHRM1 细胞因子具有调节作用,治疗机制可能与降低血浆的 IL - 6、CHRM1 含量有关。

还有研究针刺背俞穴配合推拿膀胱经治疗 CFS,细胞因子的检测也有改变。将研究对象分为治疗组(针刺配合推拿组)和对照组(单纯推拿组)。两组患者治疗前与正常组比较,细胞因子水平均有不同程度升高($P<0.05$);治疗后治疗组血清指标均显著降低($P<0.05$),而对照组稍有降低;两组治疗后比较,血清 IL - 6、IFN - γ、TNF - α 水平差异有统计学意义($P<0.05$)。说明针刺配合推拿膀胱经治疗 CFS 可降低体内炎性细胞因子,治疗效果优于常规推拿组。说明针刺背俞穴配合推拿背腰部膀胱经可降低患者血清 IL - 6、IFN - γ、TNF - α 等细胞因子水平,调整免疫系统功能紊乱,可能是本法防治 CFS 的主要机制之一。

参考文献

[1] 高超,李鹏,刘翔鹤. 基于"俞募配穴"理论腹部推拿手法联合针灸治疗肝郁型腹型肥胖的临床效果研究[J]. 重庆医学,2023(4):1 - 8.

[2] 张玉,杨新春,张永嘉,等. 基于复杂网络分析推拿治疗乳腺增生症腧穴配伍规律[J]. 世界科学技术-中医药现代化,2023(5):1 - 10.

[3] 张晓林,陈邵萍,曹迪,等. 运腹通经推拿法对老年女性腹型肥胖患者瘦素抵抗及炎性因子表达的影响[J]. 中国老年学杂志,2022,42(16):3965 - 3967.

[4] 纪宁,李丽,阮迪,等. 循经通络推拿结合药物对乳腺增生大鼠下丘脑-垂体-卵巢轴的影响[J]. 吉林中医药,2022,42(8):945 - 949.

[5] 刘晓佳. 手法推拿联合瓜蒌牛蒡汤加减治疗产后早期急性乳腺炎的临床效果[J]. 内蒙古中医药,2022,41(10):89 - 91.

[6] 张万里,徐开全,房铭. 通瘀明目推拿法治疗 2 型糖尿病视网膜病变非增殖期疗效观察及对血清 NO、ET 水平的影响[J]. 山东中医杂志,2022,41(2):191 - 194+199.

[7] 杨铁军,李玉荣,潘俊娇,等. 腹部推拿治疗腹型肥胖伴高三酰甘油血症临床观察[J]. 光明中医,2022,37(20):3754 - 3756.

[8] 岑园园,张嘉殷,陈泽林,等. 拔罐之推拿罐干预单纯性腹型肥胖的临床研究[J]. 中医学报,2022,37(6):

1311 – 1315.

[9] 冯伟.腹推治疗心脾两虚型慢性疲劳综合征疗效观察[J].中国城乡企业卫生,2022,37(5):166 – 168.

[10] 解莉莉.中药泡足联合足部按摩推拿辅助西药治疗早期糖尿病足患者的效果[J].中国民康医学,2022,34(16):79 – 82.

[11] 朱兰,黄锦军,杨宇,等.针灸推拿调治糖耐量异常的研究进展[J].海南医学,2022,33(14):1883 – 1886.

[12] 齐凤军,左新河,甘水咏,等.推拿桥弓结合针刺治疗桥本氏甲状腺炎临床研究[J].湖北中医药大学学报,2022,24(1):100 – 102.

[13] 麦少云,刘牧军,王禹燕,等.腹诊推拿法联合穴位贴敷治疗单纯性肥胖的效果研究[J].临床护理杂志,2022,21(4):19 – 22.

[14] 王燕玲,董菲,王雅怡.针刺法联合推拿治疗急性乳腺炎患者的临床疗效及其对 C 反应蛋白的影响[J].检验医学与临床,2022,19(12):1693 – 1695.

[15] 黄荣,罗延肃,周秀梅,等.中医外治联合手法推拿在哺乳期急性乳腺炎患者中的应用效果[J].临床医学研究与实践,2022,7(29):196 – 198.

[16] TSOGTOO ARIUNCHIMEG.背部推拿法治疗慢性疲劳综合征的临床观察[D].长春中医药大学,2022.

[17] 袁港,宋柏林.运腹降浊推拿法联合小陷胸汤治疗 2 型糖尿病肥胖[J].吉林中医药,2021,41(8):1105 – 1108.

[18] 周丹妮,洪勇良,齐凤军."固本通经"针法结合推桥弓手法治疗桥本氏甲状腺炎患者的临床研究[J].世界中西医结合杂志,2021,16(6):1108 – 1112 + 1118.

[19] 马德慧.腹部推拿法治疗单纯性肥胖症临床及脂肪代谢的机制研究[D].长春:长春中医药大学,2021.

[20] 范明娜,常立阳,杨晓春.腹部推拿治疗老年糖尿病便秘临床研究[J].新中医,2020,52(16):141 – 144.

[21] 张欣,刘明军,吴兴全,等.运腹通经推拿法对肥胖大鼠骨骼肌 SIRT1/PGC – 1α 通路蛋白及其 mRNA 表达影响的实验研究[J].中华中医药学刊,2020,38(11):22 – 25.

[22] 张珊珊,方顺兰,李秋生.针刺联合推拿手法治疗乳腺增生的临床疗效观察[J].广州中医药大学学报,2020,37(7):1288 – 1292.

[23] 马艳,余云飞,刘俊昌.乳癖消胶囊联合调和任冲推拿法治疗肝郁气滞型乳腺增生症的临床疗效观察[J].中华中医药杂志,2020,35(11):5887 – 5890.

[24] 封彦召.调和冲任推拿联合乳癖消胶囊治疗乳腺增生(肝郁痰凝型)的临床效果观察[J].现代诊断与

治疗,2020,31(14):2199 – 2200.

[25] 齐凤军,王宗佼,代瑜,等.推拿背腰部膀胱经穴对慢性疲劳综合征患者血清 IL – 6、CHRM1 含量的影响及临床疗效观察[J].湖北中医药大学学报,2020,22(3):63 – 66.

[26] 陈森,胡斌,马巧琳.推拿干预慢性疲劳综合征的机制研究[J].中医临床研究,2020,12(18):82 – 85.

[27] 肖姣.振腹疗法对代谢综合征患者血脂、血糖及相关临床症状的影响[D].北京中医药大学,2020.

[28] 刘心.齐鲁脏腑推拿治疗慢性疲劳综合征(肝郁脾虚型)的临床研究[D].山东中医药大学,2020.

[29] 国生,王康,董笑克,等.振腹干预糖尿病前期患者 32 例临床疗效观察[J].中华中医药杂志,2019,34(2):861 – 864.

[30] 周丹妮,洪勇良,王彦春.从肝脾肾论治针刺结合推桥弓手法治疗桥本氏甲状腺炎 62 例的临床研究分析[C].新时代 新思维 新跨越 新发展——2019 中国针灸学会年会暨 40 周年回顾论文集.[出版者不详],2019:574 – 579.

[31] 陈子安.针刺结合推拿治疗桥本氏甲状腺炎的临床观察研究[D].武汉:湖北中医药大学,2019.

[32] 彭德忠,王红艳,胡超,等.推拿结合太极拳治疗糖尿病周围神经病变的临床观察[J].中国疗养医学,2018,27(2):113 – 115.

[33] 王鹤,肖星蕾,赵方晓,等.振腹干预对 2 型糖尿病大鼠血糖的调节作用与对其 HPA 轴影响的相关性[J].长春中医药大学学报,2017,33(5):699 – 702.

[34] 姜勇,刘丽君.推拿疗法防治糖尿病周围神经病变的临床研究[J].糖尿病新世界,2017,20(7):181 – 182.

[35] 张后振,王京良.振腹法治疗糖尿病的临床效果分析[J].临床医学文献电子杂志,2017,4(7):1221.

[36] 王宏南.慢性疲劳综合征患者应用经穴推拿对睡眠质量影响的临床分析[J].中华中医药学刊,2016,34(9):2298 – 2301.

[37] 王志萍,朱文霞.推拿联合干涉波治疗糖尿病性胃轻瘫的疗效观察[J].中国冶金工业医学杂志,2016,33(6):694 – 696.

[38] 赵方晓.振腹法对 T2DM 大鼠 FBG、CRH、皮质酮及肾上腺指数影响的研究[D].北京中医药大学,2016.

[39] 李多多.单纯振腹手法对调节 2 型糖尿病患者血糖水平的临床研究[D].北京:北京中医药大学,2014.

[40] 熊杉.针推膀胱经治疗慢性疲劳综合征及对 IL – 6、IFN – γ、TNF – α 等细胞因子的影响[D].武汉:湖北中医药大学,2013.

[41] 郭争鸣.推拿按摩影响内分泌功能的研究进展[J].

中医药导报,2011,17(9):85-87.

[42] 于兆华,陈福香,于尉杰,等.推拿整脊干预2型糖尿病的效果[J].青岛大学医学院学报,2008(5):395-397.

[43] 刘焰刚,李爱儒,康敏.推拿对糖耐量降低的临床干

预报告[J].中国中医药信息杂志,2004(8):725.

[44] 成为品.浅淡振腹治疗某些内分泌紊乱的可能性[J].按摩与导引,2000(3):60.

[45] 王金涛.松振法为主推拿治疗糖尿病18例[J].山东中医杂志,1999(11):502.

七、推拿治疗免疫系统疾病的调节效应与作用机制

(一) 推拿治疗免疫系统疾病的概况

1. 免疫系统　人体免疫系统是覆盖全身的防卫网络。免疫系统具有免疫监视、防御、调控的作用。免疫系统主要由免疫器官、免疫细胞,以及免疫活性物质组成。免疫器官包括淋巴结、扁桃体、脾脏、胸腺、小肠集合淋巴结、骨髓、阑尾等;免疫细胞包括淋巴细胞、中性粒细胞、单核吞噬细胞、肥大细胞、嗜碱粒细胞、嗜酸粒细胞、血小板(血小板里有IgG)等;免疫活性物质包括抗体、补体、溶菌酶、免疫球蛋白、干扰素、白细胞介素、肿瘤坏死因子(tumor necrosis factor, TNF)等细胞因子。免疫系统可分为固有免疫(又称非特异性免疫)和适应免疫(又称特异性免疫),其中适应免疫又分为体液免疫和细胞免疫。

人体免疫是指机体对抗原的识别和应答。机体保护有三道防线。第一道防线为皮肤、黏膜及其分泌液、细胞膜、呼吸道、胃肠道、尿道及肾脏。第二道防线为吞噬作用、抗菌蛋白和炎症反应。第三道防线主要由免疫器官和免疫细胞借助血液循环和淋巴循环而组成的。人体免疫系统需要识别、处理体内的自身抗原和外来的非己抗原,维护机体的生理平衡。人体免疫力就是人体对外来物或自体衰老细胞等进行消除的能力。

中医学认为,此类疾病的发生和发展主要与先天禀赋不足、外感六淫之邪、营卫气血失调、脏腑功能紊乱、痰浊瘀血内生等因素相关,尤其与脾肾关系更为密切。

2. 推拿治疗免疫系统疾病的常用手法　由于人体免疫系统涵盖全身,因此推拿手法也变化多样。头面部、背腰部、胸腹部、四肢部的推拿手法都很常用。

3. 推拿治疗常见的免疫系统疾病　免疫系统疾病通常包括自身免疫病、免疫缺陷疾病、变态反应性疾病。自身免疫病包括类风湿关节炎、系统性红斑狼疮、系统性血管炎、硬皮病、天疱疮、皮肌炎、混合性结缔组织病、自身免疫性溶血性贫血、甲状腺自身免疫病、溃疡性结肠炎等。免疫缺陷疾病有原发性和继发性两种。继发性免疫缺陷常由多因素参与引起,包括感染(风疹、麻疹、麻风、结核病、巨细胞病毒感染、艾滋病病毒感染、球孢子菌感染等)、恶性肿瘤(霍杰金病、急性及慢性白血病、骨髓瘤等)、自身免疫性疾病、蛋白丢失(肾病综合征、蛋白丢失性肠病)、免疫球蛋白合成不足、淋巴细胞丢失(因药物、系统感染等)以及其他疾病(如糖尿病、肝硬化、亚急性硬化性全脑炎)和免疫抑制治疗等。变态反应性疾病常见的有变应性鼻炎、支气管哮喘、接触性皮炎等。

推拿治疗的免疫系统疾病有10余种,主要包括系统性红斑狼疮、类风湿关节炎、重症肌无力、强直性脊柱炎、过敏性鼻炎、支气管哮喘、扁桃体炎、反复性呼吸道感染、亚健康、肿瘤、慢性肾小球肾炎等。

（二）推拿对免疫系统疾病的调节效应

推拿对免疫系统的不同疾病有着不同的调节效应。

1. 推拿对系统性红斑狼疮的调节效应　研究表明,推拿能提高系统性红斑狼疮患者的生活质量。采用健康调查量表(SF-36)进行问卷调查,结果发现中医按摩组在总均分及生理功能、活力、社会功能、总体健康、心理健康、情感职能、生理职能、身体疼痛8个维度的得分上显著高于对照组。同时,生理指标中,血常规、血沉(ESR)、肝功能、肾功能、免疫项等中医按摩组显著优于对照组。

2. 推拿对类风湿性关节炎的调节效应　研究者通过推拿手法治疗类风湿关节炎312例,其中近期治愈74例,占23.7%;关节肿痛减轻,晨僵好转,功能改善的有效率160例,占51.3%。总有效率为75%。也有研究者以通法为主佐以补法,通法采用挤压类和摩擦类手法,补法采用摆动类和摩擦类手法治疗类风湿关节炎。每日1次,一次30~40分钟。该方法以调动整个机体的自身调节功能为主,注重提高人体自身抗病康复能力和自然防卫功能,也取得了良好的治疗效果。类风关患者ESR、抗"O"、类风湿因子(RF)的变化是重要的检测手段,研究者观察了推拿手法治疗前后这些指标的变化,结果显示推拿手法使患者症状和体征得到一定程度改善,并且使ESR、抗"O"得到不同程度的下降。

3. 推拿对重症肌无力的调节效应　研究者采用推拿督脉治疗50例重症肌无力与10例肌萎缩侧索硬化患者。治疗后结果显示总有效率为98.33%(59/60);治疗后患者血清TNF-α、IL-6、强肌张力波动数明显低于治疗前,弱肌张力波动数明显高于治疗前。运用中医辨证论治的理论,研究者认为重症肌无力属阴证,阴病治阳,应通其阳经,而督脉总督诸阳,膀胱经又与其相联络,为阳经中的主要经脉,故选此二经为主,采用捏脊、推阳经、梅花针等方法治疗重症肌无力,近期治愈3例,显效16例,有效11例,无效1例(兼有甲亢病者),总有效率为96.8%。

4. 推拿对其他免疫系统疾病的调节效应　过敏性鼻炎推拿疗法重视官窍经络治疗,可选用头面部的开天门、推坎宫、揉迎香等局部穴位及督脉和膀胱经部分穴位;同时根据不同证型来增加宣肺健脾补肾等手法,以重视脏腑功能调节;根据不同体质偏颇,在辨证论治的基础上增加调理体质的手法,以注重个体差异。无论推拿疗法的单纯使用还是联合其他手法,在改善过敏性鼻炎症状体征上都有显著疗效。小儿推拿对轻度儿童过敏性鼻炎有良好的疗效。近期疗效方面,小儿推拿对鼻塞症状的治疗效果优于氯雷他定;远期疗效方面,小儿推拿对缓解喷嚏、流清涕、鼻塞、鼻痒等症状方面均优于氯雷他定,小儿推拿治疗轻度过敏性鼻炎疗效稳定。

扁桃体炎的推拿治疗可减少退热时间及不良反应的发生,提高临床疗效。小儿急性化脓性扁桃体炎在基础治疗的基础上采用推拿治疗,中医证候积分和白细胞计数低于对照组,差异有统计学意义($P<0.05$)。治疗方法,对照组给予阿莫西林克拉维酸钾针,每次30 mg/kg,每日3次静脉滴注,治疗6日。推拿治疗组在对照组的基础上加用小儿推拿治疗:平肝清肺300次,清天河水300次,推六腑200次,捏脊、天突及大椎各20次,清补脾经300次,清胃经300次,摩肾顶100次,揉二马200次,运八卦150次,掐揉少商10次。大便不通者加清大肠经200次,推下七节骨100次。每日1次,连续6日。结果推拿治疗组的退热时间为(2.15 ± 0.83)日,低于对照组的(3.21 ± 1.52)日,差异有统计学意义($P<0.05$);治疗组的不良反应总发生率低于对照组,差异有统计学意义($P<0.05$)。

（三）推拿治疗免疫系统疾病的作用机制

推拿治疗免疫系统疾病之所以能起到良好疗效,必然与其对免疫器官、免疫细胞、免疫活性物质以及免疫功能的调节密切相关。而免疫相关的推拿调节机制又和神经体液的调节密不可分。

1. 推拿通过调节免疫器官起直接作用　推拿手法对模型大鼠免疫器官及免疫细胞的组织结构与功能具有较好的保护作用,对疲劳型亚健康模型大鼠胸腺早期凋亡具有明显的抑制作用。推拿还能提高模型大鼠淋巴细胞增值能力并对模型大鼠失调的免疫因子的含量具有正向、良性调节的作用。推拿能防止亚健康状态向疾病转化主要与其免疫调节作用有关。研究采用睡眠剥夺水箱进行每天不足 6 小时睡眠的睡眠剥夺制作疲劳型亚健康模型。实验结束后,称重法测大鼠的脾脏指数,流式细胞术测胸腺细胞凋亡率。HE 染色,光镜观察大鼠脾脏及胸腺组织形态变化电镜观察大鼠脾脏及胸腺超微结构。MTT 比色法测脾淋巴细胞增值能力。ELISA 法测血清 IL-2、IL-4、IFN-γ 含量。实验结果显示:模型组大鼠脾脏指数明显降低,其胸腺与脾脏两大免疫器官的组织结构及细胞结构均受到破坏,胸腺细胞早期凋亡率较高。而推拿组大鼠脾脏指数高于模型组($P<0.05$),其免疫器官组织结构及细胞超微结构均优于模型组大鼠,其胸腺细胞早期凋亡率明显低于模型组($P<0.05$)。

2. 推拿对机体血液系统进行调节　推拿按揉局部穴位可改善局部血管的痉挛状态,促使局部毛细血管扩张,局部血液循环。现代实验研究表明,推拿可激发人体穴位内生物分子的氢键,传递人体细胞所需的能量,也能给缺乏能量的病态细胞提供活化能。

对类风湿关节炎的临床研究中,按中医痹症分类,辨证行痹、痛痹、着痹的不同,分别施行提拿足三阳或足三阴的推拿手法,推拿手法治疗后类风关患者 ESR 下降。ESR 下降的机制可能是推拿刺激相应的经络,通过生物电的效应,使体内红细胞负电荷增多,增加红细胞相互碰撞的机会,使血沉减慢。也可能是推拿促进微循环,加强了微循环中的供氧功能、营养功能和代谢功能,使得血浆中球蛋白增加,或血浆中的蛋白质发生了质的改变,从而使血沉减慢。抗"O"滴度的下降的机制可能与推拿调节免疫功能有关。针刺或艾灸对免疫功能的影响已有报道。推拿通过刺激某些穴位,驱动小静脉、淋巴管的液体流动,使静脉、淋巴回流加速,促进炎症介质或免疫原的破坏、稀释或除去。类风湿关节炎家兔的动物实验也证实推拿可明显降低血浆黏度、血细胞比容和血沉,改善微循环。推拿通过"活血化瘀"达到"通则不痛",而治疗类风湿关节炎,其疗效机制可能是通过影响血液"粘、凝、滞、聚"的状态来实现。

3. 推拿对机体免疫细胞进行调节　研究表明,背部推拿手法改善和调节机体免疫功能的作用机制可能是通过调节机体的细胞免疫和体液免疫功能来实现的。采用腹腔注射环磷酰胺的方法制造亚急性衰老并免疫功能低下家兔模型后,观察干预前后血清免疫细胞 CD3+、CD4+、CD8+、NK含量、外周血 IgM、IgG 含量的变化。结果显示推拿组血清免疫细胞 CD3+、CD4+、NK 含量增加 CD8+含量降低,呈现显著性差异($P<0.05,P<0.01$);推拿组外周血 IgM、IgG 含量增加,呈现显著性差异($P<0.01$)。

推拿后机体血液中白细胞总数增加,白细胞吞噬功能加强,血清中补体、免疫球蛋白含量升高,淋巴细胞数量增多,从而发挥其免疫功能,研究者通过对体弱易感家兔模型推拿前后免疫指标变化观察发现,推拿后 IgG、C3-R、酸性 α-醋酸萘醋酶(ANAE)等指标较模型组升高,与正常组无显著差异。对健康人推拿前后的红细胞、血红蛋白、白细胞计数和分类、白细胞随能力、血清补体效价等指标做观察后发现：除血红蛋白没有明显变化外，其余各项指标均有不同的升高，其中白细胞平均增加了 19.7%，淋巴细胞比例升高，噬菌指数平均提高了 34.4%。

推拿还可增加血清免疫球蛋白及其复合物的含量，同时亦能增加 T 淋巴细胞及其亚群的含量。研究者在推拿肾俞穴治疗老年肾虚腰痛免疫机制研究中指出，推拿后除了肾阴虚型患者 CD8 无明显变化外，其余所有患者血清 Ig(IgG、IgM、IgA)、T 淋巴细胞亚群(CD3、CD4、CD8、CD4/CD8)含量均明显升高($P<0.01$、$P<0.05$)，但变化均在正常范围内，说明推拿对本症的改善与增高血清 Ig、T 淋巴细胞亚群含量有关。推拿增强免疫功能的机制，可能是推拿引起中枢神经肽递质的释放，作用于丘脑-垂体-肾上腺皮质轴，影响内分泌，使机体分泌 Ig、T 淋巴细胞亚群含量增高，从而提高免疫水平。

研究者对 HIV+ 和 HIV- 的研究也发现，经过推拿后可增加体内自然杀伤细胞数量，增强 NK 细胞活性，表明推拿能通过机体的免疫功能来抑制肿瘤细胞的生长。自然杀伤细胞是机体重要的免疫细胞，不仅与抗肿瘤、抗病毒感染和免疫调节有关，而且在某些情况下参与超敏反应和自身免疫性疾病的发生。

4. 推拿对免疫活性物质进行调节 免疫活性物质主要包括抗体、补体及细胞因子等，它们既是免疫应答的效应分子，又是内部免疫系统与其他系统间信息传递的介质，对免疫识别与排斥及机体内环境稳定起着重要的协调作用。推拿治疗慢性肾小球肾炎的研究中，在背部和膀胱经部位和腹部，以及四肢部采用擦法、按法、摩法、擦法、提捏法、一指禅推法等手法进行操作。推拿治疗后 IgG、IgM、IgA 水平均有所提高。

另一项研究表明，对健康早产儿采用 ARRAY 蛋白质测定系统检测其血清 IgG、IgA 和 IgM 含量，在母乳喂养基础上予以每日 3 次抚触推拿，其中对 30 例 3 月龄婴儿进行随访复查上述免疫指标并与健康足月婴儿对照组进行比较。结果显示，新生儿早期早产儿组 IgG、IgA、IgM 较足月儿组低，IgG 尤为明显。而 3 个月后随访发现两组 IgA 差异已无显著性，早产儿组 IgG 与 IgM 仍较足月儿低。结果表明，抚触推拿能够改善早产儿的健康状况，提高早产儿的免疫功能。

5. 推拿对免疫功能进行双向调节 中医认为"正气存内，邪不可干""邪之所凑，其气必虚"。任何疾病的发生均是患者体内抗御病邪的"正气"不足所致。推拿通过刺激督脉、膀胱经，扶正助阳固本;通过对胸腹部的手法刺激调理气血，增强脏腑功能。西医学认为，脊柱是中枢神经系统脑、脊髓向躯干和四肢各脏器、组织发出神经根的通道。推拿手法不仅能够直接刺激脊柱两侧的皮肤、筋膜、肌肉、韧带等组织，手法的作用力也同时能够间接刺激到脊柱两侧的交感神经。交感神经是自主神经的一部分，刺激交感神经能引起腹腔内脏及皮肤末梢血管收缩、心搏加强和加速、瞳孔散大、消化腺分泌减少、疲乏的肌肉工作能力增加等。在正常情况下，功能相反的交感和副交感神经处于相互平衡制约中。当机体处于紧张活动状态时，交感神经活动起着主要作用。较强刺激的推拿手法能兴奋交感神经，抑制副交感神经;较柔和的手法操作则使副交感神经得到兴奋，而抑制交感神经。因此不同的手法刺激通过脊髓传导通路完成对中枢、周围神经的双向调节，从而改善或增强机体的免疫功能。研究表明，缓和、轻柔、频率较慢而连续的推拿补法刺激可以提高副交感神经的兴奋性，而急速、较重、时间较短推拿泻法刺激可以提高交感神经的兴奋性。生理学家的最新发现表明,交感神经具有抑制免疫的效应,副交感神经具有增强免疫的效应。这就说明补法可以通过兴奋副交感神经而增强免疫反应,泻法可以通过兴奋交感神经抑制免疫反应。

推拿对免疫系统的双向调节是有物质基础的。双向调节是对阴阳失衡的一种反馈调节,也就是对病理状态偏颇的纠正。中西医结合研究表明,阴阳双向调节有一定的物质基础,它与交感神经和副交感神经的反馈调节、核酸能量代谢(DNA/RNA)的合成与转录、环核苷酸(cAMP/cGMP)的双向调节、免疫促进与免疫抑制有密切关系。从现代系统论观点看,人体的整个生理功能是建立在器官、组织、细胞、细胞器及生物高分子等各层次亚系统之间的调控平衡上。整体的病理及病理生理的调控端赖于细胞的受体对受整体调遣的信使的反应,并反馈于整体调控。人体的调控系统主要是神经和内分泌系统,主要的信使是神经介质和激素。细胞接受信使并做出反应的触发开关是受体,信使与受体往往成对地存在,它们对细胞同一功能起相反的调节作用,以调节细胞生理功能的平衡。综合各层次的平衡调节可形成整体功能的平衡。西医学认为,免疫系统与神经-内分泌系统组成调控网络,相互间存在着复杂的双向调节作用。

研究表明,推拿信息通过中枢神经系统对免疫系统进行双向调节。首先,推拿手法作用于机体体表及内脏表面,产生一定程度的感觉(挤压、温热感、酸、胀、痛等),这些感觉由体表游离神经末梢感受器所感受,经躯体神经传至脊髓后角(Ⅳ-Ⅴ板层),经脊髓丘脑束传至丘脑腹后外侧核,然后经内囊枕部,投射到大脑皮层的中央后回等处。大脑皮层存在着调节免疫的功能区,左侧大脑皮层可能有增强免疫的中枢存在,而右侧大脑皮层可能有抑制免疫的中枢存在。因此双侧脑皮层即可根据所接受到的良性手法信息,对免疫进行双向调节。其次,中央后回又将接收到的信息,向下经下丘脑(间脑)传递到网状系(中枢边缘系统)。而生理学家发现,下丘脑前部及边缘系统分别具有促进免疫和免疫抑制作用。推拿信息传递到此区域被接收后,即可激发其对免疫功能的双向良性调节作用。

6. 推拿对神经内分泌免疫(NEI)网络进行调节　中医五脏调控理论所描述的人体调控规律是一种整体的、非特异的调节理论,与西医学神经内分泌免疫(NEI)网络学说有很多相似之处。NEI网络学说认为,组成生物体的各个层次之间,以及同一层次各物质及结构之间,不是杂乱无章,互不联系、彼此孤立的,而是在NEI网络统一调节控制之下协同起作用的。在机体生命过程中,机体识别和清除"非己"化的自身细胞是由免疫系统完成的。免疫系统的这个识别和清除任务在维持机体内环境稳定方面意义重大。NEI网络学说以人体的基本生化代谢为物质基础,研究环境刺激偶联细胞化学反应的新陈代谢过程。NEI认为,各种内外环境的刺激可引起一系列细胞生化反应的变化。如情绪、物理、化学等刺激可引起中枢神经系统和内分泌系统的生理病理改变,通过递质和刺激将信息传到免疫系统,而中枢不能感知的刺激如细菌、病毒则由免疫系统感受,在引起免疫应答的同时,通过分泌细胞因子及免疫递质刺激将信息传递给神经内分泌系统。神经内分泌免疫三个系统之间,相互沟通是以各种神经递质、激素和细胞因子作为信息分子。三个系统的细胞不仅都能够分泌这些信息分子,同时均有接受这些信息分子的受体。各种信息分子与相应受体结合后,可引起细胞内一系列生化代谢的酶促级联反应,如氧化磷酸化、去磷酸化等,从而引起细胞内第二信使含量改变及各种蛋白激酶的活化或灭火,最终引起核内第三信使的合成和分泌的增加或减少,进而影响迟反应基因,产生各种生理效应。在这个信息传递过程中,伴随着能量传递过程。

如神经冲动的能量按糖→三羧酸循环→ATP→Na^{2+}-K^+泵→细胞膜内外阳离子浓度差→动作电位顺序传递。在新陈代谢的能量传递中伴随着化学能向机械能、电能、热能的转化。

推拿手法通过对人体五脏的调控，以气化调控为中心，以人体的基本生化代谢为物质基础，进行刺激与反应之间的动态调控。中医针药手段因其整体、双向调节的特点，因此能对 NEI 网络起到很好的良性调节作用。针灸能通过对 NEI 网络调节，对下丘脑-垂体-性腺轴发挥影响，在病理情况下起双向调节作用。针刺能使中枢 5-HT、B-内啡肽(B-END)等神经递质发生变化，针刺也可使机体释放一些有调制作用的免疫细胞因子，从而对整个 NEI 网络进行调节。推拿同针刺的机制相似，它不是对机体的某个组织器官系统的单一调节，而是一个非常复杂的整体调节手段。皮肤是"神经-免疫-内分泌网络系统"中的器官之一，可以接受外界刺激，并通过复杂的 NEI 网络实现对人体内部稳态的调控。而推拿可能是通过 NEI 网络实现对免疫功能的调节。

推拿手法调节 NEI 网络中的神经递质。推拿手法通过给予一定量的刺激，调节神经系统活动的平衡，释放所需神经递质，从而调节机体免疫功能。比如当中枢肾上腺素能神经和外周交感神经兴奋时，就可释放 NA，中枢内 NA 可以促进免疫，外周 NA 也可直接作用于免疫细胞上的相应受体，从而调整免疫功能；而中枢胆碱能神经和外周副交感神经兴奋时，可释放 ACH，中枢中的 Ach具有抑制免疫的效应，外周 Ach 也可能通过影响 T 细胞的功能而调节免疫功能；另外还有中枢递质 5-HT 也是交感神经影响淋巴细胞活动的中介物质。即交感神经一方面通过释放递质作用于淋巴细胞表面的受体，另一方面通过改变血液中的 5-HT 含量而影响淋巴细胞的活动。实验研究发现，推拿 30 分钟后，机体血液中 5-HT 含量水平较前明显升高。

在神经系统中有不少具有活性的肽类物质也参与神经信息的传递、称之为神经肽。研究神经肽对免疫功能的调节也已有了新的进展，其中研究较多的是阿片肽。推拿手法对实验性类风湿关节炎家兔镇痛机制的观察研究证实推拿和中药对 RA 家兔都有镇痛作用，其作用的中枢机制之一可能与内源性阿片肽 β-EP 的大量释放和促使 CCK-8 含量向正常水平的恢复有关。还有文献报道，甲硫脑啡肽(Met-ENK)和亮啡肽能增加淋巴瘤患者 B 淋巴细胞的有丝分裂反应，还可增强人体天然杀伤细胞和单核细胞的功能。而 a-β-r-强啡肽(END)都可抑制小鼠体液免疫应答，β-END 还可抑制人体外周血液中 T 细胞总数玫瑰花环的形成，以及抑制其有丝分裂的反应。应用推拿手法后体内 ENK 含量增加，并进入中枢和相应受体结合，起到镇痛作用。这也说明推拿手法可改变体内神经肽含量而对免疫进行调节。

参考文献

[1] 刘钟灵,杜春雁.推拿干预小儿过敏性鼻炎的研究进展[J].光明中医,2022,37(19):3635-3637.

[2] 宿宵.推拿治疗轻度儿童过敏性鼻炎的临床研究[D].天津:天津中医药大学,2022.

[3] 黄琳,张杨,袁源.推拿治疗小儿急性化脓性扁桃体炎临床观察[J].中国中医药现代远程教育,2021,19(11):122-124.

[4] 杨寄禹.背部推拿手法对亚急性衰老并免疫功能低下家兔血清免疫细胞与免疫球蛋白的影响研究[D].长春:长春中医药大学,2020.

[5] 潘波洋.保健推拿手法对疲劳型亚健康模型大鼠免疫器官组织结构及功能影响研究[D].南宁:广西中医药大学,2019.

[6] 黎建海.推拿督脉治疗重症肌无力及肌萎缩侧索硬化的疗效观察[J].实用中西医结合临床,2018,18(10):107-108.

[7] 吴萌,李亚,尚坤,等.推拿手法对于机体免疫系统功能调节的研究进展[J].时珍国医国药,2013,24(12):2978-2980.

[8] 张玉桂,陈玉凤,彭成清.中医推拿按摩对系统性红斑狼疮患者生活质量的影响[J].现代中西医结合杂志,2013,22(3):263-265.

[9] 赵毅.戚子耀推拿抢救小儿急进性肾小球肾炎尿闭的思考[C].第十三次中医推拿学术年会暨推拿手法治疗脊柱相关疾病高级培训班论文汇编,2012:6-10.

[10] 唐飞舟,吕娜,董秀娟,等.推拿配合梅花针治疗重症肌无力31例临床观察[J].新中医,2010,42(7):90-91+7.

[11] 李军,魏东明,文新,等.推拿对家兔佐剂性关节炎微循环和血液流变学的影响[J].中医药学报,2010,38(1):37-39.

[12] 柯丹红.早产儿免疫研究[J].中国优生与遗传杂志,2009,10(3):89.

[13] 付义,陈冰.神经-内分泌-免疫(NEI)网络研究促进中西医交融[J].中华中医药学刊,2008(4):821-822.

[14] 郭继承,金丽霞.推拿结合中药治疗慢性肾小球肾炎[J].针灸临床杂志,2007(6):38-39.

[15] 王念宏,李军,裴明.推拿手法对实验性类风湿性关节炎家兔疼痛的影响[J].辽宁中医药大学学报,2007(6):180-182.

[16] 汪国宏,吴建贤.推拿疗法作用机制研究进展[J].中国康复医学杂志,2006(9):849-851.

[17] 李军,文新,魏东明,等.推拿对实验性类风湿性关节炎血液流变学和微循环的影响[C].甘肃省中医药学会第五次会员代表大会、甘肃省针灸学会第三次会员代表大会暨学术研讨会论文汇编,2006:173-176.

[18] 于娟.推拿肾俞穴治疗老年肾虚腰痛免疫机制研究[J].山东中医杂志,2004,23(4):215-216.

[19] 魏东明.推拿治疗类风湿性关节炎的临床研究.河北省,河北医科大学中医院,2002-12-23.

[20] 刘键.推拿调整机体作用的实验研究进展[J].湖北中医学院学报,2001(2):56-57.

[21] 马淑然,刘燕池,郭霞珍,等.中医五脏调理理论与神经内分泌免疫(NEI)网络调控理论的比较研究[C].中医药现代化研究学术大会论文集,2001:125-132.

[22] 王芗斌,郑家铿.中医药免疫的双向调节及其机制探讨[J].福建中医学院学报,1998(2):41-45.

[23] Ironson G, Field T, Scafidi F, et al. Massage therapy is associated with enhancement of the immune system's cytotoxic capacity[J]. Int J Neurosci, 1996, 84: 205-217.

[24] 赵水安,何志茂.推拿调节机体免疫力研究进展[J].按摩与导引,1995(2):36-38.

[25] 卓蓉,蔡高宁."类风湿性关节炎"推拿手法治疗前后检验学指标的改变及其临床意义探讨[J].按摩与导引,1994(5):47-48.

[26] 黄有桂.推拿治疗类类湿关节炎312例[J].按摩与导引,1992(2):21-22.

[27] 安徽医学院附属医院运动医学科.推拿疗法与医疗练功[M].第1版.北京:人民卫生出版社,1982,4-7.

| 第三节 |

推拿治疗妇科疾病的调节效应与作用机制

一、推拿治疗妇科疾病的概况

1. 女性生殖系统　人体生殖系统分为男性和女性两类。在此,我们重点探讨女性生殖系统。女性生殖系统由内、外生殖器官及其相关组织与邻近器官组成。女性内生殖器,包括阴道、子宫、输卵管及卵巢。女性外生殖器指生殖器官的外露部分,又称外阴。包括阴阜、大阴唇、小阴唇、阴蒂、阴道前庭。在这其中,卵巢分泌激素、产生卵子并排卵。卵巢受下丘脑分泌的促性腺激素释放激素,垂体前叶分泌的促卵泡刺激素、促黄体生成素、催乳素(PRL)等的调节,维持正常的生殖功能,完成人类的生殖与繁衍。若某一部分功能紊乱导致任一激素含量异常,均可影响人类生育能力。

《素问·上古天真论》:"女子七岁肾气盛,齿更发长;二七而天癸至,任脉通,太冲脉盛,月事以时下,故有子;三七肾气平均,故真牙生而长极;四七筋骨坚,发长极,身体盛壮;五七阳明脉衰,面始焦,发始堕;六七三阳脉衰于上,面皆焦,发始白;七七任脉虚,太冲脉衰少,天癸竭,地道不通,故形坏而无子也。"中医学认为,女性正常生理功能以肾-天癸-冲任-胞宫生殖轴的平衡协调为前提,同时需要各脏腑、经络的协调,其中与肝、肾、心、脾胃及冲、任诸脉关系最为密切。肾藏精,主生殖,肾中所藏先天之精是生命的根本,肾中精气主宰着人体的生殖功能,天癸是肾中精气充盈到一定程度产生的促进生殖功能成熟的物质,肾气充盛,天癸充足,冲任通盛,则氤氲有时,经调子嗣;肝为血脏,主藏血,女子以血为本,经、孕、产、乳均以血为物质基础,血海蓄溢受肝所司;肝又主疏泄,肝的疏泄功能正常,足厥阴经气调畅,则任脉通利,太冲脉充盛,氤氲有期,月经应时而下,女子排卵功能正常;肝失疏泄,肝血不足,则冲任失调,氤氲无期,精排不畅,精少不育。除此之外,人体生殖功能尚与脾胃有关,脾主运化、升清,胃主受纳、腐熟,脾胃为气血生化之源,气血充养肾经,通过对气血盈亏的调节间接参与生育过程。

2. 推拿治疗妇科疾病的常用手法 推拿手法可以调整脏腑功能,疏通经络,行气活血化瘀,常用推拿手法包括 摩腹、揉腹、振腹、一指禅推气海、一指禅推关元、横擦腰骶、按揉八髎穴、循经推按等,也可以配合特定穴位行一指禅推法、揉法、按法等。对于乳房疾病的推拿,也需要左右手配合,进行推、揉、按的手法,疏通患乳的硬结、肿块,用揉、摩法施于乳房及周围的乳根、天溪、屋翳、膺窗、膻中穴,用手掌在乳房周边向心性按摩,用五指指腹顺输乳管的放射方向从乳房周边至乳晕部轻揉,呈向心性挤压,疏通瘀乳。

3. 推拿治疗常见的妇科疾病 推拿治疗常见的妇科疾病有 10 余种。主要包括月经不调、原发性痛经、闭经、功能性子宫出血、子宫肌瘤、子宫腺肌症、子宫脱垂多囊卵巢综合征、不孕症、产后缺乳、经行乳房胀痛、乳痈、慢性盆腔炎、围绝经期综合征、产后耻骨联合分离症等。

二、推拿对妇科疾病的调节效应

外邪、情志、运动、生活习惯、体质等因素均可影响到妇科疾病的发生和发展。外邪引起妇科疾病多以寒、热、湿为主;情志因素多涉及恼怒、忧思等;生活习惯致病主要指饮食失调、劳逸过度、早婚多产、房事不节、跌扑损伤等;体质因素则包括阴阳、气血、脏腑的盛衰,以及经络的通畅与否。内外因素的作用下,女性的月经、带下、怀胎、产子都会发生变化,同时也会引起一些妇科的杂病。推拿治疗具有调整脏腑功能,疏通经脉,调整阴阳等作用,推拿对女性生殖系统各组织器官的调节作用也是多层次、多途径的。推拿不仅可以直接刺激盆腔脏器,还可以使推拿力透腹壁,提高机体副交感神经兴奋性,刺激腹大神经,影响肾上腺皮质激素的分泌,从而调节生殖功能。

1. 推拿具有调节月经的效应 月经失调是妇科常见的疾病,临床上常表现为月经周期、经期和经量发生异常,常伴有不同程度的腹痛、乳房胀痛等,严重影响和制约女性生活和工作。

中医认为月经失调的主要病机是外感、内伤导致机体脏腑功能失调、气血错乱和冲任二脉受损。实证包括外感积寒风冷、火热之邪,客于胞中,损伤冲脉,或忧思郁怒,冲气逆乱等,从而导致月经不调。虚证多由内伤所致。妇女以气血为用，以脏腑为本。脏腑化生气血，气血滋养灌溉脏腑，机体一旦失调，伤脏则及血，血亏则脏伤。"气血调和，则经候有常"，气血不调则经候无常。同时，肾主生殖，经水出于肾，月经病变，多见于肾虚，精血不足；"女子以肝为先天"，肝血不足，肝血不疏，肝血不藏，可导致月经不调；脾为后天，气血生化之源，脾胃亏虚，气血运化失常，无以化生气血，则血海空虚，月经不调。

对于月经失调的治疗应注重整体观念，辨证论治，结合患者经期、量、色、质及全身症状和舌苔脉象等，以内服中药配合针灸推拿等调整周期。其治疗重在调经，调经即治本，多采用疏肝、补脾、益肾及调理气血冲任，使任脉通、太冲脉盛。

推拿通过手法操作疏通周身经脉，兼顾重点（病变反应点），重视局部和整体的相互影响，通过调动全身功能以聚局部病灶，一处有病，整体治疗。手过之处产生针刺得气般感觉，按毕，患者大多百脉通畅，豁然轻松。循经周身推拿必然能有效疏通、调节全身气血。月经失调的推拿手法也重视脾胃，不离脘腹。脾胃为后天之本，气血生化之源，不论扶正，还是祛邪都必须重视脾胃功能。经治疗的患者，多数先食欲增加，增强了抗邪能力，病情有所缓解。腹部也是子宫和卵巢在体表的投影区，因此，腹部推拿操作也可以直接改善月经。

痛经也是月经病中的常见病之一。推拿治疗痛经的报道更为多见。女性正值经期或经行前后出现周期性小腹疼痛或痛引腰骶，甚则剧痛晕厥者，称之为痛经，亦称"经行腹痛"。痛经分为原发性和继发性两种，原发性痛经又称功能性痛经，无盆腔器质性病变；继发性痛经由盆腔器质性病变引起。痛经常缠绵不愈，难获速效，轻者腹痛坠胀，蜷曲难卧；重者腹痛剧烈难以忍受，面色苍白，虚脱晕厥。痛经是许多女性烦恼的问题，因此痛经的诊治对改善女性个体健康，提高生活质量具有重要意义。系统评价推拿治疗原发性痛经的临床疗效，Meta 分析结果显示推拿比药物治疗原发性痛经的疗效更好。研究者采用腹部推拿（揉腹、运腹、按腹）、放带脉（按气冲）等手法治疗 10 例患者，据治疗后电话回访结果，均好转，总有效率达 100%。无论是单一推拿手法治疗痛经，还是复合手法治疗，均有显著的效果。因此中医推拿治疗能满足广大人民的需求，适宜推广。

2. 推拿具有调节带下的效应　带下的量、色、质、味发生异常，或伴全身、局部症状者，称为"带下病"。本病可见于西医学的阴道炎、宫颈炎、盆腔炎、卵巢功能早衰、闭经、不孕、妇科肿瘤等疾病引起的带下增多或减少。"带下"之名首见于《黄帝内经》，而"带下病"之名首见于《诸病源候论》。带下有广义、狭义之分，广义带下泛指妇产科疾病而言，由于这些疾病都发生在带脉之下，故称为"带下"；狭义带下包括生理性带下和病理性带下。生理性带下是指正常女子自青春期开始，一种润泽于阴道内的无色透明、黏而不稠、无特殊气味的液体，该液体是在经期前后、月经中期及妊娠期量相对增多，这是机体肾气充盛，脾气健运，任脉通调，带脉健固的正常表现。由于多数女性的带下略呈白色，故俗称"白带"。若带下的量、色、质、气味异常，即为病理性带下。

带下病的主要病因以湿邪为主，主要病机是任带两脉损伤，失约或失养。《女科证治》："若外感六淫，内伤七情，酝酿成病，致带脉纵弛，不能约束诸脉经，于是阴中有物，淋漓下降，绵绵不断，即所谓带下也。"治疗上重在调理任带二脉。由于带下病以湿邪为患，故其病缠绵，反复发作，不易速愈，且常并发月经不调、闭经、不孕等疾病，是女性患者中仅次于月经病的常见病。

推拿治疗带下病重在"通"。"提捻带脉"的推拿手法能够疏肝理气，通络除湿，兼以健脾、益肾,治疗带下病疗效显著。"提捻带脉"的推拿手法是在俯卧位和仰卧位两种体位下进行操作。患者俯卧位时,双掌按揉背腰部;拇指指腹在足太阳膀胱经第二侧线从魂门到志室做理法;拇指在足太阳膀胱经大肠俞至白环俞以及八髎穴行按揉法;拿揉双下肢足三阴、三阳经。患者仰卧位时,双掌自上而下分推胸胁部;双拇指分推两肋弓,按揉双侧期门、章门、京门;四指按揉其腹部的同时并探查寻找经穴敏感区域(痛点及敏感点),后行轻柔点按的手法,双手并排,拇指与其余四指相对,在侧腹部沿带脉路线做提捻法数遍,以患者耐受为度,以小腹有酸胀感,直至有温热感为宜;以掌根或大鱼际自下向上在大腿内侧血海穴到箕门穴做推揉法;拇指由下向上理揉小腿内侧足太阴脾经路线,重点施术于三阴交、地机穴以及有结节和按之有酸痛感的痛点;在太溪、大钟、水泉附近寻找按之酸痛的细小结节用拇指或中指做理揉法,以将其消散为宜。辨证加减时,脾阳虚证采用按揉理顺脾俞、胃俞及周围酸痛点,以拇指点按中脘、关元、足三里、三阴交、公孙、隐白;肾阳虚证采用按揉肾俞、志室,有热感传至于小腹为宜;点按气海、关元、三阴交、然谷;湿热下注采用点按足三里、三阴交、委中、气海、中极、阳陵泉、三阴交、丰隆。

3. 推拿具有助孕保胎的效应 不孕症的医学定义是一年以上未采取任何避孕措施,性生活正常而没有成功妊娠。主要分为原发性不孕和继发性不孕。原发性不孕为从未受孕,继发性不孕为曾经怀孕以后又不孕。不孕的问题大约影响到至少10%~15%的育龄夫妇。推拿不仅可以提高受孕成功率,治疗不孕症,还可以有效进行胎期的调护,具有助孕保胎的效应。

无论是功能性不孕,还是排卵障碍性不孕、高催乳素血症引起的不孕,推拿治疗都有很好疗效。研究观察以推拿疗法为主治疗功能性不孕21例,并观察推拿疗法对其基础体温和孕酮(P4)的影响,结果表明,推拿手法可以促进卵巢功能恢复,调整内分泌紊乱和基础体温异常,达到治疗女性不孕症的作用。腹部推拿治疗具有调整脏腑、平衡阴阳的作用;推拿背部膀胱经具有疏通经络、补益气血的作用;推拿所选关元为任脉穴,为元气之根,配合命门、肾俞、足三里、子宫等穴位,可以温补元阳,温暖胞宫。推拿治疗高泌乳素血症引起的不孕症以疏肝理气、补中祛瘀为治疗原则。用掌揉、拇揉、擦法等辨证论治,补虚泻实,按揉胸腹部,侧重胁肋、腹股沟、下腹部及腰骶部,并针对脐周、下腹疼痛部位及腹部触及的结节及条索拨揉,循肝经、脾经、肾经、冲任督带脉寻找压痛及异样点进行重点点按。胸腹部为脏腑之所及冲任带、肝、胆、脾、胃、肾经所过,因此采用针对性的手法根据病情虚实辨证,运用手势,正确取穴,达到治疗疾病的目的。中医对排卵障碍性不孕病因病机、辨证论治、针灸推拿、中药贴敷、实验研究的研究也取得了较大进展。

4. 推拿具有调节产后功能的效应 孕妇在长达10个月的妊娠过程中,身体各系统功能在激素水平变化的影响下发生了巨大的变化。孕妇分娩后,随着激素水平的急剧下降,产妇身体的各系统都处于急需恢复、调整的状态。再加上产时出血过多、疲劳过度、外邪侵袭、体质失衡、调护不当,可能会出现产后缺乳、产后乳汁淤积症、产后尿潴留、产后腰痛、产后便秘、产后骶髂关节半脱位等症状,推拿手法操作可以有效改善产后各种问题。

产后缺乳也称乳汁不足或乳汁不行,多属脾胃虚弱,气血不足,或恼怒伤肝,肝气郁结所致。推拿具有疏通经络、活血行气作用,对于产后缺乳,通过穴位辨证选择及推拿手法对乳房的直接作用,对于分泌乳汁有促进作用。研究者采用推拿手法治疗106例产后缺乳患者,通过按揉、点按、梳抹、弹拨的手法治疗产后缺乳,连续治疗5日后,观察组临床有效率达96.2%。在食疗基础上加用推拿治疗产后缺乳 35 例,辨证取穴,气血虚型取乳根、膻中、足三里、少泽穴;气滞型取少泽、乳根、膻中、内关、太冲穴,治疗 7 日后有效率为 97.1%。穴位贴敷与推拿相结合的方法治疗产后缺乳 30 例,选用一指禅推法、开胸推擦法、抓抖法达开胸散结、顺气散瘀之功,再辨证取穴贴敷,有效率达 93.3%。

产后早期乳房经络推拿对乳汁淤积症也有预防作用。观察分娩后的产妇 80 例,产后 48 小时内行乳房经络按摩+母乳喂养指导,观察组首次泌乳时间和泌乳量评分均优于对照组(母乳喂养)。随访产后 42 日,观察组乳汁淤积发生率和乳汁淤积程度均低于对照组,观察组泌乳量评分优于对照组。

腹胀是剖宫产术后常见并发症,腹胀会给产妇造成较大不适,增加产妇腹部肌张力,并限制机体摄入营养,进而影响术后肛门排气与切口愈合,延迟产妇泌乳时间与住院时间。中医学认为,手术创伤与麻醉会损伤人体脏腑气血阴阳,对脏腑气机传导功能 造成不利影响,扰乱脏腑功能,致使肠道气机不利。经络是沟通机体表里、内外、左右、上下各部位联系系统,其为气血运行之通道,穴位推拿则通过对有关腧穴进行刺激,疏通经络,促使气血运行,恢复人体正常功能。中医推拿联合穴位按摩能够缓解剖宫产术后产妇腹胀不适症状,促使肛门排气、排便,加快胃肠功能恢复,使其身心处于舒适状态,从而提高护理满意度。罗坚女等研究显示,推拿按摩足三里穴位能够减轻腹部手术患者术后腹胀程度,促进胃肠功能恢复。中医推拿与穴位按摩过程中可帮助产妇充分放松身心,使其心情愉悦。

产后腰痛是女性产后常见病之一,主要包括下腰痛和骨盆带疼痛,可伴有一侧或两侧腿痛。由于产后特殊时期及认识上的误区,导致许多患者得不到及时有效诊治,严重影响产后女性的工作生活。从筋骨平衡角度探析以推拿为主治疗,可为产后腰痛防治提供新的临床思路。筋骨平衡理论指导下的推拿在于以脊柱整体为中心,注重对颈椎、胸椎、腰椎、骨盆及双下肢关节肌肉的联合整复,全面纠正骨错缝、筋出槽。推拿作为中医传统疗法之一,安全、无创、有效,国外类似疗法如整脊、正骨已广泛用于产后腰痛。

产后尿潴留,中医病名为"产后小便不通"或"产后癃闭",即产妇有强烈的尿意,膀胱区胀痛,但不能自动排尿,是产后常见的并发症之一。产后尿潴留常影响子宫收缩,导致产后阴道出血量增多,给产妇带来很大的痛苦;同时又是造成产后泌尿系感染的重要因素。关于产后小便不通,最早记载于巢元方的《诸病源候论·妇人产后病诸候·产后小便不通候》:"因产动气,气冲于胞,胞转屈僻,不得小便故也。亦有小肠本挟于热,因产水血俱下,津液竭燥,胞内热结,则小便不通也。然胞转则小腹胀满,气急绞痛;若虚热津液竭燥者,则不甚胀急,但不通。津液生,气和,则小便也。"气血亏虚、肾阳不足、冲任失调、命门火衰、膀胱气化失司为产后尿潴留的病机。临床上采用新斯的明肌肉注射及传统的条件反射引尿,效果欠佳,如果实施导尿,则给产妇带来诸多不便及增加交叉感染的机会。医疗工作者采用中医推拿方式,实施膀胱区和腰骶部手法操作,治疗产后尿潴留疗效显著。推拿可以解除膀胱肌群的紧张状态、促使膀胱和尿道消肿、松弛尿道括约肌,还可以通过对大脑皮质和内脏神经的调节,使膀胱的储尿和排尿功能得到调整,从而改善尿潴留的症状。手法中腹部一指禅推法、掌揉法可理气导滞,调节脏腑功能;震颤法以温补为主,以通调为辅,多用于阳虚气弱之证,具有祛瘀消积,和中理气,消食导滞,调节肠胃功能等作用;分法能平衡阴阳,调和气血;搓法具有疏经通络,调和气血的作用;按揉法可理气行滞,活血散瘀。诸法合用,可益气升阳,行气活血,调畅气机,恢复膀胱气化功能。

三、推拿治疗妇科疾病的作用机制

女性生殖系统非常复杂,除了女性的生理结构之外,与内分泌激素、神经功能也密切相关,推拿的调节机制也主要体现在这些方面。

1. 推拿改变脏器形态及功能 推拿手法之所以能够起到调节经带胎产的效应,首先是手法操作直接改变了卵巢、输卵管、子宫等脏器的形态,同时也改善了脏器的功能。

卵巢具有生殖及内分泌功能,可产生卵子并排卵,分泌与生殖相关的激素。卵巢功能失调可表现为卵泡发育异常、卵子数量减少和质量下降、排卵障碍,以及激素水平失调。推拿手法可单独或配合其他疗法改善卵巢形态及功能,促进激素分泌,调整内分泌紊乱;推拿手法还能够调节异常基础体温,恢复双向体温,降低血清促黄体生成素,升高促卵泡生长激素(FSH),降低睾酮,改善LH/FSH比值,减小卵巢体积。推拿手法能够促进卵泡的发育。卵泡发育受卵巢血流影响,推拿手法可促进血液流动,促进激素分泌,从而促进卵泡发育。有研究者以盆底肌按摩器在会阴、会阳、腰俞、长强、八髎操作,并配合西药对行体外受精-胚胎移植(IVF-ET)的卵巢低反应不孕患者进行治疗,发现卵巢动脉血流的搏动指数(P1)、动脉血流的阻力(RI)、S/D值降低,卵巢血供增加,并可降低基础FSH水平,提高基础抗苗勒管激素(AMH)水平,增加窦卵泡数目,改善卵巢对外源性促性腺激素的敏感性,使人绒毛膜促性腺激素(HCG)日血清雌二醇水平升高,增加获卵数、优胚数、冻胚数,从而改善妊娠率。

输卵管对女性的生育功能起着很重要的作用,它是精子上行的通道,是受精卵的结合场所,同时还是运输受精卵的轨道。推拿手法具有疏通输卵管的作用。腹部推拿手法作用部位正是子宫、卵巢、输卵管在体表的投影区,缓慢柔和的手法,能带动腹部脏器产生共振,同时手掌上的热量会逐渐随振波向四周扩散,加快血液循环,恢复内部脏器的功能。有研究表明,运用推拿手法作用于气海、关元、肾俞、三焦俞穴能增加输卵管的运动,促进局部组织的血液循环,改善局部组织的营养,加快病变产物的排出。在输卵管区域施行揉法、拿法,可疏通其因肿胀而引起的闭锁,使增生粘连的上皮组织松解,促使水肿吸收。在输卵管伞区与卵巢部,施术行压法、拨法,可剥离其粘连的组织,使黏液、浆液及渗出的脓块消融,促进囊肿的吸收。

子宫是女性排出月经和孕育胎儿的器官。在青春期,下丘脑-垂体-卵巢轴激素间的反馈调节尚未成熟,大脑中枢对雌激素的正常反馈作用存在缺陷,FSH呈持续低水平状态,无促排卵性LH陡直高峰形成而不能排卵。各种原因引起的无排卵均可导致子宫内膜受单一雌激素而无黄体酮对抗而发生雌激素突破性出血或撤退性出血。研究表明子宫推拿手法,压迫子宫,可使子宫腔面相贴,机械地压迫宫腔内开放的血管达到止血的目的。

2. 推拿调节生殖功能与内分泌激素的关系 女性生殖功能受下丘脑-垂体-性腺轴的调控。生殖激素主要包括促卵泡生成激素、促黄体生成素、催乳素、雌二醇、黄体酮、睾酮等。生殖轴及卵巢分泌激素异常,可导致卵巢功能失调,影响生殖。

女性生理自始至终与卵巢周期性变化有关。与卵巢周期性变化相对应,月经周期可分为卵泡期、排卵期和黄体期。卵泡期从经血出现开始，平均延续 15 日；排卵期短至 1~3 日；黄体期持续 13~14 日，结束于下一个周期经血出现。月经周期在 21~35 日内均属正常，主要取决于卵泡期的长短。调节卵巢功能周期性变化的主要激素是腺垂体分泌的 FSH 和 LH。在卵泡期开始之前，血中 FSH 和 LH 的浓度降至最低值，LH/FSH 比率稍大于 1。在月经出血前一天开始，FSH 逐渐升高，直到此期的前半段，随后有所下降。LH 水平升高较迟，但持续整个卵泡期，在末期 LH/FSH 的比率增加至 2。在 FSH 刺激下，卵巢内的颗粒细胞分泌的雌二醇血中水平在卵泡期的前半段轻度增加，此后，升高幅度加大，在排卵期前达到高峰。此时 E2 主要是由"优势卵泡"分泌。此期前半段较高水平的 E2 和抑制素通过对下丘脑和腺垂体的负反馈调节，使 FSH 水平在后期逐渐下降。排卵期最显著的特点是血中 LH 浓度急速升高并达到高峰，FSH 也出现一个较小的峰值；在促性腺激素（Gn）达到高峰之前，可见锯齿状 E2 及 GnRH 分泌高峰。说明在卵巢和下丘脑共同作用下 FSH 和 LH 高峰才能出现。月经后，由于黄体产生的孕酮和雌二醇对下丘脑-腺垂体的负反馈抑制作用，血中 FSH 和 LH 逐渐降低，在黄体期末降至最低。本期最明显的特征是卵巢黄体孕酮分泌可增加 10 倍，而 E2 仅轻度升高。若未妊娠，黄体退化。孕酮和雌二醇急剧下降，到末期降到最低，经血开始出现，下一个卵泡期开始。

　　推拿手法通过局部治疗和远端取穴能够调节女性内分泌水平。腹部推拿，尤其是下丹田的手法操作能降低血清 LH，升高 FSH，改善 LH/FSH 比值，降低 T 值。下丹田在脐下 3 寸，为女子胞宫之所，为藏精之府，不仅是肾阳化气的起始，还是人身元气的开始。《医道寿养精篇·道枢·黄庭篇》："元气者，出于下丹田，流注于身。凡昼之午则阳极而阴生，故会合于泥丸，阴阳相推，循环无穷。"现代研究指出，丹田穴以脑神经组织为基础而存在，能复制脑的功能形成第二脑，同时表现出一些大脑不能表现的功能，有人还提出了"腹脑"的概念。盆底肌推拿也可降低血清基础 FSH 水平，推测局部推拿手法的应用可能是通过调整下丘脑、垂体、卵巢的功能，使该生理轴恢复正常，使卵子顺利排出及调节卵巢的内分泌功能。腹部的"补、通"手法治疗多囊卵巢综合征能够有效改善内膜的质量，调节血清激素水平，促进排卵，增加受孕率，降低流产风险。

　　3. 推拿调节生殖功能与神经系统的关系　子宫、卵巢与输卵管均受到盆腔内脏神经支配，而这些神经均由 S2~S5 神经所发出。当卵巢、子宫、输卵管有病变时常通过节段传入神经 T10~L1 产生局部牵涉痛，波及人体下腹部和下腰部，而脊柱椎体亦常造成侧弯和棘突旋转等力学结构上的失常，进而造成周围肌肉组织紧张或拉长，使神经受压，形成恶性循环。用推拿手法刺激腰骶部，可起到调节盆腔内脏神经功能的作用，可令脊柱外源性力学结构归于平衡，在详细触诊的情况下行侧卧位定点斜扳法调整脊柱，解除脊源性病因对盆腔内环境的影响，从而达到调整盆腔内脏器功能的目的。

　　围绝经期综合征，是女性在绝经前后性激素水平波动或减少所致的一系列以自主神经功能紊乱为主，伴随神经心理症状的症候群。推拿通过刺激人体体表特定部位，调节下丘脑-垂体-卵巢轴的功能，增高血清 E2 的水平，提高其分泌雌激素的功能，明显改善围绝经期自主神经紊乱的相关症状。

　　采用推拿振腹疗法，以自身的劳宫穴对准患者神阙穴，掌根则顺势置于患者的关元穴上。五指伸展，中指对齐患者任脉，示指和环指分别对准患者两侧肾经，拇指和小指则分别对准患者两侧胃经。施术者放松前臂及腕关节，通过手掌 400~600 次/分的高频振动，直接作用于盆腔，刺激腹部神经丛,调节自主神经功能。

远端手法取穴也往往通过神经系统起作用。全息反射疗法是以反射理论为基础的一种治疗方法。足部反射区推拿疗法是反射疗法体系的主要内容之一。生物全息理论认为,双足是个全息胚,当我们对双足进行推拿时,会产生一种强烈的神经传入中枢,同时也阻断了病理冲动的传入。这种信息的转换,通过神经反射活动启动机体内部调节机制,活化各个组织器官的潜能,从而释放出多种治疗因子,达到治愈疾病的目的。通过对双足的推拿,加强足部与脏腑经络的联系,提高机体应激能力及免疫功能,改善微循环,提高脏腑器官供血量,加强组织器官的新陈代谢,从而调整脏腑气血阴阳的平衡。当女性体内脏器功能不正常时,在足上相应的反射区会出现病理证候,而对这些区域施加推拿手法进行良性刺激,通过神经反射系统作用于这个反射区相对应的脏腑器官,改变其病理状态,从而达到治疗的目的。

附:推拿治疗男性生殖系统疾病的调节效应与作用机制

生殖系统是生物体产生生殖细胞用来繁殖后代的系统,对于人类繁殖后代至关重要,由人体内和生殖密切相关的器官及组织组成,其生理功能是产生生殖细胞,繁殖新个体,分泌性激素和维持第二性征。人体生殖系统有男性和女性两类,女性生殖系统由内、外生殖器官及其相关组织与邻近器官组成。男性生殖系统包括生殖腺、生殖管道、附属腺和外生殖器。在此附篇着重介绍男性生殖系统。

推拿治疗男性生殖系统疾病主要有阳痿、早泄、遗精、不育等。男性性功能发挥的主要脏腑是心、肝、肾三脏。男性疾病则多因先天禀赋不足、后天失养、房劳过度所致。推拿治疗男性生殖系统疾病的调节效应机制也与器官功能形态、内分泌系统、神经系统有关。

1. 推拿对前列腺疾病的调节效应与作用机制 前列腺增生症(benign prostatic hyperplasia,BPH)是以前列腺腺体和间质增生而致前列腺呈结节样肿大为特点的常见疾病,又称前列腺肥大或前列腺结节状增生。临床表现为排尿不畅、夜尿增多、尿频、尿急、淋漓不尽、尿流变细、射程变短、腰膝酸软、头晕乏力、小腹坠胀、隐痛。

目前学者认为 BPH 与雄激素和雌激素的平衡失调有关。当体内的雄激素减少而雌激素增多时则可引起前列腺内区各种固有组织成分的增生,而前列腺增生也主要发生在前列腺内区,内区增生挤压尿道出现排尿不畅等一系列临床症状。BPH 在中医学中属"癃闭"和"淋闭"范畴,病位虽在膀胱,但与肺、脾、肾、三焦关系尤为密切。若肺失肃降、不能通调水道、下输膀胱;脾失健运、不能升清降浊;肾的气化功能失常,膀胱开阖不利,均可发生本病,另外三焦的气化功能失司也可导致本病的发生。

推拿手法能舒经活络,促进血液循环,有效地缓解前列腺增生的早期症状,能引起前列腺受体直接刺激前列腺交感神经扩张血管,促进血液循环,改善局部血液供给和营养,提高组织的活力,加速炎性物质和代谢废物的排出,达到消炎消肿的效果。通过推拿手法对皮层的干扰还能及时起到止痛作用。手法刺激神经肌肉引起神经兴奋和腺体的收缩,产生运动效应可以有效缓解前列腺增生的早期症状。通过对体表穴位的轻度按揉,利用直接刺激抑制交感神经扩张血管促进血液循环,诱发血液中类吗啡样物质内啡肽含量增加,从而产生消炎止痛作用。通过手法刺激阴部神经和盆神经的神经反射弧,能达到逼尿肌的收缩和外括约肌的放松,改善失调的排尿状况。尤其是震颤法和配合呼吸按揉横骨、会阴能加快体内生化分子高速运动引起肌肉收缩,产生变化规律的物理刺激从而达到排尿通畅的作用。

2. 推拿对阳痿、早泄、遗精、不育的调节效应与作用机制 早泄是一种临床中最常见的男科疾病。它以性交之始即行排精,甚至性交前即泄精,不能进行正常性生活为主要表现,发病率占成年男子的1/3以上。其病因涉及了脑内 DA、5－HT 调节系统,脊髓低级中枢系统,内分泌系统及局部泌尿生殖系统等多个系统,病理过程极其复杂,且与患者的心理、情绪状态密切相关。中医学认为,早泄的发生主要与先天不足、房事不节、情志所伤、湿热流注及心、肝、肾功能失调有关。

研究发现,大脑的 5-羟色胺系统和儿茶酚胺系统对于射精分别起着抑制与促进作用。现代解剖学发现,除了大脑的中枢控制作用外,T1~L3 的交感神经中枢和 S2~S4 的副交感神经中枢可调节射精过程,下腹神经、盆丛神经和阴部神经共同对这一过程所涉及的具体结构进行支配和冲动传导。根据神经的分布区域,可推测射精过程与脊柱胸腰段密切相关,研究也证实早泄患者 T10~L1 脊柱旁可找到明显压痛点,压痛点的分布区域与上述神经对应的脊柱区域相吻合。盆腔内脏神经由骶 2~5 神经发出,而子宫、卵巢与输卵管均受盆腔内脏神经的支配,通过推拿手法刺激腰骶部可调节盆腔内脏神经的功能,从而调整盆腔内脏器的功能,通过振腹疗法在腹部的高频振动,可直接作用于盆腔,刺激腹部的神经丛,调节自主神经功能。对于在 T10~L2 脊椎旁有明显压痛点的早泄患者,医者施用擦法、按揉法刺激敏感压痛点、点振会阴穴、擦八髎穴,并结合旋转定位扳法调整相应脊柱节段;再结合针刺复溜、次髎 2 穴。治疗后患者的射精潜伏期平均值及 CIPE－5 评分均高于治疗前。其机制可能与手法提高了脊髓射精中枢对外来刺激的耐受有关,而整脊手法可减轻或消除突出物对支配射精的神经的压迫,恢复相应器官和神经的正常生理功能,从而达到延长射精潜伏期的目的。

参考文献

[1] 陈艳,王靓,谢晓芳,等.中医药治疗月经不调的研究进展[J].中药与临床,2022,13(5):129－134.

[2] 苏志超,李华南,闫华琼,等.推拿治疗围绝经期综合征研究进展[J].陕西中医,2021,42(5):669－671+676.

[3] 胡鸾,邵长丽,夏惠明.夏惠明教授推拿治疗产后尿潴留经验[J].云南中医中药杂志,2021,42(1):2－4.

[4] 黎秋凤,张国花,孙晓燕.中医推拿联合穴位按摩护理对剖宫产术后产妇腹胀的影响[J].华夏医学,2021,34(4):170－172.

[5] 林文伟.以"补、通"手法为主治疗多囊卵巢综合征致的不孕[J].中外医学研究,2021,19(20):33－35.

[6] 周林菊,钟素琴,张琪,等.腹部推拿按摩对产后子宫复旧疗效的观察[J].中国现代医生,2020,58(29):

67－70.

[7] 罗坚女,金国军.足三里穴位按摩对腹部手术后肠功能恢复的疗效观察[J].中华中医药杂志,2020,35(3):1611－1612.

[8] 李振,张喜林.基于筋骨平衡理论探析以推拿为主的产后腰痛防治思路[J].中国中医药信息杂志,2020,27(12):111－113.

[9] 毛磊磊,金亚蓓.针灸推拿治疗产后缺乳的临床研究进展[J].中国乡村医药,2020,27(5):80－81.

[10] 熊金坤,陈得良,房纬.腹部推拿治疗原发性痛经10例[J].按摩与康复医学,2020,11(6):15－16.

[11] 杨金月,赵海洋,张晓萌,等.推拿治疗原发性痛经的临床研究进展[J].按摩与康复医学,2020,11(6):11－13.

[12] 史志华.师瑞华"提捻带脉法"为主治疗带下过多临床体会[J].中医药临床杂志,2019,31(6):1046－

1048.

[13] 全柳青,黄少雅.辨证食疗护理配合辨证穴位按摩在产后缺乳产妇中的应用价值[J].齐鲁护理杂志,2019,25(2):69.

[14] 党红建.推拿手法加热敷治疗前列腺增生症85例疗效观察[J].中医临床研究,2019,11(25):37-39.

[15] 朱爱玲,温小玲,李梅,等.推拿手法治疗产后缺乳临床研究[J].新中医,2018,50(8):177.

[16] 樊远志,吴耀持.推拿在原发性痛经治疗中的应用与思考[J].上海医药,2018,39(24):6-8.

[17] 王得志,包银兰,丁全茂,等.推拿治疗原发性痛经临床疗效的 Meta 分析[J].吉林中医药,2018,38(10):1213-1216.

[18] 杨丽芸,程长云,刘昱材,等.推拿手法调节生殖系统疾病效应及机制研究[J].河北中医药学报,2018,33(1):43-45.

[19] 彭精娟,赵惠芬.穴位贴敷结合中医推拿治疗产后缺乳30例临床观察[J].临床医药文献电子杂志,2018,5(100):50.

[20] 籍冬冬,杜慧玲,李庆兵,等.罗才贵教授治疗月经不调经验[J].光明中医,2016,31(9):1239-1240.

[21] 夏红.中医药治疗女性月经不调的研究进展[J].健康之路,2015,14(11):17.

[22] 刘成藏,王希浩.排卵障碍性不孕症的中医药治疗进展[J].中医临床研究,2014,6(2):148.

[23] 胡坚.推拿治疗高泌乳素血症的疗效观察及护理体会[J].中国民族民间医药,2013,22(10):161.

[24] 孙伟,冯晓军,冯雪花.中医药治疗女性月经不调的研究进展[J].世界临床药物,2012,33(12):722-725.

[25] 丛德毓,胡金凤,王宇峰.推拿手法对功能性不孕女性基础体温及孕酮的影响[J].长春中医药大学学报,2012,28(4):620-621.

[26] 王肖,尤昭玲.排卵障碍性不孕症的中医药治疗进展[C].中华中医药学会.第十一次全国中医妇科学术大会论文集.[出版者不详],2011:366-368.

[27] 刘元华,廖品东,张戈,等.黄氏按摩治疗月经不调临床疗效分析[J].山东中医药大学学报,2010,34(2):129-130.

[28] 邢佳丽,丛慧芳,宋元元,等.排卵障碍性不孕症的中医药治疗进展[J].医学综述,2009,15(15):2348-2351.

[29] 胡也莉.排卵障碍性不孕症的中医药治疗进展[J].浙江中医学院学报,2003(2):81-82.

第四节

推拿治疗儿科疾病的调节效应与作用机制

一、推拿治疗儿科疾病的概况

1. 儿科概述 儿科是全面研究小儿时期身心发育、保健以及疾病防治的综合医学科学。凡涉及儿童和青少年时期的健康与卫生问题都属于儿科范围。传统医学中,《黄帝内经》对儿科疾病早有记载。《史记》中记载扁鹊在秦国医治小儿病,是中国最早的小儿医生。长沙马王堆汉墓出土的帛书中也发现当时已有婴儿索痉、婴儿病痫等记载。唐代孙思邈在《备急千金要方》中按病症分类记述小儿疾病。唐朝开始在太医署内设少小科与内、外、五官科并列。

儿科分期如下。

(1) 胎儿期:临床上将胎儿期划分为3个阶段:① 妊娠早期,此期为12周,受精卵从输卵管移行到宫腔着床,细胞不断分裂增长,迅速完成各系统组织器官的形成。此期各组织器官处于形成阶段,若受到感染、放射线、化学物质或遗传等不利因素的影响可引起先天畸形甚至胎儿夭折。

② 妊娠中期,自 13 周至 28 周(共 16 周),此期胎儿体格生长,各器官迅速发育,功能日趋成熟。至 28 周时,胎儿肺泡发育基本完善,已具有气体交换功能,在此胎龄以后出生者存活希望较大。③ 妊娠后期,自 29 周至 40 周(共 12 周)。此期胎儿体重迅速增加,娩出后大多能够存活。

(2) 新生儿期:自胎儿娩出脐带结扎至生后 28 日。新生儿期不仅发病率高,死亡率也高,占婴儿死亡率的 1/3~1/2,尤以新生儿早期为高。此期包括了妊娠后期、分娩过程和新生儿早期 3 个阶段,是小儿经历巨大变化、生命受到威胁的重要时期。围生期死亡率是衡量一个国家和地区的卫生水平、妇产科和新生儿科质量的重要指标,也是评价妇幼卫生工作的一项重要指标。

(3) 婴儿期:自胎儿娩出脐带结扎至 1 周岁,其中包括新生儿期。此期为生长发育最迅速的时期,每日需要的总热量和蛋白质相对较高,但其消化功能尚不完善,易发生消化和营养紊乱,发生佝偻病、贫血、营养不良、腹泻等疾病。婴儿期体内来自母体的免疫抗体逐渐消失,而自身免疫系统尚未完全成熟,对疾病的抵抗力较低,易患传染病和感染性疾病。

(4) 幼儿期:自满 1 周岁至 3 周岁。体格生长速度减慢,智能发育加速。开始会走,活动范围增大,由于缺乏对危险事物的识别能力和自身保护能力,要注意预防发生意外伤害和中毒,预防传染病,保证营养和辅食的添加,培养良好的饮食习惯和使用餐具的能力。

(5) 学龄前期:自满 3 周岁至 6~7 岁。此时期体格发育进一步减慢,但智能发育增快、理解力逐渐加强,好奇、好模仿,可用语言表达自己的思维和感情。可进入幼儿园,学习简单文字、图画及歌谣。此时期可塑性很强,应重视思想品德教育,培养他们爱劳动、爱卫生、爱集体、懂礼貌等优良的品质。应开始重视眼和口腔卫生。仍应防范发生传染病、意外事故和中毒等。

(6) 学龄期及青少年期:学龄期 6~12 岁;青少年期 13~18 岁,此期除生殖器官外各器官外形均已与成人接近,智能发育更加成熟。

儿科按照系统划分主要分为呼吸、消化、循环、神经、血液、肾脏、内分泌、遗传代谢、免疫及新生儿医学等。此外还有传染病和急救医学等,虽然在分类上与内科相似,但是其研究内容及内在规律与成人差别很大,所以应注意区分。

2. 推拿治疗儿科疾病的常用手法　小儿推拿疗法是传统中医推拿疗法的一个重要分支,是一种小儿临床中应用广泛的外治疗法,具有简、便、验、廉的优点。小儿推拿手法种类很多,最常用、最基本的手法就是小儿推拿八法:按、摩、掐、揉、摇、运、推、搓。除此之外,常用的还有擦法、捏法、捣法、振法,以及复式手法等。小儿推拿手法有些虽然在名称、操作方法、注意事项等方面和成人相似,但在运用时,其手法刺激强度、节律、频率、操作步骤和要求却有很大差异。我们在临床应用时要注意区分。

3. 小儿推拿穴位的特点　小儿推拿的穴位,除经穴、奇穴、阿是穴外,大多数穴位为小儿所特有。小儿推拿穴位有两大特点,一是穴位形状上有"点""线"和"面"三种不同形状;二是穴位分布部位多在肘、膝关节以下,且以两手居多,故有"小儿百脉汇于两掌"之说。小儿推拿穴位的选用应根据患儿具体病情来决定。

4. 推拿治疗常见的儿科疾病　赵毅教授指导学生对小儿推拿疾病谱进行了研究显示,有 45 个病症报道较多,并有满意的疗效。根据文献频次依次为:腹泻、肱骨髁上骨折、厌食症、斜颈、脑瘫、硬肿证、遗尿、尺桡骨骨折、髋关节滑膜炎、便秘、疳积、发热、呼吸道感染、肠炎、桡骨头脱位、消化不良、黄疸、股骨骨折、疝、面瘫、咳嗽、脾胃病、哮喘、肠套叠、桡骨骨折、夜啼、抽动症、喂养不耐受、马蹄内翻足、支气管炎、臂丛神经损伤、髋关节错缝、腹痛、贫血、缺血缺氧性脑病、高胆红素血症、惊惕、营养不良、肘关节僵硬、多动症、腹胀、泪囊炎、湿疹、颈椎病、寰枢椎半脱位。其中,前 15 个疾病被遴选为临床优势病种。近年来,小儿的五官科疾病,如近视、鼻炎、腺样体肥大也越来越受重视。

5. 小儿推拿诊疗思路　小儿推拿手法的诊疗思路基于小儿生理和病理特点。小儿生理特点主要表现为脏腑娇嫩,形气未充,生机蓬勃,发育迅速。古人将处于这种发育迅速阶段的小儿称之为"纯阳之体"。但由于小儿脏器柔弱,故又有"稚阳未充,稚阴未长"的论说。稚阴稚阳,是指小儿形体无论在物质基础和生理功能活动上均未完善。小儿病理特点则主要表现为发病急、传变快,但经过正确医治,易趋康复。因此,小儿病症宜尽早治疗。

在推拿手法治疗中,手法刺激的强弱、操作方向及操作时的次数、时间长短,均能影响补泻作用,决定疗效。故在临床上根据患儿的具体病情、年龄酌情应用。比如,用推法作用于七节骨穴位上,向上推能温阳止泻,多用于虚寒性腹泻;向下推则泻热通便,多用于肠热便秘等症。

小儿推拿疗法一般应用于 6 岁以下儿童。小儿推拿的操作顺序一般是先头面,次上肢,再胸腹,腰背,最后是下肢。临证时依患儿病情的不同,可灵活掌握。上肢部特定穴位的操作,一般不分男女,习惯于选择小儿左手。

另外,手法在操作时,有时需要选用介质。如姜汁、薄荷水、滑石粉、按摩膏等,以保护润滑皮肤,增强手法作用,提高治疗效果。

二、推拿对儿科疾病的调节效应

中医认为小儿推拿能扶正祛邪,调整脏腑功能,提高机体免疫力,从而达到防病治病的目的。小儿推拿对促进儿童的生长发育,改善睡眠,调节情志,改善呼吸,促进饮食,调节大小便等方面都有很好的效应。

1. 推拿促进小儿生长发育　生长发育是儿童不同于成人的最根本生理特点,儿童生长发育受多方面因素影响,包括能量和营养素摄入、疾病、母乳喂养与看护、遗传基因、种族等。虽然受先天遗传因素的影响,但通过正确、适时的保健干预,是可以对其生长发育有一定影响的,小儿推拿则是现下最常运用的中医保健法。中医学认为,脾为后天之本,运化水谷精微至全身,从而营养全身的肌肉;肾为先天之本,藏精生髓,骨髓充盈,从而为骨的生长发育提供营养,因此通过推拿手法刺激相应的经络、穴位,调整脾肾,是可以促进儿童生长发育的。

研究者对儿童的生长发育系统评价中发现采用单纯推拿治疗或推拿联合其他治疗对小儿平均身高水平、平均体质量(体重)水平、平均身高增长值、平均体质量增长值都有明显的调节优势;推拿结合抚触组在提高平均头围水平方面与单纯抚触组相比虽无统计学差异,但抚触本身与推拿就有相通之处,而抚触本身就能够提高平均头围水平。小儿推拿在早产儿生长发育应用的研究中发现,小儿推拿联合常规治疗与单用常规治疗进行比较,结果显示小儿推拿联合常规治疗组总有效率更高,呕吐及腹胀消失时间、住院时间更短,体质量增长速度、头围增长速度、身长增加速度更快,表明联合治疗优势更突出。常规小儿保健推拿的治疗模式能降低小儿疾病的发生率,能促进小儿健康成长,对婴幼儿的早期发育和后期成长均具有积极意义。

2. 小儿推拿的降温效应 西医认为,发热是由于病原菌侵入人体后,作用于免疫活性细胞,产生大量致热性细胞因子,促使中枢产生发热介质,从而使体温调节中枢调点上移,引起调温效应器反应。中医认为,发热主要是由于体内阴虚内热,风寒或风热邪气侵袭肌表,内热不散所致,这种理论与西医学认为的"热"代谢平衡失调的理论基本一致。

发热护理不当,会严重影响小儿身体健康。由于小儿神经系统发育不健全,神经传导易泛化,持续高热可对神经系统产生严重危害,轻者引发休克、抽搐,重者导致死亡。因此,找准病因、快速退热是小儿外感发热的首要治疗目的。临床中,西医退热主要依靠激素、解热镇痛等药物,虽然退热效果明显,但易复发。且此类药物刺激胃肠道,引起一系列药物不适反应,而小儿脾胃娇嫩,对其影响更为明显,副作用也更大。小儿推拿通过多种特殊手法交替使用,作用于小儿某些穴位,对这些经络穴位产生不同程度地刺激,通过经络传导与运化,最终达到扶正祛邪、调整阴阳平衡、增强机体免疫力等作用,从而协调患儿机体"热"代谢平衡,实现退热效果。

小儿推拿退热的效果已得到临床验证和认可。临证观察 70 例患儿,治疗组采用推拿治疗,对照组采用不同药物治疗,在总有效率、症状体征改善方面,手法组均明显优于对照组。通过小儿推拿加拔罐治疗小儿外感发热 36 例,大部分小儿在 1 次手法后即体温恢复正常或者降温。研究者还发现推拿手法治疗小儿外感发热降温的即时效应和持续效应均较显著。

3. 推拿对小儿脏腑功能的调节 小儿推拿疗法对儿科部分呼吸系统(肺)、消化系统(肠)疾病、泌尿系统(肾)系疾病疗效显著。

(1) 推拿对小儿上焦肺系、心系功能的调节:反复呼吸道感染主要与机体正气不足有关。治疗以扶正固本为主。小儿推拿最早记录在《幼科发挥》,是以中医基本理论为基础,主要用于调节脏腑、精气血精液。可以达到疏通经络、增强身体免疫力、增强体质的作用。小儿推拿是将特定的手法与身体上的穴位相结合的方式来发挥对机体的治疗作用,虽是一种纯物理疗法,但也发挥着类似药物作用。在治疗小儿急性上呼吸道感染的推拿治疗中,小儿推拿能显著改善患者发热、鼻塞、流涕、喷嚏、咳嗽,小儿推拿在改善中医证候、缩短症状消失时间作用突出。

(2) 推拿对小儿中焦肠系脾胃功能的调节:小儿推拿手法能改善脏腑功能、促进胃肠蠕动,提高小儿的消化功能。推脾经、内八卦、四横纹、捏脊、揉板门、推上七节骨、揉龟尾、清小肠等是有效的最为常用的小儿推拿手法。脾为后天之本,因此,推拿不仅能对脾胃肠道起调整作用,而且对全身各个组织器官都能起到调整和促进作用,属于整体疗法。研究认为小儿推拿手法通过神经、体液因素,反射性地提高某些防御功能,同时与经络的传导作用也有一定的关系。Meta 分析结果表明,推拿治疗小儿厌食症的疗效明显,并且优于中药、西药组。

小儿推拿对肠道菌群具有改善作用。有研究者通过临床试验发现捏脊疗法能够调整上呼吸道感染发热患儿的肠道菌群数量,且该变化与西药治疗相似,主要表现为双歧杆菌数量明显增加,而肠杆菌降低。中医药疗法对小儿急性非细菌性腹泻病的系统评价及随机对照试验中发现推拿疗法改善大便性状、减少大便次数的可能作用途径是通过调节微生态平衡,恢复肠道微生态环境获得。

(3) 推拿对小儿下焦肾系泌尿的调节:小儿推拿能有效调节泌尿系统,能调控排尿功能,最常见的就是小儿推拿治疗遗尿症。小儿遗尿症是中医儿科临床较常见疾病,得不到及时治疗可能危害患儿及家长的身心健康。3周岁以上的患儿睡眠中频繁自遗,醒后方觉的一种病症,称为遗尿,又称"尿床""遗溺"。患儿每周至少遗尿5次,年龄超过3岁;或每周至少遗尿2次,5岁以上,且持续6个月以上。小儿遗尿可以分为原发性遗尿和继发性遗尿。未查明病因的遗尿称为原发性遗尿。有脊髓损伤、隐性脊柱裂、泌尿系统畸形、大脑发育不全等明显器质性病变引起的称为继发性遗尿。研究者采用八纲辨证,重在辨寒热虚实来诊治小儿遗尿,以小儿推拿治疗重在调理体质,将遗尿分为下元虚寒、肺脾气虚、心肾失交及肝经湿热型。薛明新教授也认为小儿遗尿症的病位在膀胱,病机有虚有实,以虚多见,甚或虚中夹实。肾阳亏虚,肺脾气虚及肝经湿热是临床主要常见病机,与肾、膀胱、脾、肝等脏腑关系密切。

小儿遗尿作为中医推拿的优势病种之一,临床推拿选穴千变万化。通过数据挖掘整理,研究者得出推拿选穴处方有215个。临床应用中,有单纯推拿手法治疗小儿遗尿,也可以推拿手法联合中药(中成药)治疗,推拿手法联合穴位贴敷治疗,推拿手法联合针刺治疗,推拿手法联合艾灸治疗等。运用苗医刘氏小儿推拿治疗下元虚寒型遗尿患儿,通过补脾经、肾经、肺经以益气培元固涩,清肝经以抑肝木防伤脾。同时配合推三关,退六腑,揉按三阴交、涌泉、百会、肾俞、腰阳关、膀胱俞,揉中脘,摩腹,推揉丹田,捏脊。治疗小儿遗尿25例,总有效率95.8%。也有研究者将小儿遗尿症分成三个证型,分型施治,下元虚寒型:清补脾,补肾,运水入土,平肝;脾肺气虚型:清补脾,清小肠,推天河水,平肝;肝经湿热型:清心火,清补脾,平肝,推天河水。治疗50例,总有效率92%。采用固本止遗、温肾健脾的推拿法:补脾经,补肾经,揉外劳宫,揉压丹田,按揉脾俞、肾俞、八髎、三阴交、足三里,捏脊,擦腰骶部,治疗小儿遗尿48例,总有效率93.75%。在健脾益气、温补肾阳原则的指导下,研究者通过揉外劳宫升阳举陷,同时按揉丹田、次髎、肾俞、脾俞、三阴交、足三里,捏脊,擦揉腰骶部,治疗25例小儿遗尿患儿,有效率84%。此外,研究者实施固任、通督、健脑的推拿操作,将推三关,补肾,清补肺,揉小天心,揉中极、百会,推上七节骨作为主穴,治疗小儿遗尿35例,总有效率85.71%。

通过对中国知网自建库以来至2020年9月的小儿推拿相关文献类型进行研究,分析小儿推拿治疗效应的既往研究发现,目前小儿推拿治疗效应研究数量少,仍缺少高质量文献支持,研究环节存在推拿刺激参数模糊、技法研究不规范、量效关系不明确、效应研究不深入、推拿疗程设置、组穴欠规范,生物效应观察指标单一,机制研究不够深入,手法操作中信息技术运用不成熟,现代化技术应用不到位等问题,是小儿推拿规范化发展和推广的瓶颈。研究工作者就此提出了改进思路。改进思路是建议现代科技与小儿推拿结合,根据小儿生理特征,改进力学模型,促进手法刺激量可视化,建立手法时间、强度、效应多维度量化数据库,拓展在体实验与对应离体实验的比较研究,增加手法刺激敏感度与适应性研究、变量之间关系研究等。多层次、多维度深入研究效应关系,将为小儿推拿走向标准化奠定基础,这也是未来实验推拿学研究的一个非常好的切入点。

三、推拿治疗儿科疾病的作用机制

1. 推拿促进小儿生长发育的作用机制　推拿之所以能促进小儿生长发育,可能有以下几点原因。神经系统、内分泌调节等多个方面共同起作用。相关研究指出对婴儿的各部穴位及皮肤实施有序的推拿操作会影响婴儿机体的中枢神经系统,小儿推拿能促使婴幼儿的神经系统更好的发育,进而出现更为理想的生理方面的效应。触觉是机体最原始的一种感觉功能,同时皮肤是机体的最大感觉器官,在皮肤当中大量的分布着神经末梢及触觉小体,负责机体的压觉及触觉,同时也是机体神经系统外在方面的感受器。推拿过程中,各种信息会经过婴幼儿的压力感受器及体表触觉感受器来进行传导,顺着婴幼儿的脊髓来传到大脑。婴幼儿的大脑接收到相关信息之后,再充分的判断、分析这部分传入到脑中的信息,并作出进一步的反应,进而对形成神经细胞产生刺激,使得触觉与神经细胞之间的相互联系增加,促使婴幼儿的神经系统更好、更快的生长、发育。特别是婴幼儿在出生时,脑部正处于生长、发育的过程当中,在出生后的早期中枢神经元依旧处于快速增殖的时期,通过小儿推拿对促使婴幼儿中枢神经系统更快更好发育的同时,还能够跟婴幼儿之间进行感情方面的交流,属于一种特殊的语言,能够回馈婴幼儿的情感,更利于婴幼儿情商的发育。

另外,小儿推拿,通过肌肤手法接触、感受,并传导到婴幼儿的大脑后,会使迷走神经发生兴奋,促使机体分泌胰岛素及胃泌素(GAS),增加机体对所进食食物的吸收能力及消化能力,进而促使婴幼儿的骨骼发育及肌肉发育。这可能是小儿推拿促进生长发育的另一个因素。

小儿推拿促进儿童的生长发育,还可能是由于激活了体内的重要因子。推拿可以促进早产儿机体分泌胰岛素和类胰岛素生长因子-1(IGF-1),而IGF-1是人体一种重要的生长激素,介导垂体生长激素的蛋白质合成和促进线性生长。由于睡眠可以对机体分泌生长激素产生影响,因此有研究提示,推拿干预后2个月、3个月后每日平均睡眠时间均显著长于对照组($P<0.05$)。主要为小儿保健推拿能够对婴幼儿的机体各个经脉产生刺激,同时还可以对末梢神经产生刺激,让婴幼儿机体发生相关的反应及感应,使得经络被疏通,加强机体的气血循环,进而调节阴阳,提高婴幼儿的睡眠时间及质量,从而影响婴幼儿的正常生长及发育。

2. 推拿调节小儿体温的机制　小儿推拿在临床中的退热效果十分显著,且年龄愈小效果愈好。研究者发现退六腑手法对内毒素发热家兔体温有影响,发现该手法能使局部血流量增加,局部皮肤温度升高,发热高峰期脑脊液中环磷酸腺(cAMP)含量减少,提示退六腑手法能明显抑制幼兔的发热反应,并有明显的穴位特异性。小儿推脊的手法也有很好的退热作用。通过对家兔不同方向推脊退热的观察,发现发热家兔,推脊方向不同则体温产生不同的变化。清天河水推拿手法操作也是临床常用的退热良方。清天河水通过调节小儿肢体静脉微循环,使血液重新分配,从而激发小儿内在的免疫系统和抗病能力而恢复健康。还有研究者通过轻、重按摩手法(直推与指压)刺激家兔涌泉穴,观察按摩退热的中枢机制及其与穴位感受系统的关系,认为按摩退热的中枢机制主要是按摩传入信号拮抗致热原对中枢温度敏感神经元活动的影响,从而促使正常功能的恢复。并认为按摩较重手法的退热作用明显优于轻手法,初步认为其原因与能否激动和深痛相关的高阈的细纤维(Ⅲ、Ⅳ类)性感受装置有关系。

3. 推拿调节小儿脏腑功能的作用机制　在小儿推拿调节呼吸系统机制方面,通过系统评价Meta分析得出小儿推拿治疗组提高免疫球蛋白(IgA、IgG、IgM)及T淋巴细胞(CD3⁺、CD4⁺、CD4⁺/CD8⁺)指标水平方面优于对照组,证明小儿推拿治疗反复呼吸道感染的有效性。

在小儿推拿调节消化系统机制方面,神经信号的传导是重要的机制。现代研究认为,经络本质的主要结构是血管及其交感性神经复合结构,血管神经穴的定义是穴位内有明显的干线血管或小血管及其相应的交感性神经;分布着皮神经及其末梢的穴位称皮神经穴。就小儿推拿手上穴位而言,小儿的手指娇嫩,是神经末梢最丰富之处,且小儿神经反射网尚未发育完全,故小儿手指是推拿治疗作用最敏感之处,也是调节脏腑功能最灵敏处。比如,拇指的桡侧缘和螺纹面分布着大量正中神经末梢,因此刺激拇指桡侧缘和拇指螺纹面的脾经穴都可以实现以皮神经及其末梢为主要感受器的传入效应,并且可在中枢实现一般的反射性调节,在"穴位-脏腑相关"的调节效应中起着非特异作用。正中神经末梢单位面积分布量,拇指螺纹面大于拇指桡侧缘,因此,相同刺激量通过正中神经的传入信号量,螺纹面大于桡侧缘。

小儿推拿调节消化系统与唾液淀粉酶活性也有一定关系。清脾土推拿手法可以升高正常儿童唾液淀粉酶活性水平。对于脾虚儿童,无论是补脾土,还是清脾土均可使唾液淀粉酶活性水平显著升高,而且,补脾土和清脾土对治疗前后唾液淀粉酶活性水平变化情况比较,两者之间无明显差异,推脾土手法对脾虚儿童具有明显的健脾作用。

对消化系统的调节从整体来看,与耳穴的生物全息观点相近,小儿穴位中也明显体现着生物全息的现象。生物学全息指生物体每一相对独立的部分,在化学组成的模式上与整体相同,是整体的成比例的缩小。每个小全息元的潜能,都在生命体的大环境下受到约束,每一全息元都是整体生命全息的缩影。全息医学以刺激相应区域为手段,对全身功能起调节作用,能够达到治疗的目的。按照人体几何全息胚胎稳定医学的划分,参照西医解剖位置在手中找到的脏腑投影区,手拇指螺纹面所对应的投影为脾胃。故此,也能说明操作拇指末端螺纹面能调节脾胃功能的机制。

在小儿推拿调节泌尿系统机制方面,小儿遗尿症是儿童时期一种常见的疾病,经过多年的医学实践,对于此症发病原因的多样性、发病机制的复杂性已成为诸多学者的共识。而对于不同的发病机制,针对性较强的西药疗法,常常因不能明确找到发病原因,因此治标不治本。甚至出现过度医疗,影响了人体正常的调节机制而产生严重的副作用。而中医学采用宏观与微观相结合的治疗方法,认为尿液的正常排出有赖于三焦与膀胱的生理作用,遗尿主要是肾与膀胱气化失常,也与肺脾的宣散转输及肝的疏泄有关。小儿推拿治疗遗尿独具优势,通过推拿手法和穴位特性的结合干预,有效提高了大脑皮层对排尿反射的敏感性,加强其与自主神经及周围神经的联系。

4. 捏脊疗法的作用机制

(1)捏脊的传统医学机制:晋代葛洪《肘后备急方·治卒腹痛方》中描述捏脊:"拈取其脊骨皮,深取痛引之,从龟尾至顶乃止,未愈更为之。"捏脊的操作部位主要在脊柱正中和脊旁两侧,而脊柱正中是督脉的循行线路。督脉乃为"阳脉之海",贯穿脊柱,属脑络肾而总督一身之阳。对督脉进行手法刺激调理,可振奋阳气、卫御机体。脊柱两侧是足太阳膀胱经的循行线路,对应脏腑的背俞穴即分布在膀胱经上,脏腑之气输注于膀胱经背部第一侧线,"五脏有疾,均可治其俞"。背俞穴不但可以治疗其相应脏腑的病症,也可以治疗与五脏相关的皮肉筋骨等病症。捏脊的手法同时还可作用于脊旁两侧的夹脊穴,夹脊穴旁通督脉,同样作为脏腑之气出入之所,内应于脏腑,外注于背部,具有调整脏腑气血的作用。综上所述,捏脊疗法通过提捏背部皮肤刺激督脉、膀胱经及夹脊穴,能激发经气,发挥经络的传导作用,又可促进气血的运行,调整脏腑功能,平衡阴阳。

(2)捏脊的西医学机制:在解剖学上,脊柱是脑、脊髓通往躯体各脏器发出神经根的通道,脊柱两侧分布着人体的自主神经节、神经干。捏脊操作主要是作用于脊背的皮肤、肌肉、韧带、筋膜等,相当于中医所指的督脉、膀胱经、夹脊穴、背俞穴区域。脊柱正中为督脉循行线路,棘突下的凹陷为督脉之腧穴所在;华佗夹脊穴的位置位于后正中线旁开 0.5 寸,此处的脊旁椎间孔中有血管和脊神经通行。华佗夹脊穴是感觉神经和运动神经交汇的枢纽,捏脊疗法通过刺激神经节、干,借助复杂的神经、体液因素传导,调整内脏功能,使紊乱的自主神经趋于正常。膀胱经的背俞穴均分布在脊柱正中旁开 1.5 寸处,其与相应脏腑的位置大体一致,基本上处于同一水平。背部俞穴的分布有明显的"趋神经"显现,脊神经及椎旁交感干从椎间孔通过,向两侧延伸到背俞穴深面,在背部皮下布满丰富的神经网络,且背俞穴可能与自主神经相关。西医学认为督脉、夹脊穴、背俞穴的经络脏腑效应与自主神经调节密切相关,自主神经支配内脏器官及内分泌活动,并具有调节人体免疫功能以增强人体防御功能的作用。

参考文献

[1] 黄良坚,李峰,芦幼明.小儿推拿治疗小儿急性上呼吸道感染发热的临床疗效[J].中国现代医生,2021,59(19):78-81.

[2] 林家华,何素,何炎坤,等.小儿推拿治疗效应研究现状思考及改进思路[J].浙江中医药大学学报,2021,45(8):925-929.

[3] 杨莉丽,李吉磊,王盼盼,等.推拿治疗小儿反复呼吸道感染的 Meta 分析[J].中国中西医结合儿科学,2021,13(2):124-130.

[4] 肖侠,燕翔琳,章冰,等.推拿对正常儿童生长发育影响的系统评价[J].山东中医杂志,2020,39(8):801-808.

[5] 高饴擎,黄萍,史琳琳,等.许丽运用小儿推拿治疗原发性遗尿临床经验总结[J].中国乡村医药,2020,27(7):24-25.

[6] 许苗苗,许丽.推拿治疗小儿遗尿症的临床研究进展[J].中国乡村医药,2020,27(15):72-74.

[7] 王晓晖.小儿保健推拿的应用及对婴儿早期生长发育指标的影响[J].中国药物与临床,2020,20(9):1481-1483.

[8] 陈汛,何丽芬,杨秀杰.小儿推拿在早产儿生长发育中的应用效果[J].中国民间疗法,2019,27(24):16-18.

[9] 宋石龙,薛明新,陈莹,等.薛明新教授辨证推拿治疗小儿遗尿症经验[J].世界中医药,2019,14(9):2460-2463.

[10] 华成庆.小儿推拿联合护理干预在外感发热患儿治疗中的应用[J].中国民间疗法,2018,26(2):108-109.

[11] 王海宽,王继红,杨良兵.推拿治疗小儿厌食症的Meta 分析[J].新中医,2017,49(8):162-165.

[12] 朱霜菊,刘远婷.不同方向捏脊的作用效应探析[J].湖北中医杂志,2017,39(6):43-45.

[13] 李清军.推拿治疗小儿遗尿 25 例临床体会[J].中国民间疗法,2017,25(9):27.

[14] 毛玉琳,张昊,陈志伟.基于肠道菌群调控改善肺肠功能的小儿推拿作用途径探讨[J].中医药导报,2017,23(14):40-42.

[15] 王晓玉.推拿治疗儿童原发性遗尿近期和远期疗效的评估[J].中国继续医学教育,2017,9(15):184.

[16] 江呈暘.温肾健脾推拿法治疗小儿肾气不足遗尿症临床观察[J].新中医,2016,48(9):127.

[17] 伊海玥,金丽梅,秦曼.中医药治疗小儿遗尿症概况[J].黑龙江中医药,2016,45(3):69-71.

[18] 谭程,李江山,李铁浪,等.不同定位向心推脾经穴治疗小儿积滞的临床效应比较[J].中国针灸,2016,36(3):267-270.

[19] 汤伟,张立勇,唐乐平,等.推拿治疗小儿反复呼吸道感染的 Meta 分析[J].中华中医药杂志,2016,31(10):4277-4280.

[20] 邓树广.小儿推拿治疗遗尿症[J].世界最新医学信息文摘,2016,16(84):239.

[21] 王杰,全薛蓉,王艳国.基于数据挖掘探析推拿治疗小儿遗尿症选穴规律[J].中华中医药杂志,2015,30(12):4434-4437.

[22] 马书杰,严隽陶.小儿推拿退热作用探讨[J].云南中医学院学报,2014,37(3):30-32.

[23] 娄冉,黄克勤,张红.推拿治疗小儿外感发热 52 例疗效观察[J].浙江中医杂志,2013(4):263.

[24] 佘曼瑜,迟荣香,冯丽萍.小儿推拿退热的效果及作用时间研究[J].中国实用医药,2012,34:223.

[25] 汤伟,符明进,李洲进.运用苗医刘氏小儿推拿治疗小儿遗尿临床观察[J].辽宁中医药大学学报,2012,14(4):91.

[26] 王鹏,王小军.苗医推拿治疗小儿外感发热 453 例临床观察[J].中国民族医药杂志,2012(7):8-9.

[27] 王华兰,庞智文.推拿加拔罐治疗小儿外感发热[J].中国针灸,2010(9):730.

[28] 刘富林.推拿治疗小儿发热52例临床体会[J].按摩
　　　与导引,2008(2):39-40.
[29] 王丽清,葛金玲.捏脊疗法治疗小儿外感发热临床观

察[J].河南中医学院学报,2006(5):47.
[30] 李华东,潘德军,李华春.推脾土效应的临床研究
　　　[J].江苏中医药,2002(05):11-12.

第五节

推拿治疗五官科疾病的调节效应与作用机制

人们常说的"五官",指的就是"眉、眼、耳、鼻、口"五种面部特征。中医说的五官指的是眼、耳、口、鼻、舌。《素问·阴阳应》中有云"肝主目……心主舌……脾主口……肺主鼻……肾主耳",《灵枢·五阅五使》中更明确记载"鼻者,肺之官也;目者,肝之官也;口唇者,脾之官也;舌者,心之官也;耳者,肾之官也"。西医学中咽、喉、口腔也属于五官的范畴。

一、推拿治疗五官科疾病的概况

1. **五官科疾病**　临床上五官科主要指的是眼科、耳鼻咽喉科、口腔科等。这些临床各科疾病的发生与眼、耳、鼻、咽、喉、口腔的解剖生理有直接关系。

常见的眼科疾病有:近视、远视、弱视、老花眼、散光、沙眼、针眼、干眼症、结膜炎、霰粒肿、青光眼、色盲、夜盲症、失明、白内障、交感性眼炎、雪盲症、视网膜脱落、中心浆液性视网膜病变、糖尿病视网膜病变、视网膜色素变性、视网膜中央动脉阻塞、虹膜异色症、飞蚊症等。

常见的耳鼻咽喉科疾病有:耳部疾病为中耳炎、耳鸣、外耳炎、耳聋、鼓膜穿孔、鼓膜修补、听力障碍;鼻部疾病为急性鼻炎、慢性鼻炎、鼻窦炎、鼻息肉、过敏鼻炎、鼻部整形;咽喉疾病为喉炎、咽喉炎、急性咽喉炎、慢性咽炎、腺样体肥大、扁桃体炎、鼾症(打呼噜)声带息肉、声带息肉、急性咽炎,以上为耳鼻咽喉科疾病分类中比较常见的病症。

常见的口腔科疾病主要包括:口腔颌面部皮样、表皮颌下间隙感染、颌面部淋巴管瘤、齿状突发育畸形、上颌窦恶性肿瘤、颌骨造釉细胞瘤、慢性筛窦炎、下颌后缩、四环素牙、舌白斑等疾病。

2. **推拿治疗五官科疾病的常用手法**　治疗五官科疾病常用的推拿手法包括一指禅推法、按揉、鱼际揉法、抹法、擦法、捏法、擦法、弹法、击法等。这些手法主要作用于五官局部,同时需要根据病因和辨证,选取周围或远端的穴位进行手法操作治疗。

3. **推拿治疗常见的五官科疾病**　近视、弱视、干眼症、鼻炎、咽喉炎、腺样体肥大、扁桃体炎、下颌关节紊乱等都是推拿科临床较为常见的五官科疾病。本章节将以近视、鼻炎为例进行重点介绍。

二、推拿对五官科疾病的调节效应和作用机制

1. **推拿对近视的调节效应和作用机制**　近视是眼在调节放松状态下,平行光线经眼的屈光系

统聚焦在视网膜之前的一种病症。随着科技的蓬勃发展、生活环境的改变、电子产品的普及,近视的人群越来越多。据世界卫生组织 2019 年发布的《世界视力报告》显示,全球视力损伤或失明人数超过 22 亿,其中中国近视人数已超过 6 亿人,青少年近视发病率高达 67%,我国近视患者呈现高发、低龄化、程度深的趋势。

近视所导致的视力障碍以及高度近视引起的病理性眼底改变已严重影响到人们的学习、工作和生活。与正常人相比,高度近视者发生视网膜脱离、撕裂、裂孔、黄斑出血和新生血管的危险性要大得多。而推拿能有效预防和改善近视的症状。

（1）推拿对近视的调节效应:中西医在治疗近视方面都发挥了其独特的优势,且方法众多。目前,西医治疗近视主要以光学矫正、药物干预和手术 3 种手段为主,其中药物干预以 0.01%阿托品药物疗效较好,但高浓度的阿托品会出现一定的副作用。中医药防控近视的方案有很多,其中推拿能有效预防近视的发生,改善近视度数,减缓近视的发展进程。推拿治疗方案由于操作简单、疗效显著等优点逐渐得到了人们的认可。研究者采用中医按摩治疗 38 例青少年单纯性近视,总有效率达 97.0%,并在疗程结束后进行 2 个月巩固治疗,结果表明视力得以改善,未出现反弹。也有运用泽田派思路进行推拿,即以肝俞、肾俞基础,配以督脉诸穴以及近视特效穴,临床疗效显著,总有效率达 96.7%。

（2）推拿对近视的作用机制:近视的发病机制虽尚不明确,但目前认为可能与调节、形觉剥夺、周边视网膜远视性离焦、巩膜主动重塑等多种因素有关,而遗传和环境因素也参与了近视的形成。多数学者认为其发生与睫状肌调节相关,长期近距离用眼,睫状肌持续收缩痉挛,加快消耗眼调节储备,导致调节灵敏度下降,使眼轴增长,形成近视。此外还有多种近视假说,如形觉剥夺能导致巩膜异常扩张及变薄,拉长眼轴,导致近视;周边视网膜的远视性离焦能够引发眼轴的延长;近视很有可能是周边局限网膜信息指导的巩膜主动重塑所致;留存于视网膜和巩膜间的生长因子具有传递调控巩膜自我重塑信息的作用;基质金属蛋白酶（MMPs）能降解巩膜细胞外基质导致巩膜变薄而引发近视;视网膜产生的近视信号因子如视黄酸、DA、M 受体等可通过改变巩膜结构及眼轴长度而致近视。而最新的近视假说是巩膜缺氧,为近视的发生提供全新的思路和理论,即异常视觉信号使脉络膜变薄及血流减少,引起脉络膜缺氧,激活低氧诱导因子-1 信号通路,促使成纤维细胞分化为肌成纤维细胞,使 1 型胶原蛋白合成减少,最终导致巩膜变薄、眼轴延长,发生近视。

中医将近视称其为"能近怯远症",《诸病源候论·目病诸候》谓:"劳伤肝腑,肝气不足,兼受风邪,使得精华之气衰弱,故不能远视。"《审视瑶函·内障》则认为本病病因病机乃"肝经不足肾经病,光华咫尺视模糊"及"阳不足阴有余,病于少火者也"。目为司视之窍,五脏六腑之精气皆上注于目而能视。近视多是因过用目力,耗伤气血,脏腑功能失调,精血不能上荣于目,目中神光不易发散于远处,故成近视。

推拿疗法结合已知的病机来诊治近视疾患,也有不少相关报道。

1）推拿加速眼部的血液循环,改善眼肌营养:推拿点按眼周腧穴,可改善局部眼组织血液循环。手法刺激颈肩部腧穴,可改善双侧椎动脉供血,从而眼组织、视神经核、大脑血液供应都得以改善,促进视力恢复周平等整脊结合局部推拿缓解用眼疲劳,整体推拿促进椎体"平衡",从而气血疏通,目经得养,视力得到显著提高。耳通百脉,耳穴也是治疗近视的方法之一,耳、目1、目2、肝、肾等是治疗近视常用的耳穴,配穴为神门、内分泌、脑、脾、胃、交感。其中耳、目1、目2、耳廓适合做推拿手法操作。耳脉与五脏六腑之间有密切联系,对耳根部、耳廓按揉,能够起到脏腑调理、气血运行、疏经通络等作用。推拿眼周、耳廓、颈背可疏通筋脉调和气血,激发肾气,通调诸脉上输于目,以益目力。研究表明一指禅推法配合特定小儿推拿治疗假性近视,手法治疗后,患儿视力评分显著升高,左、右椎动脉和基底动脉平均血流速度(Vm)均显著升高。

2)推拿能缓解睫状肌痉挛,改善调节功能,消除眼疲劳:睫状肌麻痹后远视漂移明显。推拿手法能消除睫状肌的痉挛,起到类似睫状肌麻痹的效果,从而使屈光度发生变化。壮医经筋手法在缓解视觉疲劳方面有较多报道。医者以鲜姜汁为介质,将其均匀涂抹于患者前额、颜面部,用两手拇指螺纹面,由前额、眉弓至眼眶四周的顺序,以按、拨、推、揉等手法放松以上区域整体肌群,时间约2分钟,以患者感觉微热为宜,之后用拇指重点对检查出的点性或线性筋结点,分别弹拨、揉按3~5遍(用时约15分钟),力度适中,直至眼周肌肉松弛和血液循环充分。手法对患者眼痛感、眼胀感、眼干涩、痒、眼视物模糊等有明显改善。壮医经筋推拿还能显著提高调节灵敏度,为近视预防和治疗提供新的思路和方法。

3)推拿能控制屈光度和眼轴进展:有研究发现推拿能有效控制近视屈光度和眼轴进展,每隔3日进行1次推拿联合佩戴运用框架眼镜治疗,能使近视得到有效控制。对散瞳检影验光确定单纯性近视在-1.00 DS~-2.00 DS的青少年患者进行眼球推拿治疗,结果发现推拿治疗青少年单纯性近视疗效明显。

4)推拿调节近视的中医机制:推拿手法操作能够疏通气机、调理脏腑,能够舒经活血、醒脑明目、健脾益气。脾气虚弱型儿童近视患者易视疲劳、视物昏朦,或食少便溏、面色萎黄、肢体乏力,舌淡、边有齿痕,苔白,脉缓细弱。推拿操作采用健脾明目的治疗方法。其中捏脊具有调理阴阳、健脾和胃、调理气血、疏经通络作用,能够从整体上对患儿五脏六腑进行调节,使患儿全身气功能够得以通畅,气血上注于目,因此目得濡养,从而达到视物清晰作用。擦法可起到推荡消散作用及温热效应,脾胃是后天之本,可促进气血的充足。对脾胃实施擦法干预,能够起到温阳、活血、理气、健脾等作用,促进气血生化,使脾运健旺,精微物质能够达到眼部,目得清阳之气,从而视物清明。揉按足三里能够发挥扶正祛邪、通经活络、补中益气、调理脾胃作用,强化脾胃运化功能。鱼腰、睛明等眼睛周围穴位按揉,能够对眼部经络气血调节,轻窍明目,可缓解视疲劳。推坎宫、开天门等手法,可起到醒脑明目、镇静安神等效果,患儿脑得以清,目得以明。百会穴与脑的关系密切,能够贯达全身,是经脉气会聚之处,进行揉按,能够起到醒脑、益气、补血、明目的效果。

研究者从清肝明目的角度治疗假性近视。清肝明目穴主要包括太溪、行间、大敦、太冲、肝俞。一指禅推太溪穴可以源源不断生产滋养全身的肾脏之水。肝属木,肾属水,因此养肝同时要养肾。行间穴为木经的火穴,肝属木,木生火,一指禅推行间穴也能泻心火。大敦穴乃肝之井穴,一指禅推行间穴疏调肝肾,熄风宁神,能达到清肝明目之功效。太冲穴是肝经的原穴,可疏肝解郁,平肝潜阳,常按此穴可使肝脏功能正常。肝俞穴是肝的背俞穴,可以疏肝理气,养肝明目。肝俞与太冲搭配,在中医里属于"俞原配穴"法,能够补肝阴,养肝柔肝。

2. 推拿对鼻炎的调节效应和作用机制　鼻炎即鼻腔炎性疾病,是病毒、细菌、变应原、各种理化因子以及某些全身性疾病引起的鼻腔黏膜的炎症。鼻炎的主要病理改变是鼻腔黏膜充血、肿胀、渗出、增生、萎缩或坏死等。鼻炎的主要症状包括鼻塞、多涕、嗅觉下降、头痛、头昏、全身表现（多数人还有食欲不振、易疲倦、记忆力减退及失眠等）。鼻炎症状有很多种，依据鼻炎的种类不同，鼻炎症状也有所不同。

中医学中称鼻炎为"鼻鼽"，又称"鼽嚏"。古人在西周时期就发现"鼻鼽"的发生与自然环境和气候的变化有很大的关系，《礼记·月令》："季秋行下令，则其国大水，冬藏殃民，民多鼽嚏。"中医认为鼻鼽的外在病因以风寒为主，燥、火、湿、热次之，《济生方》载："夫鼻者，肺之候，职欲常和，和则吸引香臭矣。若七情内郁，六淫外伤，饮食劳役，致鼻气不得宜调，清道壅塞。其为病也，为衄、为痈、为息肉、为疮疡、为清涕、为窒塞不通、为浊脓，或不闻香臭。"

（1）推拿对鼻炎的调节效应：推拿治疗以局部治疗为主，再辨证加减用穴，能改善各种鼻炎的症状表现，如鼻痒、喷嚏、流涕、鼻塞等，而且疗效显著且持久。

研究者们从推拿手法选择、推拿临床经验等方面进行了较为详细的阐述。应用鼻部九法推拿治疗儿童变应性鼻炎 60 例，采用数字随机分组的方法将其分为对照组和观察组，对照组采用口服西药孟鲁司特钠咀嚼片，观察组采用鼻部九法推拿治疗，总有效率观察组为 90%，症状改善明显，说明选用鼻部九法推拿能够起到令人满意的疗效。二部五法推拿结合药物治疗儿童变应性鼻炎30 例，观察组与对照组治疗前后鼻炎症状评分评定，差异有统计学意义（$P<0.05$），临床疗效优于药物对照组。30 例对照组过敏性鼻炎患儿采用刘氏小儿推拿治疗，治疗组 30 例在小儿推拿基础上加用鼻部五步操作法，1 天 1 次，6 天为 1 个疗程，疗程间隔 2 天，治疗 4 个疗程。治疗结束后对比分析两组，两组主要症状均得到改善（$P<0.05$），且治疗组在鼻塞、流涕方面的疗效优于对照组（$P<0.05$），治疗组总有效率为 96.67%。运用局部通窍推拿法治疗小儿肺虚感寒型过敏性鼻炎 30例，并设立 30 例随机对照以常规推拿手法治疗，治疗后治疗组总有效率 93.33%，明显优于对照组83.33%（$P<0.05$），这体现了局部推拿治疗的优越性。采用宣肺健脾推拿法，结合头面局部推拿与远端辨证推拿治疗，对比常规推拿治疗小儿过敏性鼻炎也收效显著。

变应性鼻炎患者常在颈椎节段的某个棘突旁左侧或右侧触及条索状或结节样的反应物，颈椎正侧位片可见颈椎变直甚至反弓。运用经络腧穴及现代解剖学理论，采取手法物理刺激经穴及神经，以期达到调和气血阴阳、增强体质、改善脏腑功能之效。选择性脊柱推拿结合了中医经络循行理论及现代脊神经解剖学原理，兼顾整体与局部，章文宇等采用整骨合一指禅穴位推拿治疗过敏性鼻炎，总有效率为 91.67%。

（2）推拿对鼻炎的作用机制

1）推拿调节机体免疫成分：有研究表明，机体内 Th1 与 Th2 细胞比例失调是导致变应性鼻炎发病的关键机制之一，其中 IgE 水平异常升高和 IL-12 水平异常降低起重要作用。IL-12 水平与人体免疫应答程度呈负相关，其水平是目前公认的唯一能抑制 T 细胞增殖和分化的细胞因子；IL-4 则是由 Th2 细胞分泌，也是反映过敏程度的敏感指标之一；IgE 表达增加可刺激白三烯、前列腺素、激肽及组胺等过敏反应物质的释放，加重炎症反应程度。推拿按揉可以改善 TNF-α、IgE、IL-4、IL-12 水平，能有效降低炎症因子的释放程度，减缓鼻腔炎症反应，同时有助于降低复发率。也有研究者采用通督开窍法，使变应性鼻炎患者临床症状缓解，并显著降低了血清免疫球蛋白 E

(IgE)的含量。

2）推拿调节鼻炎的中医机制：鼻炎的发病机制主要为肺气虚弱、感受风寒，病位在肺、脾、肾。推拿治疗虽然主要作用于皮部，但通过对皮部的刺激，可以达到调节脏腑功能。运用小儿推拿治疗变应性鼻炎，一方面可激发脏腑经气，疏经通络，缓解鼻炎症状；

另一方面可增强患儿免疫力、促进生长发育。推拿操作所选之开天门可以调阴阳、活气血、开经络，还有祛风解表、开窍明目。推坎宫能疏风解表，醒脑、明目，缓解眼部症状如眼痒、流泪等。揉太阳能疏风解表、清利头目，调节阴阳平衡。按风池可以祛风邪、通鼻窍。鼻通、迎香二穴位于鼻旁，《玉龙歌》中记载"不闻香臭从何治，迎香二穴可堪攻"，按揉鼻通、迎香二穴可以宣通鼻窍、养肺固涕、培土生金。合谷穴属于手阳明大肠经之原穴，原穴与三焦有着密切的关系，是增强整体气化功能的重要穴位，有清热退热、疏风解表、宣通鼻窍之功；曲池穴属于手阳明大肠经之合穴，具有畅通腑气、疏风解表、调和气血、消肿止痒之力；合谷性善升而能散，曲池性能走而不守，两穴组合，以合谷之轻载池之走，上行于头面诸窍而行其祛风通窍之用。鼻部九推法，主要为开天门、推鼻周三穴、双凤展翅、点风池穴、横擦项背之交、捏脊、横擦肾俞、通元四穴，经治疗后患儿的症状学指标明显改善，且因调整了脏腑，协调了阴阳，故可延长疗效持续时间。

参考文献

[1] 苏益,吴东平,朱林平.壮医经筋三联疗法治疗重症视觉疲劳的临床效果和安全性[J].广西医学,2021,43(13)：1558-1561+1574.

[2] 邓景鹏,李鸿涛,亢泽峰,等.基于 CiteSpace 国内外中医药防控近视研究文献的比较分析[J].中国中医眼科杂志,2021,31(7)：473-477+483.

[3] 米健国.推拿按揉法加背俞穴埋线治疗变应性鼻炎临床研究[J].按摩与康复医学,2021,12(3)：17-20.

[4] 茅骏霞,庞雨,张雪,等.针灸防治支气管哮喘的免疫调节机制研究进展[J].上海针灸杂志,2020,39(1)：110-113.

[5] 乔娟菊,陆岚,管丽莉,等.脾气虚弱型儿童近视患儿应用健脾明目推拿法的效果分析[J].中国社区医师,2020,36(28)：90-91.

[6] 王新宇,张远洋,陈从山.清肝明目穴"一指禅推法"配合"特定小儿推拿"在假性近视中的疗效观察[J].川北医学院学报,2020,35(3)：443-445.

[7] 陈玲玲,何慧琴.近视的影响因素及防控方法的中西医研究进展[J].中国中医眼科杂志,2020,30(1)：64-67.

[8] 沈露娜,吴昆旻,殷立平.中医药治疗变应性鼻炎的研究进展[J].中医临床研究,2020,12(28)：143-146.

[9] 童伯瑛,游世晶,杨眉峰,等.通督开窍推拿法治疗肺脾气虚型过敏性鼻炎的临床观察[J].福建中医药,2019,50(1)：5-7.

[10] 梁宗挺,陈纪华,张宇翔,等.壮医经筋推拿疗法对儿童晶状体调节灵敏度影响的观察[J].中医眼耳鼻喉杂志,2019,9(1)：25-27.

[11] 徐晓伟,李守栋.宣肺健脾推拿疗法治疗小儿过敏性鼻炎的临床观察[J].浙江中医药大学学报,2018,42(7)：576-579.

[12] 孙琪,李朝霞,荆丽娟,等.鼻部九法推拿治疗儿童变应性鼻炎的效果[J].广东医学,2018,39(11)：1741-1744.

[13] 钟瑞英,郎建英,张曼曼,等.不同的推拿频率防控近视进展的临床研究[J].湖南中医药大学学报,2018,38(11)：1304-1307.

[14] 赵李清,万怡,王勇.二部五法推拿结合药物治疗儿童变应性鼻炎临床观察[J].四川中医,2018,36(4)：177-180.

[15] 桂雄斌,伏广虎.中医药治疗变应性鼻炎研究进展[J].大众科技,2018,20(6)：61-62+73.

[16] 文惠园,姚静,沈阳,等.2~15 周岁儿童青少年睫状肌麻痹前后屈光度变化研究[J].中国眼耳鼻喉科杂志,2018,18(3)：196-200.

[17] 孙军.推拿治疗青少年近视眼临床观察[J].实用中医药杂志,2017,33(2)：167-168.

[18] 陈韶.局部通窍推拿法治疗小儿肺虚感寒型变应性

鼻炎的临床研究[D].杭州:浙江中医药大学,2017.

[19] 叶兰,李江山,李铁浪,等.鼻部五步操作法治疗小儿过敏性鼻炎 30 例疗效观察[J].湖南中医杂志,2016,32(2):97-99.

[20] 杨明.中医按摩治疗青少年单纯性近视[J].中国民间疗法,2015,23(6):19-21.

[21] 何朝伟.运用泽田派思路推拿治疗近视眼 60 例疗效观察[J].中国民间疗法,2015,23(12):26.

[22] 殷文秀.中药内服结合推拿手法治疗小儿过敏性鼻炎 73 例临床观察[J].浙江中医志,2014,49(8):592.

[23] 李华斌.变应性鼻炎的发病机制及诊治进展[J].中华耳鼻咽喉头颈外科杂志,2014,49(4):347-352.

[24] 周平,张轶鸣,洪欣,等.整脊结合局部推拿治疗青少年假性近视临床观察[J].云南中医学院学报,2014,37(2):47-50.

[25] 魏肖云,李萌,汪受传.中医药治疗变应性鼻炎机理研究进展[J].辽宁中医药大学学报,2014,16(6):168-170.

[26] 章文字,方雪婷.脊柱整骨合一指禅穴位推拿治疗小儿过敏性鼻炎 120 例[J].浙江中医杂志,2013,48(5):318.

[27] 吴丽云.大椎振法配合穴位按摩治疗青少年近视效果的临床观察[D].福州:福建中医药大学,2013.

[28] 俞媛,范尧夫.中医药治疗变应性鼻炎的研究进展[J].江西中医药,2012,43(11):78-80.

[29] 史春和,韩福谦.中医药治疗变应性鼻炎研究进展[J].河北中医,2012,34(7):1094-1097.

[30] 李国云,俞秋荣.中医药治疗变应性鼻炎的研究进展[J].湖北中医杂志,2010,32(8):75-77.

[31] 于大猛,朱振生.中医药治疗变应性鼻炎研究进展[J].河北中医,2009,31(3):464-466.

[32] 贯剑,何裕民.中医药治疗变应性鼻炎的研究进展[J].江苏中医,2001(7):44-45.

第六节

推拿治疗常见疾病实验指导

推拿治疗常见疾病实验指导

1

观察推拿对肌肉耐力的影响

【实验目的】　观察推拿预处理后对下肢肌肉耐力的影响,从而研究单一推拿手法对下肢肌肉耐力的影响。

【实验原理】　推拿作用于肢体,能够扩张局部毛细血管,加强血液循环,缓解肌肉疲劳。

推拿预处理后,测定健康成人的下肢肌肉耐力,反映出推拿手法对肌肉耐力的影响。

【实验对象】　正常成年人,在校大学生志愿者 40 人,男女不限。

【实验仪器设备】　设计一个杠铃架,两边柱子上每 5 cm 钻一个孔,在相邻的两个孔上各放置一个金属插销,以便锁紧杠铃杆;杠铃架下端埋在地上,上端与墙相连,以便紧固杠铃架;将测力台安装在杠铃架以内,并与地面紧固。

【实验步骤】

（1）分组：将40名大学生随机分为推拿预处理组与对照组，每组20人。

（2）检测方法：推拿预处理组首先接受同一高年级学生推拿手法丁氏擦法操作10分钟，每侧腓肠肌各操作5分钟。然后两组同时进行800 m跑步。

（3）图5-1所示，测试时，要求运动员站在测力台上，上身保持挺直，用肩部顶住杠铃杆，膝关节呈120°左右。膝关节角度的大小可用木制的量角器进行测量，杠铃的高度随膝关节的角度变化进行适当调整并用金属插销进行锁紧。测试时选择4分钟节律性收缩法。听到开始的口令后，运动员要求用最大的力量向上顶，由于杠铃静止不动，受试者的下肢用力表现为最大等长收缩力量 F_m。受试者借助于节拍器，在紧固的杠铃上以30次/分钟（或每2 s收缩1次）的节律进行最大力量收缩，那么在4分钟内共有120个数据，记录下最大蹬伸力量的变化曲线，并将每次收缩的力量峰值相连，即可得到如图5-2所示曲线。测力台采用瑞士进口的 Kistler（9287B 型）。实验时，采样频率设定为50 Hz，采样时间为5分钟。

（4）观察指标：对于耐力下降的幅度可用百分数来表达，计起始力量 F_0 为100%，30 s处的力量计 $(F_{30}/F_0) \times 100\%$，其他依次类推。本试验选取30 s、60 s、90 s、120 s、240 s等5个时间点，分别计算出力量衰减幅度。

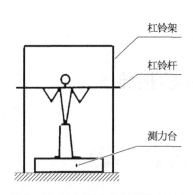

图5-1　静力性蹬伸力置测试简图

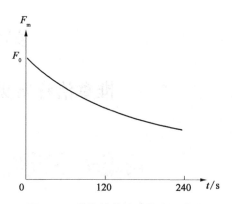

图5-2　节律性收缩峰值力置曲线

【注意事项】

（1）为了减少误差，可对峰值力量进行了"五点三次法"平滑处理，即每个计算点处的峰值力量用该时间点处加上前后各两个点的峰值（共5个点）的平均值来代表该点处的力量值。例如计算60 s处的力量：

$$F_{60} = (F_{56} + F_{58} + F_{60} + F_{62} + F_{64})/5$$

此时处的衰减率：

$$R_{60} = (F_{60}/F_0) \times 100\%$$

由于图5-2的曲线呈指数型下降，而不同的受试者下降的幅度不同。耐力性力量随时间的变化可用指数衰减曲线进行拟合，即：

$$F = ae - bt$$

a、b 均为常数,其中 a 代表图 5 - 2 中的 F_0/W(开始时的峰值力量/体重——相对最大静力性力量),b 为衰减系数,b 越大,则衰减得越快。t 为对应时刻,F 为 t 时刻的峰值力量。

(2) 在下肢蹬伸肌肉力量测试过程中,特别是在疲劳情况下,受试者有时会有躯干的弯曲,这在一定的程度上会影响下肢蹬伸力量的测试精度,所以一定要注意加以控制,以确保躯干挺直。

【预期实验结果】　本试验采用 4 分钟节律性最大收缩法进行耐力性力量测试。通过推拿预处理后,推拿组与对照组在下肢肌肉耐力方面应有较大不同。

参考文献

单信海. 短跑运动员下肢肌肉耐力的实验测试及特征参数力学模型的构建. 浙江体育科学,2007,29(2)：110 - 112.

推拿治疗常见疾病实验指导

2

观察推拿对关节炎症的影响

【实验目的】　本实验通过观察膝骨关节炎大鼠滑膜 TLR4、MYD88 mRNA 及蛋白的表达,来观察推拿治疗膝骨关节炎的疗效,从而探讨推拿治疗膝骨关节炎的机制。

【实验原理】　膝骨性关节炎是一种常见的慢性退行性疾病,主要表现为关节软骨损坏、骨质增生及滑膜炎症反应,临床上主要表现为关节肿痛、畸形、活动障碍等。当滑膜发生炎症反应时,会产生大量炎症因子,导致一系列炎症反应和免疫反应的发生。TLR4、MYD88 是近年来研究较多的炎症因子。而推拿可以有效缓解膝骨关节炎患者疼痛,改善关节功能。

【实验对象】　3 月龄健康 SPF 级 SD 雌性大鼠 50 只,体质量 180~220 g。

【实验仪器设备】　荧光定量 PCR(聚合酶链式反应)仪、基因扩增仪、多功能酶标仪、脱色摇床、封口机 PF、电子天平、扫描仪(canon)、暗匣、低温冰箱(西门子)、感光胶片(kodak)、电泳仪、台式高速离心机、微量核酸定量仪、水浴锅、灰度分析软件(Image J)、纯水仪、磁力搅拌器。

【实验步骤】

(1) 动物分组:采用随机化的原则,抽取 10 只大鼠为空白组,余下 40 只大鼠采用木瓜蛋白酶法制作大鼠膝骨关节炎模型,待造模成功后,再将造模大鼠随机分为模型组、推拿组、灌胃组、推拿加灌胃组,每组 10 只。

(2) 造模方法:造模方法:使用 10% 水合氯醛生理盐水溶液腹腔麻醉大鼠后,将大鼠双膝关节绒毛剃净,消毒皮肤表面,屈曲大鼠膝骨关节以便于触到外膝眼所在,确定进针点后,沿髁间窝方向进针,针头刺入皮肤表面后会有落空感,然后将木瓜蛋白酶推入,双侧膝关节腔分别注射 4% 木瓜蛋白酶 0.2 mL。出针后按压针口约 1 分钟,用酒精擦净血迹,最后将大鼠放回笼内常规饲养。于实验开始的第 1、第 4、第 7 日重复操作。关节注射 3 次后,使用动物实验跑台驱赶大鼠跑步 1 周,每日 20 分钟。

(3)干预方法:造模完成后的第 1 日,进行推拿、灌胃给药治疗。推拿组将大鼠固定于大鼠固定器上,遵循《实验针灸学》的取穴原则确定穴位所在,待大鼠平静后,于大鼠膝关节的内膝眼、外膝眼、血海、梁丘等穴行一指禅推法,以拇指前端精准接触穴位,频率控制约 120 次/分钟,每穴推约 2 分钟,最后屈伸膝关节 10 次,结束治疗,每次总治疗时间约 10 分钟,每日 1 次。参照《药理实验方法学》种属间等效剂量折算表,灌胃组予以塞来昔布 24 mg/(kg·d)灌胃,药物剂量:每日塞来昔布 24 mg/kg 溶于生理盐水中配制成混悬液,定时给药,每日 1 次。推拿加灌胃组予以上两种干预方式,每日 1 次。

【预期实验结果】 4 周推拿、灌胃给药治疗结束后处死所有大鼠,取出膝关节滑膜用于荧光定量 PCR、Western blot 检测 TLR4、MYD88 蛋白表达。推拿通过下调膝骨关节炎大鼠滑膜组织 TLR4、MYD88 mRNA 和蛋白的表达,减轻滑膜炎症反应,从而起到消炎止痛的作用,最终达到防治膝骨关节炎的目的。

参考文献

[1] 曲崇正,刘姣.推拿对膝骨关节炎大鼠滑膜 TLR4、MYD88 mRNA 及蛋白影响.辽宁中医药大学学报,2019,21(12):150-153.
[2] 黄琼,严尚学,张玲玲,等.在药理实验方法学教学中培养研究生创新思维与能力的思考和探索.中国医药指南,2012,10(17):668-669.
[3] 沈梅红,李忠仁,沈洁.《实验针灸学》实验教学之浅见.中国中医药现代远程教育,2009,7(2):130-131.

推拿治疗常见疾病实验指导

3

观察推拿对自然衰老大鼠腰椎间盘退变的影响

【实验目的】 观察推拿按揉“肾俞”穴对自然衰老大鼠腰椎间盘退变的影响。

【实验原理】 椎间盘退变是引起腰痛的主要原因之一,与体内其他组织不同的是,椎间盘在人类生命早期就会随着年龄的增长而呈现退化状态并逐渐加剧。因此,延缓这种增龄性的椎间盘退变可能是干预相关腰痛的有效方法。推拿在临床治疗腰痛效果显著,但很少有研究证实其是否能进一步改善椎间盘退变,从而达到更好的治疗效果。本研究拟通过实验观察推拿按揉“肾俞穴”对衰老大鼠腰椎间盘退变及相关行为的影响,为推拿干预衰老相关椎间盘退变的应用推广提供科学依据。

【实验对象】　清洁级雄性 SD 大鼠,12 月龄 16 只,体质量(600±50)g;2 周龄 8 只,体质量(130±20)g。

【实验试剂或设备】　戊巴比妥钠、BCA 蛋白浓度测定试剂盒、电子 Von Frey、无线触觉测力手套、PCR 试剂盒、相关抗体等。

【实验步骤】

(1) 采用 SPSS 软件生成随机数,将 16 只 12 月龄大鼠随机分为衰老组和推拿组,每组 8 只;8 只 2 周龄大鼠作为青年组。

(2) 推拿组从 12 月龄开始推拿干预,实验者以右手大拇指在其背部第二腰椎下两旁的"肾俞"穴进行推拿按揉法操作,干预过程中佩戴无线触觉测力手套,设定 5 N 的压力和 2 Hz 的频率;每日 1 次,每次 10 分钟,连续干预 6 次休息 1 次,左右两侧穴位交替进行,持续 6 个月。

(3) 使用电子 Von Frey 测试大鼠右后肢缩足阈值以评估大鼠的机械痛阈值,干预结束后每天 3 次,每次测双足,连续测试 3 日获得平均值以观察机械痛阈值变化。

(4) 通过旷场试验测试大鼠的自主运动能力,可以间接反映其是否有腰痛。干预结束后将大鼠置于黑色方形场地中央,使其自由移动 5 分钟并进行摄像,从而对大鼠运动能力进行评估。

(5) 干预结束后,使用 X 线摄像获得大鼠腰椎的冠状位和矢状位图像,通过 ImagePro 软件获得大鼠椎间盘高度指数。

(6) 将大鼠用 2% 戊巴比妥钠溶液麻醉后,切开背部获得 L5/L6 椎体节段,得到较完整的椎体节段及其中间的椎间盘组织。将组织脱钙后脱水包埋切片,进行番红-固绿染色后光镜下观察椎间盘病理组织学变化。

(7) 取出 L6/S1 段椎间盘,显微镜下分离出胶状髓核组织,通过 PCR 检测其中端粒酶逆转录酶 mRNA 的相对表达,以反映髓核组织的端粒酶活性,从而评估组织衰老程度。

(8) 数据分析整理统计分析实验结果。

【注意事项】

(1) 室温要相对恒定,检测指标时严格按照各检测仪器操作规程执行。

(2) 行为学实验和推拿干预前需让大鼠提前适应,结束后需对大鼠进行安抚。

【预期实验结果】　本研究证实了按揉"肾俞"穴可能通过延缓老年大鼠腰椎间盘组织衰老,改善其结构和退变程度,从而缓解相关疼痛行为。

参考文献

姚重界,黄瑞信,汤程,等. 按揉"肾俞"穴对自然衰老大鼠腰椎间盘退变及相关疼痛的影响[J]. 中华中医药杂志,2022,37(8):4360-4365.

推拿治疗常见疾病实验指导

4

观察推拿调控局部炎性微环境对腰椎间盘突出症大鼠疼痛行为的影响

【实验目的】 观察局部炎性微环境与大鼠疼痛行为之间的相关性,探讨推拿干预腰椎间盘突出症相关疼痛的可能机制。

【实验原理】 近年来研究发现 LDH 引起的疼痛程度与影像学上的实际情况并不是完全相关,临床上许多腰椎间盘突出的患者并没有明显的疼痛感受;相反,当实验人员在动物模型中诱导神经根炎症反应时,可以激活背根神经节(Dorsal Root Ganglia, DRG)中的炎症受体,从而引起局部疼痛并产生痛觉过敏。因此,神经根炎性刺激可能在 LDH 相关疼痛的发病机制中发挥关键的驱动作用。随着 LDH 相关疼痛的多重机制逐渐被认识,推拿镇痛的效应也应当在此基础上加以阐释,但是目前基础研究相对不足。本实验旨在研究旨在观察推拿对 LDH 大鼠疼痛行为的影响,并采用 HE 染色观察大鼠 DRG 组织病理形态变化,通过分析 DRG 中炎症相关 TNF-α、白细胞介素(IL)-1β、IL-6 的表达情况,阐释局部炎性微环境与疼痛行为之间的相关性,探讨推拿干预 LDH 的可能机制,从而为推拿镇痛提供一定的理论依据。

【实验对象】 清洁级健康雄性 SD 大鼠 32 只,6 周龄,体质量(220±20)g。

【实验试剂或设备】 戊巴比妥钠、红霉素软膏、BCA 蛋白浓度测定试剂盒、大鼠 ELISA 检测试剂盒、电子 Von Frey、足底热点测痛仪、无线触觉测力手套等。

【实验步骤】

(1)采用 SPSS 软件生成随机数,将 32 只大鼠随机分为空白对照组、假手术组、模型组、推拿组。

(2)采用背根神经节持续压迫(CCD)大鼠模型模拟 LDH 的病理变化,将大鼠经 2% 戊巴比妥钠溶液麻醉后进行手术造模,术后进行影像学摄片验证造模情况。

(3)推拿组从造模后第 4 日开始推拿干预,以右手大拇指在大鼠右后肢"委中"穴处进行推拿按揉法操作,干预过程中佩戴无线触觉测力手套,设定 5 N 的压力和 2 Hz 的频率;每日 1 次,每次 10 分钟,连续干预 18 日。

(4)使用电子 Von Frey 测试大鼠右后肢 PWT 以评估大鼠的机械痛阈值,造模前 2 日每日测试 1 次取平均值作为基线数据,造模后第 3、第 7、第 10、第 14、第 17、第 21 日分别进行一次测试,以观察机械痛阈值变化。

(5)使用热痛仪测试大鼠右后肢热 PWL 以评估大鼠的热痛阈值,造模前 2 日每日测试 1 次取平均值作为基线数据,造模后第 3、第 7、第 10、第 14、第 17、第 21 日分别进行一次测试,以观察热痛阈值变化。

(6)实验结束后,将大鼠麻醉断头,取 DRG 组织,一部分置于 4% 多聚甲醛中固定 24 小时后脱水包埋制作切片,行 HE 染色后在光学显微镜下观察病理结构变化。

（7）将另一部分 DRG 组织匀浆裂解后,用 BCA 蛋白浓度测定法检测总蛋白浓度,并参照大鼠 ELISA 试剂盒说明书检测 DRG 组织中炎症相关因子 TNF－α、IL－1β、IL－6 表达,每个样本均做复孔以减少实验误差。

（8）数据分析整理统计分析实验结果。

【注意事项】

（1）室温要相对恒定,检测指标时严格按照各检测仪器操作规程执行。

（2）行为学实验和推拿干预前需让大鼠提前适应,结束后需对大鼠进行安抚。

【预期实验结果】

本研究探讨了推拿干预或可通过调控局部炎性微环境来缓解疼痛,为今后的实验和临床提供一定的理论依据,也为更深入研究推拿镇痛机制提供借鉴、

参考文献

姚重界,孔令军,朱清广,等.推拿调控局部炎性微环境对腰椎间盘突出症大鼠疼痛行为的影响[J].中华中医药杂志,2022,37(9):5379-5384.

推拿治疗常见疾病实验指导

5

观察推拿对肺功能的影响

【实验目的】　以推拿治疗为代表的中医外治法,能改善肺功能,提高运动耐力和生活质量,提高机体免疫力,本试验探讨推拿疗法对健康成人肺功能的影响。

【实验原理】　推拿疗法以中医"整体观"与"阴阳理论"为基础,通过"平调阴阳"修正机体阴阳失衡状态,把改善机体整体健康状态与改善肺部局部功能相结合,达到改善肺功能,提高运动能力,从而达到改善生活质量的目的。推拿以中医脏腑经络学说为理论基础,运用推、拿、按、摩、揉、捏、点、拍等形式多样的手法,作用于经络腧穴上,调整三焦气机,以达到疏通经络、疏肝解郁、推行气血、祛邪扶正、调和阴阳的疗效,起到调理肺、肝、肾之生理功能,从而起到止咳、平喘及祛痰的作用,可以明显改善呼吸困难症状及对日常生活的影响。

【实验对象】　在校健康成人大学生 30 人。

【实验仪器设备】　用高精度数显电子肺活量测试仪、秒表

【实验步骤】

（1）分组:随机分为推拿组 15 人接受推拿治疗,对照组 15 人不接受治疗。

（2）干预：① 受试者取仰卧位,按顺时针与逆时针方向按摩其腹部与丹田,运用一指禅手法按顺序推按受试者阑门、建里、中脘、上脘、巨阙、关元、中府、云门等穴位,并对受试者的胸大肌进行拿揉、拇指平推及掌根按压。② 受试者取俯卧位,随着其呼吸节奏规律推按受试者肺俞、肾俞、气海及关元等穴位,并根据受试者吸气时的轻重,掌握推拿的力度,用双掌由下至上交替轻叩受试者的背部,以加快受试者肺部痰液的排出。每次 30 分钟。

（3）采用高精度数显电子肺活量测试仪,由检测者执行,所有受试者均上午 10 点进行检测,测3 次,取最高值。

（4）2 分钟步行试验 即在平坦的地面划出一段长达 30 m 的直线距离,两端各置一椅作为标志。患者在其间往返运动,速度由自己决定,在旁的检测人员每 30 s 报时 1 次,并记录受试者可能发生的不适(气促、胸闷、胸痛)。如受试者不能坚持可暂停试验或中止试验。

（5）数据分析采用 SPSS 20.0 统计软件。计量资料以均数±标准差($x±s$)表示,组间比较时采用 t 检验。以 $P<0.05$ 认为差异有统计学意义。

【预期实验结果】 推拿干预后,能明显改善受试者的肺功能。

参考文献

[1] 魏小林,肖娜,李濛,等.肺病推拿法联合肺康复训练治疗重度慢性阻塞性肺疾病的临床疗效. 临床和实验医学杂志,2021,20(8)：883 – 886.

[2] 刘太容,罗碧如,孔丽蕊,等.穴位按摩联合六字诀呼吸操对 COPD 稳定期患者炎性因子、免疫功能及预后的影响.四川医学,2018,39(5)：573 – 578.

推拿治疗常见疾病实验指导

6

观察推拿对胃肠蠕动的影响

【实验目的】 本研究观察中医推拿在功能性便秘患者中的应用效果。

【实验原理】 推拿是功能性便秘的常用中医外治方法,推拿可直接促进胃肠道蠕动,可通过刺激穴位调节胃肠功能,从而达到促进胃肠蠕动的目的。

【实验对象】 在校成年人,① 符合功能性便秘的诊断标准,临床表现为大便干结且排出困难、口臭、唇红、食欲不振,腹胀及腹痛,小便赤黄,舌质红,舌苔薄黄,脉沉实或滑数;② 年龄 18~60 岁;③ 依从性好,认知及表达能力正常。拟共纳入 30 人。

【实验仪器设备】 酶标仪。

【实验步骤】

（1）分组：随机分为推拿治疗组和对照组,每组 15 人。

（2）干预措施：推拿治疗,首先受试者仰卧位,操作者摩腹以顺时针为主 5 分钟;然后按揉天枢、关元、气海等腹部腧穴,并按揉支沟、足三里、上巨虚等腧穴共 5 分钟。受试者俯卧位,操作者擦法操作于受试者背部膀胱经,重点在脾俞、胃俞、肝俞、肾俞、大肠俞等穴,共操作 5 分钟;按揉脾俞、胃俞、肝俞、肾俞、大肠俞、八髎等腧穴,共 5 分钟。推拿共 20 分钟 1 次,每日治疗 1 次,共治疗 5日,对照组不接受推拿治疗。

(3) 评估:① 在治疗前及治疗 5 日后,两组均采用世界卫生组织五项身心健康指标(WHO -5)评估受试者身心健康情况。② 便秘情况。干预前、后评估受试者便秘情况,包括排便不尽感、排便费力、排便不成功次数,其中排便不尽感与排便费力采用 5 级评分法,0 分表示无症状,4 分表示症状严重。③ 胃肠激素水平。干预前、后抽取受试者清晨空腹静脉血 3 mL,以酶联免疫吸附法检测胃动素、胃泌素、P 物质(SP)水平。

(4) 统计处理:采用 SPSS20.0 统计学软件处理数据,计数资料用 $n/\%$ 表示,用 x^2 检验,计量资料用 $x±s$ 表示,用 t 检验,以 $P<0.05$ 为差异具有统计学意义。

【预期实验结果】　中医推拿用于功能性便秘中可有效改善便秘症状,减轻便秘程度,也能促进受试者身心健康,对其胃肠蠕动有积极作用。

参考文献

[1] 赵紫瑞,张秀金.中医推拿结合神阙穴外敷消积散对功能性便秘患儿排便情况及胃肠激素水平的影响.临床医学研究与实践,2021,6(13):159 - 161.

[2] 中华医学会外科学分会结直肠肛门外科学组,中华医学会消化病学分会胃肠动力组.中国慢性便秘诊治指南(2013 版).中国实用乡村医生杂志,2014,21(4):4 - 7,8.

推拿治疗常见疾病实验指导

7

观察推拿对失眠的影响

【实验目的】　本试验以原发性失眠为载体研究推拿治疗的疗效,通过评价各指标治疗前后评分情况,比较各组疗效,从而明确推拿对失眠的影响情况。

【实验原理】　原发性失眠是临床常见慢性病,影响患者身心健康,《黄帝内经素问·灵兰秘典论》云"心者,君主之官,神明出焉",为元神之府,可见心脑之间有内在的密切联系。失眠发病主脏在心,故治疗原发性失眠在取心经穴的同时当取位于脑部及头面部的腧穴。脑部巅顶的百会穴为治疗原发性失眠的要穴,且穴位处分布有丰富的血管和神经,按揉可治疗神志病。神门,归属手少阴心经,主治心病、心烦、惊悸、怔忡、健忘、失眠、癫狂痫、胸胁痛等。研究表明,神门对心脏的功能有一定调节作用,如改善心肌缺血、改善急性缺氧所致的心功能代偿性变化,如心输出量增加、血流分布改变、肺血管收缩等,还可使交感神经的兴奋性提高。三阴交归足太阴脾经,为肝脾肾三阴经交会之处,具有安神之功效。从阴阳学说论失眠,天地阴阳的盛衰消长使天有昼夜晨昏的节律变化;人体阴阳消长的变化,决定了睡眠和觉醒的生理活动。以上穴位与失眠症有着密切的关系。

【实验对象】 符合睡眠障碍诊断标准;年龄 18~60 岁者;未参加其他临床研究者;签署知情同意书,自愿参加本项研究者;PSQI 评分>7 分;AIS 评分≥6 分;焦虑自评量表评分≤50 分,且抑郁自评量表评分≤50 分。共纳入 30 例。

【实验仪器设备】 脑电超慢涨落图仪(EFG)。

【实验步骤】

(1) 分组:采用随机分组法,分为推拿治疗组和对照组,每组各 15 例。

(2) 干预措施:推拿治疗,首先受试者仰卧位,操作者头面部操作,开天门,推坎宫,揉太阳各 30 次,约 2 分钟;一指禅偏锋推前额及面部,按揉百会、太阳、印堂、鱼腰、丝竹空、攒竹等头面部腧穴,每穴 1 分钟;摩腹 5 分钟;按揉三阴交、足三里、神门等腧穴,每穴 1 分钟。受试者俯卧位,操作者擦法操作于受试者背部膀胱经,重点在心俞、膈俞、脾俞、胃俞、肝俞、肾俞等穴,共操作 5 分钟;按揉心俞、膈俞、脾俞、胃俞、肝俞、肾俞等腧穴,共 5 分钟。推拿共 20 分钟 1 次,每日治疗 1 次,共治疗 5 日,对照组不接受推拿治疗。

(3) 评估:PSQI 评分,阿森斯失眠量表(AIS)评分,大脑神经递质相对功率:采用 EFG 检测和分析。检查时受检者呈清醒、闭目、静坐状态,整个试验于屏蔽室中进行,检测时统一检验参数,专业人员使用 EFG 分析仪。

(4) 统计分析:采用 SAS 9.3 统计软件分析数据,计量资料采用均数±标准差或中位数(四分位间距[M(IQR)])表示,若符合正态分布,组内治疗前后采用配对样本 t 检验,不符合正态分布采用 Wilcoxon 秩和检验。各访视点组间比较,采用方差分析或非参数检验。不良事件的计数资料采用频数(构成比)进行统计描述,采用 x^2 检验。均采用双侧检验,以 $P \leqslant 0.05$ 为差异有统计意义。

【预期实验结果】 推拿治疗干预原发性失眠患者,具有一定的作用,能够改善失眠患者的临床症状。

参考文献

[1] 吴雪芬,郑雪娜,王艳,等.循经选穴针刺治疗原发性失眠:多中心随机对照研究. 中国针灸,2020,40(5):465-471.

[2] 美国精神医学学会. 精神障碍诊断与统计手册(DSM-5)[M]. 5 版. 北京:北京大学出版社,2016.

[3] 郑棒,李曼,王凯路,等.匹兹堡睡眠质量指数在某高校医学生中的信度与效度评价[J]. 北京大学学报(医学版),2016,48(3):424-428.

[4] 徐建兰,蔡青,徐晓雪,等.大鼠脑内多巴胺水平与脑电 11 mHz 超慢波谱系功率的相关性[J]. 中国组织工程研究与临床康复,2009,13(13):2510-2514.

推拿治疗常见疾病实验指导

8

观察推拿对痛经大鼠子宫雌激素、孕激素受体的影响

【实验目的】　观察推拿按揉"三阴交"穴对痛经大鼠子宫雌、孕激素受体(PR)的影响。

【实验原理】　原发性痛经是女性在月经前后或行经期间出现的下腹部疼痛或坠胀感,或出现腰酸腰痛,可伴随多汗、头痛、呕吐等症状。药物治疗痛经虽能达到一定的镇痛效果,然常常伴随一定的毒副作用,远期疗效不甚理想。推拿治疗痛经疗效显著,但其机制尚不明确。本研究拟通过实验观察推拿按揉"三阴交穴"对痛经大鼠子宫雌激素、孕激素受体的影响,为推拿干预t痛经的临床应用提供科学依据。

【实验对象】　清洁级雌性 SD 大鼠,8 周龄性成熟未交配 18 只,体质量(220 ± 10)g。

【实验试剂或设备】　缩宫素注射液、苯甲酸雌二醇注射液、PGE2、PGF2α、ER、PR 免疫组化试剂盒和相关抗体等。

【实验步骤】

(1) 将 18 只大鼠随机分为空白组、模型组和推拿组,每组 6 只。除空白组外,其余 2 组采用苯甲酸雌二醇联合缩宫素制备原发性痛经大鼠模型,予腹部皮下注射苯甲酸雌二醇注射液,连续 10 日(第 1 日,10 日注射剂量为 0.5 mg/只,第 2~9 为 0.2 mg/只)。空白组注射同等剂量的生理盐水,连续 10 日。第 10 日给药 1 小时后,三组大鼠腹腔注射缩宫素 2 U/只。

(2) 推拿组从造模成功第 1 日开始推拿干预,实验者以右手大拇指在其下肢双侧"三阴交"穴进行推拿按揉法操作,干预过程中佩戴无线触觉测力手套,设定 5 N 的压力和 2 Hz 的频率;每日 1 次,每次 10 分钟,左右两侧穴位交替进行,持续 10 日。

(3) 观察大鼠扭体反应:观察 20 分钟内大鼠扭体的潜伏时间、扭体次数和扭体等级。

(4) 血清 E2、P 含量的测定:干预 10 日后各组动物处死前眼眶取血 1 ml 离心取上清液,置于-30℃保存,进行放射免疫法检测。

(5) 子宫雌激素受体(ER)、PR 含量的测定:免疫组化染色 SP 法,取各组大鼠同侧同位段新鲜子宫 50 mg,置于福尔马林固定(9∶1)液中,常规脱水,石蜡包埋,统一切片后,山羊血清阻非特异结合后,依次加入一抗、二抗、辣根酶标链霉素,最后用 DAB 染色,ER、PR 经 SP 染色后,细胞核内出现棕黄色颗粒为阳性染色,图像分析后计算 ER、PR 的表达水平。

(6) 数据分析整理统计分析实验结果。

【注意事项】

(1) 推拿操作均为同一人操作为佳。

(2) 行为学实验和推拿干预前需让大鼠提前适应,结束后需对大鼠进行安抚。

【预期实验结果】　本研究证实了按揉"三阴交"穴可能通过子宫雌激素、孕激素受体影响,改

善疼痛。

··· **参考文献** ···

[1] 沈潜,张巧娜,王康,等.振腹推拿对原发性痛经大鼠模型的影响[J].世界中西医结合杂志,2018,13(9):1252-1255、1309.

[2] 宋卓敏,屈彩芹,张远,等.痛经宁颗粒对痛经大鼠子宫雌、孕激素受体的影响[J].中华中医药杂志,2006,21(1):35-38.

附 录

附录一

动物实验基本技术

一、动物实验和实验动物

动物实验是西医学研究的常用方法之一。所谓动物实验(animal experiment)是指在实验室内,为了获得有关生物学、医学等方面的新知识或解决具体问题,使用实验动物作为实验对象而进行的一种科学研究。

在现代生物学、医学的研究过程中使用动物作为实验对象,其目的是为了避免人类受到伤害。在动物实验过程中,通过对实验动物本身生命现象的观察和研究,进而推用到人类。动物实验在人类探索生命的奥秘,揭示疾病发生,发展的规律,从而控制人类的疾病和衰老,延长人类寿命的研究中发挥着重要的作用。

实验用动物,又称广义实验动物。泛指用于科学实验的各种动物,包括经过人们长期家养驯化,按科学要求定向培育的动物。

实验动物并非普通动物,是通过人工饲养,对其携带的微生物实行控制,遗传背景明确或者来源清楚的,用于科学研究、教学、生产、检定及其科学实验的特定动物。

在医学实验中常用的实验动物有小鼠、大鼠、家兔、豚鼠、蟾蜍、狗等。

随着生物医学的发展,实验动物科学也得以迅速发展,动物实验技术也形成了一定的规范。动物实验必须由经过培训的、具备研究学位或专业技术能力的人员进行或在其指导下进行。

二、动物实验基本技术

(一)实验动物的编号与分组

动物实验的基本原则是:随机、双盲、对照,又称为 3R 原则。为了执行这一原则,就需要在实验的过程中给实验动物进行分组和编号。

1. **编号** 实验动物编号的方法常用的有挂号法、打号法、针刺法、染毛法、剪毛法、打孔法或缺口法。

(1)挂牌法:挂牌法适用于大型动物,如狗。

选择适合长期不生锈的材质,如不锈钢或者铝质材质制作号牌。形状可以是圆形或者方形。将实验分组编号烙压在圆形或方形金属牌,再将金属牌固定在动物颈圈上。

（2）打号法：打号法适用于耳朵比较大的动物，如兔、狗等动物。

先用蘸有乙醇的棉球擦净实验动物的耳朵，再用耳号钳（又称刺数钳）将实验分组编号打在动物耳朵上，再在烙印部位用棉球蘸上溶在食醋里的黑墨水擦抹，用以上色。

（3）针刺法：针刺法适用于大鼠、小鼠、豚鼠等。

常用七号或八号针头蘸取少量碳素墨水，在实验动物的耳部、前后肢或者尾部等处刺入皮下，受刺部位留下黑色标记用于区分。

（4）染毛法：使用化学药品涂染动物被毛法，简称染毛法。此方法适合实验周期短的动物实验。因为时间长染料容易退掉，因此不适合时间长的动物实验。此方法也不适合用于哺乳期的仔畜，母畜容易因染色而咬死仔畜或舔掉仔畜身上的染料。如果用于实验的动物数量较多，则可以选择两种不同颜色的染料。

1）常用染料：① 涂染红色，0.5%中性红或品红溶液。② 涂染黄色，3%~5%苦味酸溶液。③ 涂染黑色，煤焦油的乙醇溶液。

2）涂染方法：依据实验需要，可用一种或者一种以上颜色的化学药品将实验分组编号涂染在实验动物的背部被毛处。

（5）剪毛法：剪毛法适用于大、中型动物，如狗、兔等。

用剪毛刀在动物一侧或背部剪出实验编号，此法编号清楚可靠，但只适于短期观察。

（6）打孔或剪缺口法：此方法常在饲养大量动物时作为终身编号采用，该法编号可以从1编至9999号。

可用打孔机在兔耳一定位置打一小孔来表示一定的号码，可以用剪子剪一缺口，剪后用滑石粉捻一下，以免缺口愈合后看不出来。

2. 分组

（1）分组的原则：为了实验以后运用统计学方法进行实验数据的统计分析，实验动物在实验前需要进行随机分组。

依据实验要求，实验动物被分成若干组，每组动物数量应按实验周期长短、实验类型及统计学要求而定。分组应按随机分配的原则进行，每个动物都有同等机会被分配到实验组或对照组中去，以免各组之间的差别，影响实验结果。

如果是实验期较长或者是需要定期处死动物进行检验的实验，就要求准备更多数量的实验动物，以补足动物自然死亡或者实验期间处死所损失的动物数量，确保实验最终结束时有符合统计学要求的动物数量存在。

（2）建立对照组

1）自身对照组：此方法可排除实验动物间的个体差异。实验动物本身在实验处置前、后两个阶段的各方面的相关数据就可以分别被认定为是对照组和实验组的实验结果。

2）平行对照组：可以分为正对照组和负对照组两种。实验中给实验组动物某种处理，而给正对照组用同样方法进行处理，但并不采用实验所要求的药物或手段，负对照组则不给任何处理，负对照组又称空白组。

3. 分组的方法 实验分组时，应避免人为因素，随机把所有的动物进行编号，然后令其双数为

A（实验组），单数为 B 组（对照组）即可或反之。

如果要建立 2 个以上分组时，应采用随机数字表示，进行完全随机分组。

（二）实验动物的抓取和固定

长期的研究发现，不同的实验动物有不同的特点，不同的实验观察要求需要选择合适的实验动物。例如：小鼠和大鼠虽然很相似，但在动物实验中的用途却存在差异。小鼠最适于进行人类遗传学的研究，大鼠则更适于癌症研究和进行毒物学实验。白化兔子长期以来被用于眼刺激测试，以确保化妆品和用于黏膜部位产品的安全性实验。

实验动物的抓取和固定技术是做动物实验的基本技术之一。为了实验的顺利进行，在进行实验前，要限制动物的活动，使动物处于安静状态，有利于后续实验的开展。运用科学和合理的抓取和固定技术，可以避免损伤动物的健康，防止被动物咬伤，也有利于实验数据的观察。在抓取实验动物的时候，要求操作人员小心仔细、大胆敏捷、熟练准确、不能粗暴，不能恐吓动物，同时，要爱惜动物，使动物少受痛苦。由于不同的实验动物有不同的习性和特点，因此熟悉动物的习性，对不同的实验动物应采取与之相适应的抓取方法。

熟悉常用实验动物的习性特点，是现代科研技术人员的必备素质。

1. **小鼠**　小鼠的性情较为温顺，一般不会咬人。

小鼠的常用固定方法是操作人员用右手提起小鼠尾巴，轻轻将其放在鼠笼盖或操作台的表面上，当小鼠向前挣扎爬行同时，操作人员用左手拇指和示指捏住小鼠双耳及颈部皮肤，环指和小指间夹住其背部皮肤和尾部，将小鼠置于左手掌心，这样即可将小鼠完全固定。

某些特殊情况下，小鼠的固定需要使用特殊的固定装置。如进行尾静脉注射时，可使用尾静脉注射架或使用粗的玻璃试管固定小鼠；如要对小鼠进行手术或心脏采血，应首先将小鼠麻醉后再操作；如进行解剖实验则必须先行将小鼠无痛处死后再进行解剖。

2. **大鼠**　大鼠的特点是有较长的门齿，如果受到惊吓或被激怒时，易将操作者手指咬伤，所以抓取和固定大鼠时应该避免突然袭击式的抓取方法。大鼠在实验中常用于进行尾静脉注射、取血、腹腔注射或灌胃。

为防止被大鼠咬伤，操作者抓取和固定大鼠时，应先戴上棉纱手套。

给大鼠进行尾静脉注射和取血操作时，操作者可以抓住大鼠的尾巴后将其提起，然后轻轻地放置于实验台上并用玻璃钟罩扣住或者将大鼠置于大鼠固定盒内，固定完成后即可进行尾静脉取血或注射。需要注意的是操作时要避免抓取大鼠的尾巴尖端，以防止尾巴尖端皮肤脱落。

给大鼠进行腹腔注射或灌胃操作时，操作者可以用右手轻轻抓住大鼠的尾巴向后拉，同时，左手抓紧大鼠两耳和头颈部的皮肤，并将其固定在左手中，当固定完成后，操作者右手即可进行相应的实验操作。

3. **家兔**　家兔的脚爪比较尖利，一般情况下家兔比较温顺，不会咬人，但当抓取不当或受到剧烈刺激时，家兔的脚爪容易划伤操作者。

对于家兔的固定常用的方法有盒式固定和台式固定。盒式固定适用于采血和耳部血管注射，台式固定适用于测量血压、呼吸和进行手术操作等。

因为家兔在实验中常被用做兔耳采血、静脉注射等操作,所以应尽量保护家兔的双耳不受损伤。对于家兔的抓取,常见的错误操作有直接抓住家兔的耳朵,将其提起,或直接用手挟住其腰背部提起。正确抓取家兔的方法是:轻轻打开笼门,避免家兔受惊。操作者将手伸入笼内,从家兔头前位置阻拦它跑动,一手抓住家兔颈部的皮毛,将家兔提起的同时,用另一只手托住家兔的臀部,然后将家兔轻轻放在实验台上即可进行采血、注射等操作。

4. **豚鼠** 豚鼠胆小,容易受惊。

抓取豚鼠的方法时先用手掌扣住鼠背,抓住其肩胛上方,将手张开,用手指环握颈部,另一只手托住其臀部,即可轻轻提起、完成固定。抓取豚鼠时要求稳、准、动作迅速。

5. **蟾蜍** 蟾蜍的两侧耳部有凸起的毒腺,抓取蟾蜍时要避免毒液喷射到操作者的眼睛。

抓取蟾蜍时,操作者可以先在蟾蜍体部覆盖一层湿布。抓取蟾蜍时,操作者用左手手掌贴紧蟾蜍背部将其固定,右手把蟾蜍后肢拉直,同时用左手的中指、环指及小指夹住蟾蜍体部,用拇指及示指压住蟾蜍的前肢,固定完成后,右手即可进行实验操作。

如果实验需要长时间固定蟾蜍时,可将蟾蜍麻醉或先捣毁蟾蜍脑脊髓后,用大头针将蟾蜍钉在蛙板上。

6. **狗** 狗属于大型实验动物,有一定的攻击性。用狗做实验时,为防止其咬伤操作人员,应该先将狗嘴绑住。

对于已被驯服的狗,操作人员可从狗的侧面靠近,并轻轻抚摸颈部皮毛,对狗进行安抚,同时迅速用布带绑住狗嘴;对家养的笨狗或未经驯服的狗,可先用长柄捕狗夹夹住狗的颈部,将狗按倒在地,再进行绑嘴操作。如果实验要求麻醉,应先完成麻醉后,再移去狗夹。当狗被麻醉后,要松开绑嘴的布带,以免影响狗的呼吸。

(三)实验动物的麻醉方法

对实验动物进行麻醉的目的是消除实验过程中对实验对象所产生的疼痛和不适感觉,保障实验动物的安全,从而使动物在实验中服从操作,确保实验顺利进行。

1. 常用的麻醉药

(1)局部麻醉剂

1)普鲁卡因:利普卡因常被用于局部浸润麻醉,用时配成0.5%~1%。普鲁卡因的毒性小、麻醉起效快。

2)利多卡因:利多卡因用于大型实验动物神经干阻滞麻醉时,溶液配比为1%~2%;用于局部浸润麻醉时,溶液配比为0.25%~0.5%。利多卡因见效快、组织穿透性好。

(2)全身麻醉剂

1)乙醚:乙醚可用于各种动物,吸入法是乙醚最常用的麻醉方法。

用乙醚做全身麻醉,是因为乙醚麻醉量和致死量相差大,所以其安全性好,麻醉深度易于掌握,麻醉后恢复比较快。

乙醚的缺点是局部刺激作用大。在麻醉初期容易出现强烈的兴奋现象,对呼吸道有较强的刺激作用,可刺激上呼吸道黏液分泌增加;乙醚还可以通过神经反射扰乱呼吸、血压和心脏的活动,并且容易引起窒息。针对乙醚的这一突出问题,常在乙醚麻醉前用吗啡和阿托品作为基础麻醉。吗啡的作用是降低中枢神经系统兴奋性,提高痛阈,还可节省乙醚用量和避免乙醚麻醉过程中的兴奋期。阿托品可拮抗乙醚刺激呼吸道分泌黏液的作用,可避免麻醉过程中发生呼吸道堵塞,或者手术后发生吸入性肺炎。

具体操作是在用乙醚做全身麻醉前,通常是麻醉前 20~30 分钟,依据实验动物的体重给予皮下注射盐酸或硫酸吗啡(5~10 mg/kg)及阿托品(0.1 mg/kg)。

在手术进行过程中,需要持续给予吸入乙醚,以维持麻醉状态。一般在慢性实验预备手术的过程中,用麻醉口罩给药,而在急性使用时,基础麻醉完成后可以先进行气管切开术,通过气管套管连接麻醉瓶持续给药。在持续给药过程中,麻醉管理人员要时常检查角膜反射和观察瞳孔大小,如发现角膜反射消失,瞳孔突然放大,应立即停止麻醉。万一呼吸停止,必须立即施行人工呼吸。待恢复自动呼吸后再进行手术操作。

由于使用乙醚进行麻醉时使用药品数量、操作步骤较多,持续麻醉过程中还要观察动物的角膜反射和瞳孔状态,因此需要配备专人负责管理麻醉。

2)苯巴比妥钠:苯巴比妥钠的特点是使用方便、作用力持久,在普通麻醉用量情况下对动物的生命体征和基本功能无多大影响。

苯巴比妥钠麻醉通常在实验前 30 分钟至 1 小时用药。使用剂量及方法:狗腹腔注射 80~100 mg/kg 体重,静脉注射 70~120 mg/kg 体重(一般每千克体重给 70~80 mg 即可麻醉,但有的动物要 100~120 mg 才能麻醉,具体用量可根据各个动物的敏感性而定)。兔腹腔注射 150~200 mg/kg 体重。

3)戊巴比妥钠:戊巴比妥钠的特点是一次给药后的有效麻醉 3~5 小时,麻醉时间不会很长,适合一般实验使用的要求。给药后对实验动物的循环和呼吸系统无显著抑制作用,药品价格也很便宜。

戊巴比妥钠麻醉使用时一般配成 1%~3% 浓度的生理盐水溶液,必要时可加温溶解。配好的药液在常温下放置 1~2 个月不失药效。静脉或腹腔注射后很快就可进入麻醉期,使用剂量及方法:狗、猫、兔静脉注射 30~35 mg/kg 体重,腹腔注射 40~45 mg/kg 体重。

4)硫喷妥钠:硫喷妥钠为淡黄色粉末,有蒜臭味,易吸水,为短效的巴比妥类药物,是静脉全身麻醉药。此药作静脉注射时,由于药液迅速进入脑组织,故诱导快,动物很快被麻醉。但苏醒也很快,一次给药的麻醉时效仅维持 30 分钟至 1 小时。在时间较长的实验过程中,可重复注射用以维持一定的麻醉深度。此药对胃肠道无副作用,但对呼吸有一定抑制作用,由于其抑制交感神经较副交感神经为强,因此注射时速度必须缓慢。

硫喷妥钠的水溶液不稳定,故必须现用现配,常用浓度为 1%~5%。实验剂量和方法:狗静脉注射 20~25 mg/kg 体重;兔静脉注射 7~10 mg/kg 体重。静脉注射速度以 15 秒钟注射 2 ml 左右进行。1% 溶液腹腔注射,小鼠 0.1~0.3 ml/只,大鼠 0.6~0.8 ml/只。

5)巴比妥钠:巴比妥钠为短时巴比妥类药,对中枢的抑制作用随剂量增加可以达到镇静催眠的作用。

巴比妥钠使用剂量及方法:狗静脉注射 225 mg/kg 体重,兔腹腔注射 200 mg/kg 体重,鼠皮下注射 200 mg/kg 体重。

6）氨基甲酸乙酯：氨基甲酸乙酯是比较温和的麻醉药，安全性好，适合多数实验动物尤其适合于小型实验动物。氨基甲酸乙酯既可以用作基础麻醉，也可以用于全过程麻醉时，麻醉过程中需要注意动物保温。

氨基甲酸乙酯使用时常配成 20%~25% 水溶液。狗、兔静脉、腹腔注射为 0.75~1 g/kg 体重。但在作静脉注射时必须溶在生理盐水中，配成 5% 或 10% 溶液，注射配比为 10~20 ml/kg 体重。用于鼠腹腔注射时配比为 1.5~2 g/kg 体重。

用于动物实验的麻醉药种类较多，但针对不同动物使用的麻醉药也有相应的规律和侧重。比如在慢性实验中的动物常用乙醚吸入麻醉（用吗啡和阿托品作基础麻醉）；在急性动物实验中狗、猫常用戊巴比妥钠麻醉；家兔和青蛙、蟾蜍常用氨基甲酸乙酯；大鼠和小鼠常用硫喷妥钠或氨基甲酸乙酯麻醉。

2. 麻醉方法　麻醉方法分为全身麻醉和局部麻醉。

（1）全身麻醉：全身麻醉是指麻醉药物经呼吸道吸入或静脉、肌肉注射后，产生中枢神经系统抑制效应，被麻醉受体表现出神志消失，全身不感疼痛，肌肉松弛和反射抑制等现象。镇痛、镇静、肌松和反射抑制是全身麻醉的四要素。

全身麻醉的抑制深浅与药物在血液内的浓度有关，当麻醉药从体内排出或在体内代谢破坏后，动物逐渐清醒。

常用于动物实验中的全身麻醉方法有吸入麻醉法和注射麻醉法。

1）吸入麻醉法：麻醉药以蒸气或气体状态经呼吸道吸入而产生麻醉者，称吸入麻醉，吸入麻醉常用乙醚作为麻醉药。吸入法对中、小型动物较适用，如兔、大鼠、小鼠等，对大型动物通常不用。吸入麻醉有易于调节麻醉深度和较快的终止麻醉的特点。

吸入麻醉具体操作和过程：使用乙醚麻醉兔及大、小鼠时，可将动物放入玻璃麻醉箱内，把装有浸润过乙醚棉球的小烧杯放入麻醉箱，然后观察动物。动物开始能自主活动，不久动物就会出现异常的兴奋并伴有不停地挣扎，随后排出大小便。渐渐地动物由兴奋转为抑制，倒下不动，呼吸变慢。如动物四肢紧张度明显减低，角膜反射迟钝，皮肤痛觉消失，则表示动物已进入麻醉，此时可进行手术和操作。在实验过程中应随时观察动物的变化，必要时把乙醚烧杯放在动物鼻部，以维持麻醉的时间与深度。

2）注射麻醉法：注射麻醉用药常用戊巴比妥钠、硫喷妥钠、氨基甲酸乙酯等。

对于大、小鼠和豚鼠常采用腹腔注射法进行全身麻醉。对于狗、兔等动物既可腹腔注射给药，也可静脉注射给药。

动物在麻醉兴奋期容易出现挣扎，为避免注射针滑脱，常在注射麻醉前用吸入麻醉法进行诱导，待动物安静后再进行腹腔或静脉注射麻醉。

注射麻醉药物时，先注射麻醉药计算总量的 2/3，密切观察动物生命体征的变化，如已达到所需麻醉的程度，余下的麻醉药可以不用，以免出现麻醉过深抑制延髓呼吸中枢导致动物死亡。

（2）动物局部麻醉方法：用局部麻醉药阻滞周围神经末梢或神经干、神经节、神经丛的冲动传导，产生局部性的麻醉区，称为局部麻醉。相比全身麻醉，局部麻醉的特点是麻醉期间动物保持清醒,麻醉药物对重要器官功能干扰轻微,麻醉并发症少,是一种比较安全的麻醉方法。适用于大中型动物各种短时间内的实验。

局部麻醉可分为表面麻醉、局部浸润麻醉、区域阻滞麻醉以及神经阻滞麻醉。

1)表面麻醉:表面麻醉是指将穿透力强的局麻药施用于黏膜表面,使其透过黏膜而阻滞位于黏膜下的神经末梢,使黏膜产生麻醉现象。在口腔及鼻腔黏膜、眼结膜、尿道等部位手术时,常把麻醉药涂敷、滴入、喷于黏膜表面上,或者尿道灌注给药。

2)区域阻滞麻醉:区域阻滞是将局麻药注射在手术区域四周和底部,阻滞通入手术区的神经纤维而使手术区域麻醉的方法。常用药为普鲁卡因。

3)神经阻滞麻醉:神经阻滞是将局麻药注入神经干、神经丛、神经节的周围,阻滞神经冲动的传导,使其所支配区域产生麻醉的方法。常用药为利多卡因。

4)局部浸润麻醉:沿手术切口逐层注射麻醉药,靠药液的张力弥散,浸入组织,麻醉感觉神经末梢,称局部浸润麻醉。局部浸润麻醉可在皮肤切开前行分层注射,注射前先在皮内推注少许麻醉药液形成皮丘,再经皮丘刺入,经抽吸证实注射器内无回血后,方可继续注射给药。常用药为0.5%~1%盐酸普鲁卡因。

3. 使用全身麻醉剂的注意事项 给动物施行麻醉术时,一定要注意方法的可靠性,根据不同的动物选择合适的方法,特别是较贵重的大型动物。

(1)麻醉剂的用量:麻醉剂的用量除参照一般标准外,还应考虑个体差异对药物的耐受性不同。一般情况下,所需剂量与体重成正比的关系,但也并不是绝对成正比的。如衰弱和过胖的动物,其单位体重所需剂量较小。在使用麻醉剂过程中,随时检查动物的反应情况,尤其是采用静脉注射时,绝不可将按体重计算出的用量一次性全部进行注射。

(2)动物保温:动物在麻醉期体温容易下降,要采取保温措施。

(3)静脉注射:静脉注射麻醉时,注射动作必须缓慢,注射同时观察动物的肌肉紧张、角膜反射和对皮肤夹捏的反应。当这些活动明显减弱或消失时,应立即停止注射。配制的药液浓度要适中不可过高,以免麻醉过急;但也不能过低,应尽量减少注入溶液的体积。

(4)麻醉剂的使用:如果在寒季气温较低时做慢性动物实验时,麻醉剂应在注射前加热至动物体温水平。

4. 实验动物用药量的确定及计算方法

(1)动物给药量的确定:在动物麻醉前计算麻醉药物的用量非常重要。剂量太小,麻醉效果不明显,影响实验的操作;剂量过大,又可能引起实验动物中毒致死。一般可以按下述方法确定剂量。

1)可先用少量小鼠粗略地探索中毒剂量或致死剂量,然后用小于中毒量的剂量或取致死量的 $\frac{1}{10} \sim \frac{1}{5}$ 作为应用剂量。

2)对于植物药粗制剂的剂量多按生药剂量折算。

3)化学药品可参考化学结构相似的已知药物,特别是化学结构和作用都相似的剂量。

4)确定剂量后,如第一次用药的作用不明显,动物也没有中毒的表现,可以加大剂量再次实验。如出现中毒现象,作用也明显,则应降低剂量再次实验。在一般情况下,在适宜的剂量范围内,药物的作用常随剂量的加大而增强。所以有条件时,最好同时用几个剂量作实验,以便迅速获得关于药物作用的较完整的资料。如实验结果出现剂量与作用强度之间毫无规律时,则更应慎重分析。

5)用大型动物进行实验时,防止动物中毒死亡,开始的剂量可采用鼠类的$\frac{1}{15}$~$\frac{1}{2}$,以后可根据动物的反应调整剂量。

6)不同年龄动物给药剂量的计算:一般的给药剂量是指成年动物的,如是幼龄动物,剂量应减小。以狗为例,6个月以上的狗给药剂量为1份时,3~6个月的给$\frac{1}{2}$份,45~89日的给$\frac{1}{4}$份,20~44日的给$\frac{1}{8}$份,10~19日的给$\frac{1}{16}$份。如果是衰弱动物,剂量要小于一般剂量。

7)不同给药途径所用药物剂量折算方法:如果以口服量为100时,皮下注射量为30~50,肌内注射量为20~30,静脉注射量为25。

(2)人与动物的用药量换算方法:人与动物对同一药物耐受性不同,一般动物的耐受性要比人大,单位体重的用药剂量动物比人要高。做动物实验时必须将人的用药量换算成动物的用药量。

一般可按下列比例换算:

人用药量:1。

小鼠、大鼠:50~100。

兔、豚鼠:15~20。

狗、猫:5~10。

以上系按单位体重口服用药量换算。如给药途径为静脉、皮下、腹腔注射,换算比例应适当减小些。

（四）实验动物的除毛、给药方法

1. **验动物的除毛** 在动物实验中,如果被毛影响实验操作与观察时,就需要除去被毛。除去被毛的方法有剪毛、拔毛、剃毛和脱毛等。

(1)剪毛法:剪毛法是将动物固定后,先用蘸有水的纱布把被毛浸湿,再用剪毛剪刀紧贴皮肤剪去被毛。剪毛过程中不可用手提起被毛,以免剪破皮肤。为防止剪下的被毛到处飞扬,可在剪毛前准备一个盛有水的容器,剪下的毛集中放在这一容器内。在给家兔、狗胸腹部手术、狗、羊等动物采血或新生乳牛放血制备血清常用此法。

(2)拔毛法:是用拇指和示指拔去被毛的方法。在兔耳缘静脉注射或鼠尾静脉注射时常用此法。拔毛不仅暴露了局部血管,还可以刺激局部血管扩张,有利于后续的实验操作。

(3)剃毛法:是用剃毛刀剃去动物被毛的方法。如动物被毛较长,先要用剪刀将其剪短,再用刷子蘸温肥皂水将剃毛部位浸透,然后再用剃毛刀逆被毛生长方向剃除残余被毛。本法适用于暴露外科手术区。

(4)脱毛法:是用化学药品脱去动物被毛的方法。首先将被毛剪短,然后用棉球蘸取脱毛剂,在所需部位涂一薄层,2~3分钟后用温水洗去脱落的被毛,用纱布擦干,再涂一层油脂即可。适合不同动物使用的脱毛剂配方如下。

用于狗等大动物的脱毛剂配方:硫化钠10 g,生石灰15 g,溶于100 ml水中。

适用于兔、鼠等动物的脱毛剂的配方:① 硫化钠3 g,肥皂粉1 g,淀粉7 g,加适量水调成糊状。② 硫化钠8 g,淀粉7 g,糖4 g,甘油5 g,硼砂1 g,加水75 ml。③ 硫化钠8 g溶于100 ml水中。

2. 实验动物的给药 在药物研发的动物实验中,常需要将药物注入动物体内。可根据实验目的、实验动物种类和药物剂型、剂量等情况确定动物给药的途径和方法。

(1)注射给药法

1)皮下注射:注射时用左手拇指及示指轻轻捏起皮肤,右手持注射器将针头刺入,固定后即可进行注射。一般小鼠在背部或前肢下,大鼠在背部或侧下腹部;豚鼠在后大腿内侧、背部等脂肪少的部位;兔在背部或耳根部注射;蛙可在脊背部淋巴囊注射;狗多在大腿外侧注射,拔针时,轻按针孔片刻,防药液溢出。

2)皮内注射:皮内注射方法是将动物注射部位的毛剪去,消毒后,用皮试针头紧贴皮肤皮层刺入皮内,然后使针头向上挑起并再稍刺入,即可注射药液。注射后可见皮肤表面鼓起一白色小皮丘。

皮内注射法常用于观察皮肤血管的通透性变化或观察皮内反应。如将一定量的放射性同位素溶液、颜料或致炎物质、药物等注入皮内,观察其消失速度和局部血液循环变化,作为皮肤血管通透性观察指标之一。

3)肌内注射:当给动物注射不溶于水而混悬于油或其他溶剂中的药物时,常采用肌内注射。肌内注射一般选用肌肉发达、无大血管经过的部位,多选臀部。注射时针头要垂直快速刺入肌肉,如无回血现象即可注射。给大、小鼠作肌内注射时,选大腿外侧肌肉进行注射。

4)腹腔注射:先将动物固定,腹部用乙醇棉球擦拭消毒,然后在左或右侧腹部将针头刺入皮下,沿皮下向前推进约0.5 cm,再使针头与皮肤呈45°角方向穿过腹肌刺入腹腔,此时有落空感,回抽无肠液、尿液后,缓缓推入药液。此法大小鼠用得较多。

5)静脉注射:静脉注射是将药液直接注射于静脉管内,使其随着血液分布全身。静脉注射的药物代谢较快,迅速奏效,但作用时间较短。

小鼠、大鼠的静脉注射:鼠尾静脉共有3根,左右两侧和背侧各1根,两侧尾静脉比较容易固定,故常被采用来进行静脉注射。操作时,先将动物固定在暴露尾部的固定器内(可用烧杯、铁丝罩或粗试管等物),先用75%乙醇棉球反复擦拭消毒并使静脉血管扩张。以左手拇指和示指捏住鼠尾两侧,使静脉充盈,注射时针头尽量采取与尾部平行的角度进针。开始注射时宜少量缓注,如无阻力,表示针头已进入静脉,这时用左手指将针和尾一起固定起来,解除对尾根部的压迫后,便可进行注射。如有白色皮丘出现,说明未穿刺入血管,应重新向尾部方向移动针头再次穿刺。注射完毕后把尾部向注射侧弯曲以止血。如需反复注射,尽量从尾的末端开始。一次的注射量为每10 g体重0.1~0.2 ml。

豚鼠的静脉注射:一般采用前肢皮下头静脉。豚鼠的静脉管壁较脆,注射时应特别注意。

兔的静脉注射:家兔的外耳缘静脉表浅且易固定,所以常用来静脉注射。注射部位先除毛,用

75%的乙醇消毒,手指轻弹兔耳,使静脉充盈,操作者左手食指和中指夹住静脉的近心端,拇指绷紧静脉的远心端,环指及小指垫在下面,右手持注射器,尽量从静脉的远端刺入血管,移动拇指到针头处加以固定,放开食、中指,将药液注入,然后拔出针头,用手压迫针眼片刻以止血。

狗的静脉注射:狗的静脉注射多采用前肢外侧静脉或后肢外侧的小隐静脉。注射部位除毛后,在静脉血管的近心端用止血带扎紧,使血管充盈,从静脉的远心端将注射针头平行血管刺入,回抽注射器针栓,如有回血,即可放开止血带,将药液缓缓注入。

6)淋巴囊注射:蛙类常采用此法,其皮下有数个淋巴囊,注入药物易吸收。腹部淋巴囊和头部淋巴囊常作为蛙类给药途径。一般多选用腹部淋巴囊给药。注射时将针头从蛙大腿上端刺入,经大腿肌层入腹壁肌层,再进入腹壁皮下,即进入淋巴囊,然后注入药液。

(2)经口给药法:经口给药法包括口服法和灌胃法。

1)口服法:口服法是把药物放入饲料或溶于饮水中让动物自动摄取的一种给药方法。此法优点在于简单方便,缺点是不能保证剂量准确。一般适用于对动物疾病的防治或某些药物的毒性实验,制造某些与食物有关的人类疾病动物模型。

2)灌胃法:灌胃法是使用灌胃器将所应投喂给动物的药物直接灌到动物胃内。在急性实验中,多采用灌胃法。此方法优点是喂药剂量准确。

灌胃器是动物实验中用于灌胃操作的专用工具,灌胃器由注射器和特殊的灌胃针构成,不同长度的灌胃针适用于不同的实验动物。小鼠的灌胃针长 4~5 cm,直径为 1 mm,大鼠的灌胃针长 6~8 cm,直径约 1.2 mm。灌胃针的尖端焊有一小圆金属球,金属球为中空的。焊金属球的目的是防止针头刺入气管或损伤消化道。针头金属球端弯曲成 20° 左右的角度,以适应口腔、食管的生理弯曲度走向。

鼠类的灌胃法:操作者用左手固定鼠,右手持灌胃器,将灌胃针从鼠的口腔插入,压迫鼠的头部,使口腔与食管成一直线,将灌胃针沿咽后壁慢慢插入食管,可感到轻微的阻力,此时可略改变一下灌胃针方向,以刺激引起吞咽动作,顺势将药液注入。一般灌胃针插入小鼠深度为 3~4 cm,大鼠或豚鼠为 4~6 cm。常用灌胃量,小鼠为 0.2~1 ml,大鼠为 1~4 ml,豚鼠为 1~5 ml。

狗、兔的灌胃法:先将动物固定,再将开口器的小孔插入动物口中,再慢慢沿上颚壁插入食管,将灌胃管的外端浸入水中,如有气泡溢出,则说明灌胃管误入气管,需拔出重插。插好后,将注射器连于灌胃管将药液推入。灌胃结束后,先拔出灌胃管,再拿出开口器。一次灌胃能耐受的最大容积,兔为 80~100 ml,狗为 200~250 ml。

(3)其他途径给药方法

1)呼吸道给药:呼吸道给药适合呈粉尘、气体及蒸气或雾等状态的药物或毒气。如实验时给动物乙醚作吸入麻醉、用锯末烟雾制作慢性气管炎动物模型等,特别在毒理学实验中应用更为广泛。

2)皮肤给药:为了鉴定药物或毒物经皮肤的吸收作用、局部作用、致敏作用和光感作用等,常需采用经皮肤给药的方法。如在实验动物兔和豚鼠背部一定面积的皮肤脱毛后,将实验用的药液涂在皮肤上,药液可以经皮肤被吸收。皮肤给药常用于化妆品和皮肤外用药物的测试。

3)脊髓腔内给药:此方法主要用于椎管麻醉或抽取脑脊液。

4）脑内给药：此方法常用于微生物学动物实验。将病原体等接种于被检动物脑内,然后观察接种后的各种变化。

5）直肠内给药：此方法常用于动物麻醉。兔直肠内给药时,常采用灌肠的胶皮管或用 14 号导尿管代替。

6）关节腔内给药：此方法常用于关节炎的动物模型造模。

（五）实验动物的常用处死方法

实验动物的处死都应遵循安乐死的原则。安乐死是指在不影响动物实验结果的前提下,使实验动物短时间无痛苦地死亡。安乐死是实验动物的福利。

对实验动物实施安乐死一般遵循以下原则：① 尽量减少动物的痛苦,尽量避免动物产生惊恐、挣扎、喊叫。② 注意实验人员安全,特别是在使用挥发性麻醉剂（乙醚、安氟醚、三氟乙烷）时,一定要远离火源。③ 方法容易操作。④ 不能影响动物的实验结果。⑤ 尽可能缩短致死时间,即安乐死从开始到动物意识消失的时间。⑥ 判定动物是否被安乐死,不仅要看动物呼吸是否停止,而且要看神经反射、肌肉松弛等状况。

实验动物的常用的处死方法包括物理方法致死、化学药物致死、特殊实验动物的处死等。

1. 物理处死方法

（1）颈椎脱白处死法：此法是大、小鼠最常用的处死方法。

操作时实验人员用右手抓住鼠尾根部并将其提起,放在鼠笼盖或其他粗糙面上,用左手拇指、示指用力向下按压鼠头及颈部,右手抓住鼠尾根部用力拉向后上方,造成颈椎脱白,脊髓与脑干断离,实验动物立即死亡。

（2）断头法：此法适用于鼠类等小动物,可用直剪刀,也可用断头器。断头法处死动物时间短,并且脏器含血量少,若需采集新鲜脏器标本可采用此法。断头法会引起血液循环的突然中断和血压的迅速下降并伴随意识的消失,只能用于恒温动物。对于变温脊椎动物不推荐用断头法,因为它们相对能更高的抵制缺氧。

（3）击打头盖骨处死法：主要用于豚鼠和兔的处死。操作时抓住实验动物尾部并提起,用木锤等硬物猛烈打击实验动物头部,使大脑中枢遭到破坏,实验动物痉挛并死亡。

（4）急性失血法：此法适用于各种实验动物。将实验动物的股动脉、颈动脉、腹主动脉剪断或剪破、刺穿实验动物的心脏放血,导致急性大出血、休克、死亡。如果是犬、猫或兔等稍大型动物应先使动物麻醉、暴露股三角区或腹腔,再切断股动脉或腹主动脉,迅速放血。操作时用自来水不断冲洗切口及血液,既可保持血液畅流无阻,又可保持操作台清洁,动物在 3~5 分钟内即可死亡。

采用急性失血法动物十分安静,对动物的脏器无损害,但器官贫血比较明显,若采集组织标本制作病理切片时可用此法。

（5）空气栓塞处死法：此法适用于较大动物的处死,处死兔、猫、犬常用此法。当空气注入静脉后,可阻塞其分支,进入心脏冠状动脉可造成冠状动脉阻塞,发生严重的血液循环障碍,动物很快死亡。

操作时需注入 20~40 mL 空气,犬致死的空气剂量为 80~150 mL。由于应用此法后,动物死于急性循环衰竭,所以各脏器淤血比较明显。

2. 化学药物处死法

(1) 过量麻醉处死法:此法多用于处死豚鼠和家兔。快速过量注射非挥发性麻醉药(投药量为深麻醉时的30倍),或让动物吸入过量的乙醚,使实验动物中枢神经过度抑制,导致死亡。

(2) 毒气处死法:让实验动物吸入大量CO等气体而中毒死亡。

3. 特殊实验动物的处死 处死昆虫一般用烫死法,快速,可避免昆虫挣扎或人的抓捏而造成虫体的损伤。

处死青蛙时可用酒精麻醉,用镊子夹取一浸透95%酒精棉球,塞入青蛙口腔中,三四分钟后,青蛙便瘫倒不动。

历年国家自然基金推拿和功法项目

历年国家自然基金推拿和功法项目列表

批准年份	项 目 名 称	项目类型	项目批准号	批准金额(万)	项目负责人	依托单位
2023	按揉手法调控 Notch1/Notch 通路干预大鼠失神经支配骨骼肌卫星细胞再生潜能的研究	面上项目	82374606	52	郭汝宝	浙江中医药大学
2023	推拿"舒筋调骨"干预青少年脊柱侧弯"肌肉力学-椎间载荷"平衡机制研究	面上项目	82374607	52	孔令军	上海中医药大学
2023	基于本体感觉-S1-M1神经环路探讨颈椎导引术防治 CNSNP 的运动控制机制	面上项目	82374608	45	王诗忠	福建医科大学
2023	基于肥大细胞级联信号转导途径研究小儿推拿特定穴治疗轮状病毒腹泻调控机制	面上项目	82374609	48	王艳国	天津中医药大学
2023	延年九转法调控睡眠-觉醒节律的 EEG-fMRI 作用机制研究	面上项目	82374610	45	姚斐	上海中医药大学
2023	基于小胶质细胞极化调控 BDNF-LTP 影响脊髓背角突触可塑性探讨推拿频率-效应机制研究	面上项目	82374611	45	唐宏亮	广西中医药大学
2023	以 TRP 通道为主探究推拿手法对炎症性肠病的免疫调节机制及起效途径	面上项目	82374612	48	鲁梦倩	北京中医药大学
2023	基于交感-感觉偶联探索轻揉法在推拿舒筋作用中的调神机制	面上项目	82374613	52	李 武	湖南中医药大学
2023	从骨髓间充质干细胞外泌体介导的 tRF-Val 调控少突胶质细胞铁死亡视角研究推拿治疗脑瘫的机制	面上项目	82374614	52	邰先桃	云南中医药大学
2023	非肽能感受器介导的穴区效应在推拿"以痛为腧"干预腰椎间盘突出症中的机制研究	青年项目	82305423	30	姚重界	上海中医药大学
2023	推拿干预 KOA 骨骼肌 Piezo1-CaMkII-Mst1/2 氧化应激通路介导"筋痹"修复机制研究	青年项目	82305424	30	张帅攀	上海中医药大学

批准年份	项目名称	项目类型	项目批准号	批准金额(万)	项目负责人	依托单位
2023	推拿通过 LOXL2 调控 TGF－β1/p38 MAPK 通路改善肌少症骨骼肌纤维化的机制研究	青年项目	82305425	30	张　涛	上海中医药大学
2023	手法调控瞬时受体电位敏化介导"椎骨错缝" CLBP 大鼠细胞内钙稳态的效应机制研究	青年项目	82305426	30	吕智桢	浙江中医药大学
2023	从活血、温通、止痛角度探究"舒筋四法"舒筋的特征及机制	青年项目	82305427	30	刘志凤	北京中医药大学
2023	小儿推拿调控脑瘫后类泛素化修饰改善 PARP1 介导的神经元程序性坏死的机制研究	青年项目	82305428	30	陈丹梅	复旦大学
2023	基于 SGK1 介导的 FoxO 信号通路探讨"运腹通经"推拿改善胰岛素抵抗肝损伤的效应机制	青年项目	82305429	30	张晓林	湖北中医药大学
2023	推拿调节运动疲劳新机制：BMAL1－NAMPT/NAD+/SIRT1 介导骨骼肌能量代谢与生物节律整合	青年项目	82305430	30	夏　雨	成都体育学院
2023	陈元膏摩法调控 TRPV1/TRPA1 通道抑制软骨细胞铁死亡治疗兔阳虚寒凝型膝痹的机制研究	地区科学基金项目	82360979	33	刘俊昌	新疆医科大学
2023	基于三方突触对 LTP 的调控探究六味地黄膏摩治疗脑瘫的作用机制	地区科学基金项目	82360980	33	张星贺	云南中医药大学
2022	推拿干预膝骨关节炎力学敏感信号 PGE2 介导骨骼肌血管网络再生功能重塑研究	面上项目	82274670	52	朱清广	上海中医药大学
2022	推拿功法静力训练调控 AMPK/PGC－1α/Pink1－Parkin 介导线粒体稳态治疗肌少症的机制研究	面上项目	82274671	52	方　磊	上海中医药大学
2022	推拿对 T2DM 基于 ECM 重塑调控肌卫星细胞成肌/成脂分化的降浊生肌作用及机制研究	面上项目	82274673	52	丛德毓	长春中医药大学
2022	基于肠道菌群介导 TLR4/MyD88/NF－κB 通路研究腹部推拿干预 IBS 肠道机械屏障的作用机制	面上项目	82274674	49	王金贵	天津中医药大学
2022	基于 ERK/NF－κB 介导炎性反应敏化 piezo2 对激痛点活化的影响研究推拿按法的舒筋效应机制	面上项目	82274676	52	李江山	湖南中医药大学
2022	柔性腰部推拿机器人创新设计与人机交互控制方法研究	青年项目	52205037	30	谢胜龙	中国计量大学

批准 年份	项目名称	项目类型	项目 批准号	批准金 额(万)	项目 负责人	依托单位
2022	推拿调控脊髓小胶质细胞 IL－10/β－EP 通路抑制神经病理性疼痛脊髓中枢敏化机制研究	青年项目	82205302	30	吴志伟	上海中医药大学
2022	基于 SNAP25/VGLUT2 介导谷氨酸摄取与释放调控脊髓背角突触可塑性探讨推拿按揉法干预腰椎间盘突出症的作用机制	青年项目	82205303	30	蒋晶晶	福建中医药大学
2022	推拿精准调节腰突症关键肌群激活模式及筋骨失衡力学机制研究	青年项目	82205304	30	周　鑫	上海中医药大学
2022	基于手法力度量效关系探讨推拿调控 NPP 不同时期的胶质细胞自噬发挥抑炎镇痛作用的机制	青年项目	82205305	30	梁英业	广西中医药大学
2022	基于 Piezo 蛋白介导 SCF/c－kit－JAK－STAT 信号通路促进 Cajal 间质细胞增殖研究腹部推拿调控 FD 胃动力的作用机制	青年项目	82205308	30	陈英英	天津中医药大学
2022	基于 LncMEG3 促进自噬调控小胶质细胞极化探讨推拿对 NPP 的镇痛机制	地区科学基金项目	82260961	33	王开龙	广西中医药大学
2022	基于 circRNA－101368 调控脊髓背角神经元自噬与凋亡的对抗关系探讨推拿的镇痛机制研究	地区科学基金项目	82260976	30	庞　军	广西中医药大学
2021	小儿推拿通过调控 Gas6 基因羟甲基化影响小胶质细胞胞葬作用改善脑瘫的机制研究	面上项目	82174522	55	李　炳	复旦大学
2021	基于 LncRNA－HOTAIR/miR－219 介导 NMDAR 通路探讨推拿按揉法调控腰椎间盘突出症脊髓背角突触可塑性的作用机制	面上项目	82174523	56	林志刚	福建中医药大学
2021	从不同力量按压对激痛点去活化效应差异及机制的研究探索力度对推拿舒筋效应的影响和机制	面上项目	82174526	56	李　武	湖南中医药大学
2021	基于 NDRG2/GLT－1 介导星形胶质细胞调控突触可塑性探讨推拿干预腰椎间盘突出症的镇痛机制	青年项目	82105039	30	张幻真	福建中医药大学
2021	推拿调控伏隔核 CCL2/CCR2 影响中型棘突神经元活化干预神经病理性疼痛的机制研究	青年项目	82105041	30	肖　彬	上海中医药大学

续　表

批准年份	项目名称	项目类型	项目批准号	批准金额(万)	项目负责人	依托单位
2021	推拿调控 PAG-RVM-DH 通路下行抑制信号对膝骨关节炎镇痛作用机制研究	青年项目	82105042	30	郭光昕	上海中医药大学
2021	从 LNCRNAH19 调控 miR-342-3p/IER3 探讨推拿对 NPP 的镇痛机制研究	地区科学基金项目	82160943	34	何育风	广西中医药大学
2020	腰突症神经损伤的外周—中枢疼痛机制与推拿镇痛机制研究	重点项目	82030121	297	房　敏	上海中医药大学
2020	脑肠互动理论下振腹环揉法调控下丘脑 CRH/CRHR1 通路治疗慢性失眠的机制研究	面上项目	82074569	55	张红石	长春中医药大学
2020	基于"辨构论治"推拿对静力损伤型家兔模型的 β1-FAK-MAPK 信号通路的分子机制研究	面上项目	82074570	55	齐　伟	长春中医药大学
2020	腰椎调整手法"巧力寸劲"动作原理的量化及数学模拟研究	面上项目	82074571	55	周　楠	上海中医药大学
2020	中医揉法样刺激对损伤骨骼肌细胞机械敏感通路触发机制研究	面上项目	82074572	55	张　宏	上海中医药大学
2020	以 RNA-Seq 技术为主探究三法三穴对 CCI 模型鼠镇痛的启动机制	面上项目	82074573	55	于天源	北京中医药大学
2020	枢经推拿通过 m6A 甲基转移酶 METTL3 调控 SOCS-1/TLR4 通路抑炎镇痛的机制研究	面上项目	82074574	55	唐宏亮	广西中医药大学
2020	基于 shRNA 靶向沉默 P2X3 受体探讨推桥弓干预 DOCA 小型猪的降压机制	面上项目	82074575	55	冯　跃	成都中医药大学
2020	推拿经 P38α 调控 SCN"神经元-星形胶"胞间通讯改善睡眠节律紊乱的效应机制	面上项目	82074576	52	胡毓诗	成都体育学院
2020	基于 A 型电压门控钾离子通道揭示 IB4 阳性伤害性感觉器介导推拿镇痛效应的机制研究	青年项目	82004493	24	程艳彬	上海中医药大学
2020	基于 PI3K/Akt 信号通路调控 NCX 表达探讨腹部推拿抑制溃疡性结肠炎外周敏化的作用机制	青年项目	82004494	24	江　煜	福建中医药大学
2020	动作捕捉及磁共振 DWIBS/DTI 技术解析神经根型颈椎病的颈椎斜扳手法机制	青年项目	82004495	24	王从安	山东第一医科大学

批准年份	项目名称	项目类型	项目批准号	批准金额(万)	项目负责人	依托单位
2020	湘西苗医刘氏小儿推拿流派"推五经"调节哮喘患儿免疫平衡的宿主-菌群共代谢机制	青年项目	82004496	24	李中正	吉首大学
2020	基于 TGF - β1/Smads 信号通路研究膀胱经推拿干预椎间盘退变的效应机制	青年项目	82004497	24	苏程果	成都中医药大学
2020	基于 HMGB1 调控小胶质细胞极化状态平衡探讨推拿对 CNP 大鼠的镇痛机制研究	地区基金	82060902	34	王开龙	广西中医药大学
2019	基于调节肠菌-海马- HPA 轴的捏脊法防治幼鼠哮喘的机制研究	面上项目	81973970	55	熊 英	南京中医药大学
2019	基于 Piezo 激活 Ca2+/PI3K/Akt 信号通路促进肌卫星细胞转化增殖探讨手法调控骨骼肌损伤后再生的作用效应机制	面上项目	81973971	56	赵 娜	天津中医药大学
2019	基于细胞骨架重塑调控 IEC 自噬与凋亡研究揉腹法干预 NAFLD 肠道黏膜通透性的作用机制	面上项目	81973972	56	张 玮	天津中医药大学
2019	推拿"以痛为腧"干预膝骨关节炎"肌肉力学-痛觉中枢"调控机制研究	面上项目	81973973	56	朱清广	上海中医药大学
2019	指按膀胱经穴干预焦虑障碍的海马区神经递质及其代谢的 MAPK 信号通路调控机制研究	面上项目	81973974	55	陆 萍	上海中医药大学
2019	基于"DHPR/RyR 对胞内钙的调节"研究按法对激痛点去活化作用探讨"舒筋解结"效应机制	面上项目	81973975	56	李江山	湖南中医药大学
2019	基于 TRPV4 - p38MAPK 通路探讨踩跷法抑制腰椎间盘突出症大鼠疼痛敏化的作用机制	青年科学基金项目	81904314	21	李庆兵	四川大学
2019	基于 GnRH 神经元 kisspeptin - GPR54 通路探究振腹法治疗寒凝证类痛经大鼠的机制	青年科学基金项目	81904315	21	耿 楠	北京中医药大学
2019	基于磁共振有限元技术研究手法治疗骶髂关节错位作用机制	青年科学基金项目	81904316	21	张坤木	福建中医药大学
2019	基于内质网应激-自噬反应研究"脾主肌肉"理论下推拿脾经治疗骨骼肌损伤的作用机制	青年科学基金项目	81904317	21	林建平	福建医科大学
2019	MGF - Notch/Collagen V/CalcR - MSC：推拿增强骨骼肌重塑的新机制	青年科学基金项目	81904318	21	丁海丽	成都体育学院

批准 年份	项目名称	项目类型	项目 批准号	批准金 额(万)	项目 负责人	依托单位
2018	按揉手法对家兔失神经支配骨骼肌卫星细胞 Wnt/β‑catenin 通路调控的靶向效应研究	面上项目	81873391	57	郭汝宝	浙江中医药大学
2018	从外周 TLR4/NF‑κB 信号通路至中枢正负调节介质探究退热六法对发热幼兔的退热效果及机制研究	面上项目	81873392	52	于天源	北京中医药大学
2018	基于海马‑HPA 轴负反馈研究腹部推拿干预慢性应激所致 CFS 作用机制	面上项目	81873393	57	李华南	天津中医药大学
2018	基于 Tryptase‑PAR2‑PKCε 通路敏化 TRPV1 探讨腹部推拿干预 IBS 内脏痛的作用机制	面上项目	81873394	62	王金贵	天津中医药大学
2018	基于 MLCK 信号通路探讨手法干预脾虚 FD 家兔频率‑效应‑补泻的相关性	面上项目	81873395	57	王继红	广州中医药大学
2018	手法调节 IVDD 大鼠 Wnt/β‑catenin 通路影响软骨细胞退变的力学‑生物信号转导机制研究	面上项目	81874511	56	吴　山	广州中医药大学
2018	推拿搽法关节和肌肉运动生物力学特征及工效学研究	面上项目	81874512	57	孙武权	上海中医药大学
2018	基于 1H‑NMR 代谢组学技术探寻"三部推拿法"调气理论干预失眠的机制研究	面上项目	81874513	52	周运峰	河南中医药大学
2018	基于 PKC‑P2X3 通路探讨推拿点按法抑制神经病理性疼痛的外周敏化机制	青年科学基金项目	81804213	21	陈乐春	福建中医药大学
2018	推拿通过含 miR‑146a 的胞外囊泡调控固有免疫应答维护骨关节炎关节稳态的机制研究	青年科学基金项目	81804214	21	王　欢	中日友好医院
2018	从 LncBANCR 介导 ERK/mTOR 调控自噬探讨推拿对 SNL 大鼠的镇痛效应机制	青年科学基金项目	81804215	20	卢栋明	广西中医药大学
2018	基于 NO‑cGMP‑PKG 信号通路对 VSMC 舒张的调节作用探索"按之则热气至"的靶器官效应机制	青年科学基金项目	81804216	21	李　武	湖南中医药大学
2018	基于 Integrin/FAK 信号通路及颈伸肌群力学性能探讨牵伸松调法治疗颈椎病的作用机制	地区科学基金项目	81860884	36	董有康	云南中医药大学
2018	基于 Orexin 系统探讨摩腹疗法调控原发性失眠的作用机制	地区科学基金项目	81860885	30	高建辉	新疆医科大学

批准 年份	项 目 名 称	项目类型	项目 批准号	批准金 额(万)	项目 负责人	依托单位
2018	环状 RNA mmu_circ_0001724 在推拿治疗脑瘫中的作用与机制研究	地区科学基金项目	81860886	35	邰先桃	云南中医药大学
2017	脉冲电场干预下杠杆定位手法对腰椎间盘生物力学特性及神经反馈机制研究	面上项目	81774442	55	吕立江	浙江中医药大学
2017	延年九转法干预慢性疲劳综合征的脑肠轴调控机制研究	面上项目	81774443	50	姚　斐	上海中医药大学
2017	脊柱推拿介导 miRNA-7a/b 靶向调控 PARP 的表达重建脑瘫后胶质细胞凋亡/增殖平衡的机制研究	面上项目	81774444	55	李　炳	复旦大学
2017	基于 MiRNA-146a 调控 TRL4 信号通路探讨推拿对慢性神经病理性疼痛大鼠镇痛机制研究	面上项目	81774445	58	唐宏亮	广西中医药大学
2017	捏脊法改善 SPMs 炎症调控防治脾虚哮喘的机制研究	面上项目	81774446	55	熊　英	南京中医药大学
2017	基于中枢神经系统运动控制调节稳定肌功能重建的推拿治疗腰椎间盘突出症作用机制研究	面上项目	81774447	57	杜红根	浙江中医药大学
2017	推拿五法作用于 DVT 模型大鼠血栓形成前后安全性的实验研究	青年科学基金项目	81704193	21	鲁梦倩	北京中医药大学
2017	从肥大细胞的应激效应探讨捏脊疗法对精神发育迟滞患儿皮肤-内源性大麻系统的作用机制	青年科学基金项目	81704194	20	林丽莉	福建中医药大学
2017	基于应力调控的滑膜内环境稳态探讨摇法干预 OA 软骨基质代谢的作用机制研究	青年科学基金项目	81704195	20	王一洲	天津市中医药研究院附属医院
2017	陈元膏摩法经 PI3K/AKT 信号通路调控兔阳虚寒凝型膝痹软骨降解的作用机制	地区科学基金项目	81760897	34	刘俊昌	新疆医科大学
2017	脊髓背角自噬对大鼠神经病理性疼痛的影响及枢经推拿的镇痛机制研究	地区科学基金项目	81760898	36	庞　军	广西中医药大学
2017	从肌肉力学性能及软骨细胞基因表达研究手法对 KOA 治疗的作用机制	地区科学基金项目	81760899	34	艾　健	云南省中医医院
2016	"运腹通经"推拿法对中心型肥胖症患者胰岛素抵抗的干预作用及其相关机制研究	面上项目	81674092	57	刘明军	长春中医药大学

续　表

批准年份	项 目 名 称	项目类型	项目批准号	批准金额(万)	项目负责人	依托单位
2016	基于 PI3K/Akt 介导 EGCs 自噬研究摩腹法干预 IBS－C 肠神经系统的调控机制	面上项目	81674093	57	骆雄飞	天津中医药大学
2016	以痛温触觉障碍恢复为核心探究推拿促进 SNI 大鼠感觉功能障碍恢复的机制	面上项目	81674094	55	于天源	北京中医药大学
2016	复位手法对骶髂关节应力-应变的影响及骶髂关节稳定性的解剖学研究	面上项目	81674095	62	李义凯	南方医科大学
2016	基于 SP/NK－1R 通路探讨推拿按揉法抑制腰椎间盘突出症大鼠脊髓背角中枢敏化的作用机制	青年科学基金项目	81603710	17	林志刚	福建中医药大学
2016	基于脑-肠轴调控下丘脑 OT 神经元合成 ITF 探讨揉腹法促进胃黏膜损伤修复的作用机制	青年科学基金项目	81603711	17	海兴华	天津中医药大学
2016	基底前脑-丘脑网状核 GABA 能神经元介导摩脊法调控非快速眼动睡眠机制研究	青年科学基金项目	81603712	17	高　爽	天津中医药大学
2016	推拿手法联合骨髓间充质干细胞移植延缓失神经骨骼肌萎缩的机制研究	青年科学基金项目	81603713	17	马书杰	上海中医药大学
2016	基于 P38MAPK 信号通路研究拔伸松动法治疗 KOA 的作用机制	地区科学基金项目	81660824	39	王春林	云南中医药大学
2016	推拿对慢性疼痛大鼠囊泡膜谷氨酸转运体 2 表达的影响及其机制研究	地区科学基金项目	81660825	36	唐宏亮	广西中医药大学
2015	推拿特定穴不同操作时间对脾虚腹泻患儿脑功能网络调控机制研究	面上项目	81574091	57	王艳国	天津中医药大学
2015	基于 AMP/ATP－AMPK 通路探讨推拿对运动性疲劳大鼠代谢产物蓄积毒性损伤的多靶向调节机制研究	面上项目	81574092	50	付国兵	北京中医药大学
2015	基于多体动力学方法构建颈部主要肌群在动伸推拿中的运动轨迹	面上项目	81574093	59	罗　凛	广东省第二中医院
2015	腹部推拿治疗心脾两虚型原发性失眠的脑-肠互动机制研究	面上项目	81574094	57	丛德毓	长春中医药大学
2015	中医滚法样刺激对损伤骨骼肌细胞机械信号传导通路的影响	面上项目	81574095	59	张　宏	上海中医药大学
2015	腰椎推拿调整手法力学加载模式及多元要素的量化研究	面上项目	81574096	57	吕　强	上海中医药大学

批准年份	项 目 名 称	项目类型	项目批准号	批准金额(万)	项目负责人	依托单位
2015	基于细胞骨架重塑促进肠上皮细胞 AJC 组装探讨揉腹法治疗非酒精性脂肪肝病的作用机制	青年科学基金项目	81503671	18	张 玮	天津中医药大学
2015	按揉法调控 TGF-β1/CTGF 作用途径干预骨骼肌纤维化的作用及机制研究	青年科学基金项目	81503672	18	赵 娜	天津中医药大学
2015	"杏仁核脑-肠互动"途径在理筋捏脊手法治疗小儿功能性便秘中的作用机制研究	青年科学基金项目	81503673	18	张 昊	上海中医药大学
2015	从 PGC-1α/Irisin/UCP1 信号通路研究功法静力性训练改善老年骨骼肌减少症的作用机制	青年科学基金项目	81503674	18	方 磊	上海中医药大学
2015	基于下丘脑弓状核-外侧隔核 ghrelin 神经通路探讨腹部推拿对摄食影响的机制研究	青年科学基金项目	81503675	18	马菲	天津市中医药研究院附属医院
2015	从 ERK、p38 信号通路探讨枢经推拿对大鼠慢性神经病理性疼痛的影响及镇痛机制研究	地区科学基金项目	81560800	39	庞 军	广西中医药大学
2014	保健推拿手法对疲劳型亚健康模型大鼠免疫功能的影响及其 NEI 机制研究	地区科学基金项目	81460747	50	雷龙鸣	广西中医药大学
2014	推拿重建脑瘫炎症稳态的 DNA 甲基化调控机制	地区科学基金项目	81460748	50	邰先桃	云南中医药大学
2014	湘西苗医刘氏小儿推拿流派"推五经"调节哮喘患儿免疫平衡的表观修饰机制	地区科学基金项目	81460766	48	李中正	吉首大学
2014	摆动类推拿手法生物力学模型及多元耦合机制研究	面上项目	81473794	71	齐 伟	长春中医药大学
2014	基于 BDNF-CREB-Bcl-2 蛋白通路探讨腹部推拿调控慢性应激所致 CFS 及海马神经重塑的作用机制	青年项目	81403493	23	李华南	天津中医药大学
2014	推拿治疗肌肉纤维化活血化瘀作用的血管重塑效应与时效规律研究	青年项目	81403495	23	王宇峰	长春中医药大学
2013	基于周围神经损伤大鼠外周至脊髓感觉与运动通路研究推拿手法参数对疗效的影响及机制	面上项目	81373759	75	于天源	北京中医药大学

续　表

批准年份	项目名称	项目类型	项目批准号	批准金额(万)	项目负责人	依托单位
2013	基于外周伤害性感受器敏化理论研究腹部推拿干预慢性紧张性头痛的作用机制	面上项目	81373761	70	房　纬	天津中医药大学
2013	基于 ENS-ICC-SMC 网络探讨腹部推拿调控肠动力的作用机制	面上项目	81373762	70	王金贵	天津中医药大学
2012	基于皮部理论的推拿法对家兔机体局部免疫网络调节机制的研究	面上项目	81273867	72	王之虹	长春中医药大学
2012	中医脊柱推拿"椎骨错缝"大鼠模型疼痛相关神经递质及其脊髓背角 C 纤维电活动变化研究	面上项目	81273869	70	程英武	上海市中医药研究院
2011	背部循经推拿对应激模型大鼠亚健康样行为的影响及其神经保护机制研究	地区科学基金项目	81160457	50	雷龙鸣	广西中医药大学
2010	中医脊柱推拿"椎骨错缝"动物模型的建立及其生物力学特性和神经传导功能变化研究	面上项目	81072891	33	程英武	上海市中医药研究院
2010	推拿特定穴对脾虚腹泻婴幼儿脑关键发育期手指触压觉信息的中枢神经网络整合机制	面上项目	81072892	33	王艳国	天津中医药大学
2010	用格子 Boltzmann 方法研究中医滚法推拿作用下的血液动力学	地区科学基金项目	81060307	21	谭惠丽	广西师范大学
2008	推拿治疗周围神经损伤的功能评价及作用机制的研究	面上项目	30873311	28	于天源	北京中医药大学
2008	腹部推拿调控肠易激综合征结肠-内脏中枢互动途径的相关机制研究	面上项目	30873312	30	王金贵	天津中医药大学
2007	婴幼儿脾虚腹泻胃肠动力特征及推拿特定穴特异效应机制研究	青年项目	30701126	17	王艳国	天津中医药大学
2000	中医推拿滚法及振法血液动力学研究	面上项目	30070951	22	许世雄	复旦大学

附录三

专有名词缩写

英 文 缩 写	中 文 对 照
A ACC	前扣带回皮质
ACE	血管紧张素转换酶
ACE2	血管紧张素转换酶 2
ACH(ACh)(acetylcholine)	乙酰胆碱
ACTH	促肾上腺皮质激素
AIS	阿森斯失眠量表
Al(apoAl)	载脂蛋白
ALD	醛固酮
ALFF(amplitude of low-frequency fluctuations)	低频振幅
ALP	碱性磷酸酶
ALT	丙氨酸氨基转移酶
AMPK(adenosine 5'-monophosphate(AMP)-activated protein kinase)	AMP 依赖的蛋白激酶
ANAE	酸性 α-醋酸萘醋酶
Ang II	血管紧张素 II
Ang1-7	血管紧张素 1-7
APG(acceleration plethysmogram)	加速度脉波
ApoB	载脂蛋白 B
AST	天冬氨酸氨基转移酶
AT	无氧阈值
AT1R	血管紧张素 II 1 型受体
B BAT(baroreflex activation therapy)	压力感受性反射激活疗法
bcl-2	B 细胞淋巴瘤/白血病-2
BDNF	脑源性神经营养因子
β-EP(B-END)	β-内啡肽(贝塔内啡肽)

	英　文　缩　写	中　文　对　照
	BGP	血清降钙素
	BI 评分	日常生活能力的评分
	BMI	体重指数
	BNP	脑钠肽(血浆脑利钠肽)
	BOLD(blood oxygen level dependent/dependence)	血氧水平依赖
	BPH(benign Prostatic Hyperplasia)	前列腺增生症
	BPI(brief pain inventory)	简单疼痛调查表
	BPQ(brief pain questionnaire)	简明疼痛问卷表
	brain-in-the-gut	肠脑
	BGP(brain-gut peptide)	脑肠肽
C	CA	儿茶酚胺(或胆酸)
	cAMP	环磷酸腺
	cAMP/cGMP	环核苷酸
	Caspase(cysteinyl aspartate specific proteinase)	含半胱氨酸的天冬氨酸蛋白水解酶
	CAT	自我评估测试/慢性阻塞性肺病评估测试
	CCD	背根神经节持续压迫
	CCK	胆囊收缩素
	CCK-8	八肽胆囊收缩素
	CD3$^+$、CD4$^+$、CD4$^+$/CD8$^+$	T 淋巴细胞
	CDCA	鹅去氧胆酸
	CFS	慢性疲劳综合征
	CGRP	血浆外周钙基因相关肽
	cholesterol	胆固醇
	CHRM1	乙酰胆碱 M1 型受体
	CI	心脏指数
	CIPE	中国早泄患者性功能评价表
	circulatory system	循环系统
	CK	肌酸激酶

英 文 缩 写	中 文 对 照
CK - MB	肌酸激酶同工酶
CNS(centre nervous system)	中枢神经系统
cognitive-evaluative dimension	认知评估性维度
CRP	C 反应蛋白
CT(computed Tomography)	电子计算机断层扫描
cTnl	肌钙蛋白
CVA(cough variant asthma)	咳嗽变异性哮喘
D DA	多巴胺
DBP(diastolic blood Pressure)	舒张压
DCA	去氧胆酸
DHPR(dihydropteridine reductase)	二氢嘧啶还原酶
digestive system	消化系统
DMN	前额叶默认模式网络
DRG(dorsal Root Ganglia)	脊髓背根神经节
DSI	抑郁量表
E E2	雌二醇
EBM	循证医学
EDD	左室舒张末期内径
EDV	心室舒张末期容量
EEG(electro encephalo gram)	脑电波
EF	射血分数
EFG	脑电超慢涨落图仪
EGF	表皮生长因子
ELISA	酶联免疫吸附测定
emotional-motivational dimension	情绪动机性维度
END	强啡肽
eNOSmRNA	一氧化氮合酶信使核糖核酸
ENS(enteric nervous system)	肠神经系统
enzymes	酶类

	英 文 缩 写	中 文 对 照
	ER	雌激素受体
	ESD	左室收缩末期内径
	ESR	血沉
	ET	血浆内皮素
F	FC	功能连接
	FEA（finite element analysis）	有限元分析法
	FEV1	第1秒用力呼气量
	EF	左室射血分数
	FINS	空腹胰岛素
	FITCDextran	异硫氰酸荧光素-葡聚糖
	FPG	空腹血糖
	FS	短轴收缩力
	FS－14	疲劳量表
	FSH	卵泡刺激素
	FSS（fatigue severity scale）	疲倦严重量表
	FT3、FT4、TSH	甲功三项
	FVC	用力肺活量
G	GABA	γ-氨基丁酸
	GAS	胃泌素
	GH	生长激素
	GLP－1γ	胰高血糖素样肽1受体
	GLUT4	葡萄糖转运蛋白4
	GnRH（gonadotropin-releasing hormone）	促性腺激素释放激素
	Gn（gonadotropins）	促性腺激素
	GnRH－R	促性腺激素释放激素受体
	GSH（glutathione，r-glutamyl cysteinyl+glycine）	谷胱甘肽
H	HB	血红蛋白
	HCG	人绒毛膜促性腺激素
	HDL	高密度脂蛋白

	英 文 缩 写	中 文 对 照
	HDL－C	高密度脂蛋白胆固醇
	HOI	心耗氧指数
	HOMA－IR	胰岛素抵抗指数
	hormones	激素类
	HOV	心耗氧量
	HPA	下丘脑-垂体-性腺
	HPO	下丘脑-垂体-卵巢
I	IASP(international Association for the Study of Pain)	国际疼痛研究学会
	IBS	肠易激综合征
	ICC(interstitial cells of Cajal)	Cajal 间质细胞
	IEMG	积分肌电
	IFN－α(interferon)	干扰素-α
	IFN－γ	干扰素-γ
	Ig	血清免疫球蛋白
	IgA、IgD、IgG、IgM、IgE……	免疫球蛋白……
	IGF－1	类胰岛素生长因子-1
	IL－17	炎症因子白细胞介素-17
	IL－6(Interleukin－6)	白细胞介素-6
	IMA	血清缺血修饰蛋白
	immune system	免疫系统
	internal secretion	内分泌
	IR	胰岛素抵抗
	ISI	胰岛素敏感性指数
	ITF	肠三叶因子
	IVF－ET	胚胎移植
K	K⁺	钾离子
	KOA(knee osteoarthritis)	膝骨关节炎
L	LCA	石胆酸
	LD 或 LDH	乳酸脱氢酶

续 表

	英 文 缩 写	中 文 对 照
	LDH(lumbar disc herniation)	腰椎间盘突出症
	LDL	低密度脂蛋白
	LDL-C	低密度脂蛋白胆固醇
	LH	黄体生成素
	LN(laminin)	层黏连蛋白
	LVWI	左心搏功指数
M	MA	平均振幅
	MCH	平均红细胞血红蛋白量
	MDA	丙二醛
	merssner corpuscles	触觉小体
	Merkel cell	美克尔感受器
	Met-ENK	甲硫脑啡肽
	MF	中位频率
	MGH	乳腺增生
	MIRI(myocardial ischemia-reperfusion injury)	心肌缺血再灌注损伤
	MLT	胃动素
	MMPs	基质金属蛋白酶
	mMRC 评分	呼吸困难指数评分
	MPF	平均功率频率
	MPQ(McGill pain questionnaire)	McGill 疼痛问卷
	MT	肌张力
	MVV	最大通气量
	myopia	近视
N	NA 或 NE(norepinephrine)	去甲肾上腺素
	NAFLD	非酒精性脂肪肝
	NEI	神经内分泌免疫
	nervous system	神经系统
	neuro transmitter	神经递质
	NGF	神经生长因子

	英 文 缩 写	中 文 对 照
	NK	自然杀伤细胞
	NO	一氧化氮
	NOS(nitric oxide synthase)	一氧化氮合酶
	NRS	数字评价量表
	nutrients	营养素
	NWC	选择词的总数
O	OB(obesity)	单纯性肥胖
	OGTT – AUC	口服葡萄糖耐量的曲线下面积
	OSAHS(obstructive sleep apnea hypoventilation syndrome)	睡眠呼吸暂停低通气综合征
	OT(oxytocin)	催产素
	OX – LDL	氧化修饰的低密度脂蛋白
P	P4	孕酮
	$PaCO_2$	二氧化碳分压
	pacinian corpuscles	环层小体
	PAG	中脑导水管周围灰质
	p – Akt	磷酸化蛋白激酶
	PaO_2	血氧分压
	PBG	餐后血糖
	PCR	聚合酶链式反应
	PD20 FEV1	FEV1 较基线下降 20%时累计吸入激发剂的剂量
	PEF	峰流速值
	PFI	哈佛台阶试验健适指数
	PGE2	前列腺素 E2
	PGs	前列腺素
	PI	原发性失眠
	pixel	像素
	P1	搏动指数
	PMS	围绝经期综合征

	英 文 缩 写	中 文 对 照
	POP	峰值氧脉搏
	PP	峰值功率
	PPI	现时疼痛强度
	p－PI3K	人磷酸化磷脂肌醇 3 激酶
	PR	孕激素受体
	PRA	肾素
	PRI	疼痛评定指数
	PRL	催乳素
	PSC	脑桥储尿中枢
	PSG(polysomnography)	多导睡眠监测
	PSQI	匹茨堡睡眠质量指数量表
	PWT(paw withdrawal threshold)	机械足反射阈值
	PWL(paw withdrawal latency)	缩足反射潜伏期
R	RA	类风湿关节炎
	RAAS	肾素-血管紧张素-醛固酮系统
	RBC	红细胞计数
	ReHo	区域均一性
	respiratory system	呼吸系统
	RF	类风湿因子
	RI	动脉血流的阻力
	RMS	均方根振幅
	rotoscope	影像描摹
	RR	呼吸频率
	Rrs	呼吸阻力
	RRTI	儿童反复呼吸道感染
	rs－fMRI	静息状态功能磁共振成像
	Ruffini corpuscles	鲁菲尼小体
S	SAQ	西雅图心绞痛量表
	SAS	焦虑自评量表

英 文 缩 写	中 文 对 照
SBP(systolic blood pressure)	收缩压
SC	神经膜细胞
SC(Schwann cell)	施万细胞
SD	标准差
sEMG	表面肌电图
sensory-discriminative dimension	感觉差异性维度
SF-36	生活质量评分
SF-MPQ(short-form of McGill pain questionnaire)	简化 McGill 疼痛问卷
SG	胶质细胞
SMC	胃肠平滑肌细胞
SMT(spinal manipulative therapy)	脊柱推拿疗法
SNI(spared nerve injury)	坐骨神经分支选择性损伤
SOD	高超氧化物歧化酶
SP(substance P)	P 物质
STC(slow transit constipation)	慢传输型便秘
STZ	链脲佐菌素
SV	每搏射血量
T	T	睾酮
T2DM	2 型糖尿病
T/C	血清睾酮/皮质醇
TBA	总胆汁酸
TC	总胆固醇
TCD	经颅多普勒
TcPO$_2$	经皮氧分压
TCSS	多伦多临床神经病变评分
TG	甘油三酯(或三叉神经节)
TGAb	甲状腺球蛋白抗体
TGF-β	转化生长因子-β
Th(helper T cell)	辅助性 T 细胞

	英　文　缩　写	中　文　对　照
	thyroiditis	甲状腺炎
	TICT	真等容收缩时间
	TLR（Toll like receptors）	Toll 样受体
	TMAb	甲状腺微粒体抗体
	TNF（tumor necrosis factor）	肿瘤坏死因子
	TNF-α	肿瘤坏死因子-α
	TPOAb	抗甲状腺过氧化物酶抗体
	Trp（tryptophane operon）	色氨酸操纵子
	TSH	促甲状腺激素
U	UBA（pain behavior scale）	UBA 疼痛行为量表
	urinary system	泌尿系统
V	VA	二尖瓣口血流速度（A 峰）
	VACS	椎动脉型颈椎病
	VAS	视觉评价量表
	VE	二尖瓣口血流速度（E 峰）
	VE/VCO$_2$	二氧化碳通气当量斜率
	VIP（vasoactive intestinal peptide）	血管活性肠肽
	vital capacity	肺活量
	VRS	语言评价量表
	VT	潮气容积
	VMA	香草基杏仁酸
W	WC	腰围
	WHO	世界卫生组织
其他	5-HT（5-hydroxy tryptamine）	5-羟色胺
	5-HIAA	5-羟吲哚乙酸
	6MWT	6 分钟步行试验